논문으로 보는

중의학 총론

①

권 영 규 총편
중의학논문번역모임 옮김

법인문화사

재판 서문

우리시대의 한의학이 어떻게, 어떠한 방향으로 발전할 것인가? 단순하지 않은 이 질문은 한의학을 전공하는 연구자나 임상현장에 있는 한의사에게, 그리고 한의과대학을 입학하는 순간부터 화두가 된다. 한국의 한의학은 양의학(洋醫學)의 상대로 존재하며, 한·중·일 삼국의 전통의학은 한의학(韓醫學), 중의학(中醫學), 화한의학(和漢醫學)으로 존재하여 한의학의 반은 고려의학(高麗醫學)으로 북에 존재한다.

한·중·일 삼국의 동북아시아 '전통의학'은 동일한 문명적 특성과 이질적 문화적 특성을 반영하며 발전해 왔으며, 각국의 의료제도에 따라 상호 영향을 미치며 발전을 거듭하고 있다. 그리고 세계화라는 흐름은 한의학을 양의학과의 관계정립을 요구하고 있으며, 전통의학의 발전양상이 각국에 따라 다르기 때문에 미래의 한의학 모습은 누구도 예측하기 어려운 상황처럼 보인다. 하지만 양의학이 치료의학에서 예방의학으로, 그리고 정신신체사회의학으로 발전하는 과정을 보면 한의학이 가지고 있는 고유한 특성이 인류보건에 기여할 수 있음은 분명하다.

이러한 시점에 우리 고유의 전통의학인 한의학을 발전시키기 위해서 중의학을 제대로 알아가는 과정은 중요하며, 특히 중의학과 중약학(中藥學)에 대한 최신의 정확한 정보를 파악하는 일은 더욱 더 중요하다. 잘못된 번역이나 무비판적으로 소개되는 중의학은 한의학 발전에 장애가 될 뿐이며 건전한 상호발전에 도움이 될 수 없다. 중의학의 아류가 아니면서 중의학과 함께 세계의학의 한 부분으로 발전하기 위해서는 정확한 정보를 바탕으로 삼아야 하기에 소박하지만 이 책이 가치를 가진다.

시대가 변하면 모든 것이 변한다는 사실을 다시금 생각하게 된다. 모임을 처음 만들 때만 하여도 학생들의 열의는 대단하였다. 당시 학생들은 간자체로 된 중의약논문을 어설프지만 도전하는 마음으로 번역을 하였고, 중국어 읽기도 하면서 교정을 함께 하였다. 그런데 2000년 무렵부터 학생들은 왠지 번역에 부담을 느끼고, 번역된 책을 원하면서도 직접 번역하는 수고로움은 꺼리는 경향이 있어 모임에 참여하는 학생은 소수가 되었다.

또한 '교학상장(教學相長)'의 마음으로 매번 모임에 빠지지 않으려 다짐하였던 나의 탓도 있을 것이다. 2003년부터는 '한약분쟁'이후의 한의계 숙원을 해소할 수 있으리란 희망으로 '한의약육성법' 및 '한의약청 신설'을 위하여, 그리고 한의약시장 확대에 반드시 필요한 '한방산업'의 기본계획을 수립하기 위하여 삼성경제연구소 연구원들과 대구·경북 구석구석을 돌아다니느라 번역모임에 소홀하였기 때문이다.

처음부터 열린 모임으로 출발하였듯이 함께 연구할 사람이 다시 모이는 날 새로운 모습으로 시작할 것을 기약하면서 모임을 마무리한다.

번역모임이 만들어지고 8년이 흐른 뒤 번역한 논문을 엮어 처음 책으로 출판하였고, 다시 5년 동안 번역한 논문을 추가로 편집하여 번역모임의 마지막 재학생들을 위한 졸업선물로 재판을 기획하였다. 물론 어려운 출판현실에도 고생을 마다않고 재판을 권한 법인문화사 사장의 든든한 후원도 한 몫을 하였다.

중의학논문을 웹상에서 검색하고 중국대륙을 직접 누비고 다닐 미래 한의학의 희망인 후학들을 생각하면서, 또 매주 모여 번역하며 고생하였던 학생들의 모습을 추억해 본다. 지금 한의계는 FTA로 새로운 시대를 맞고 있다. 위기를 극복하고 진정한 도약을 준비하는 허준의 후예를 기다리면서 서문을 마무리 한다.

2007년 1월 10일

대구한의대학교 대구캠퍼스에서
與恩眞賢二廊主人 권 영 규
ykkwon@dhu.ac.kr

초판 서문

93년 처음 학생들과 함께 논문을 번역하면서 책으로 만들겠다는 생각은 없었다. 시간이 지나 번역한 학생들에게 학창시절의 좋은 선물이 되겠다는 생각과 지금까지 후원한 분들께 책으로라도 보답해야겠다는 생각에 그동안 번역한 논문들을 편집하기로 기획하였다. 처음에는 논문을 체계적으로 분류하고 각 장르별로 토론내용도 함께 싣기로 생각했지만 오히려 중의학에 대한 잘못된 선입견을 가지게 될까 논문들만 엮었다.

모임 때마다 직접 지도하면서도 번역한 학생이 책임지도록 번역한 그대로 편집하였지만, 출판사의 요청에 밀려 학생들의 세 번째 교정과 출판사의 도움을 받고서야 겨우 책이 되었다.

'공투본', '명동성당 비닐천막' 벌써 5년 전 여름이야기가 되었지만 평생 잊혀지지 않을 추억이다. 새삼스레 '한약분쟁'으로 서문을 쓰는 이유는 번역모임의 시작이 소위 데모와 관련되어 있기 때문이다. 한약분쟁의 시작이 93년이니까 벌써 8년 전의 일이다. 그 해 모교에서 처음 한의예과 학과장을 맡으면서 나름대로 원칙이 있었고 그 원칙 중에는 학생들이 절대 데모의 희생양이 되도록 내버려두지 않겠다는 생각이 있었다. 그 원칙에 '한의학의 미래인 여러분들은 절대 데모하지 말고 10년 뒤 한의학을 지금과는 다르게 만들어 보라'는 설득을 대부분 상투적으로 받아들였지만 예과 1학년 3명이 본인의 번역에 동참하면서 매주 한편의 논문번역이 시작되었다. 이후 학생들과 번역모임을 정기적으로 가졌고, 중국의학을 제대로 알 수 있도록 본인의 강연비와 월 1만원의 후원금으로 최근까지 8명의 북경어학연수를 지원하였다.

93년 한약분쟁은 마치 끝나지 않을 전쟁처럼 발발하였다. 분쟁에 휩싸일 때마다 근원적인 괴로움은 우리의 정체성 문제였다. 우리민족의 고유한 전통의학! 서구문명에 대항하여 생존한 유일한 전통분야! 라는 구호는 국민들의 호응을 쉽게 얻었지만, 국가적 정책부재와 정체성의 혼란은 항상 내부적인 모순을 불러일으키곤 하였다.

또한, 여과 없이 중의학을 받아들이는 현실에서 서양의학을 전공하는 이들이 느낄 수 없는 한의학 전공자들의 남다른 고민이 있다. 100년, 200년 전 중국의학을 뛰어넘었던 조상들의 유산인 『동의보감』, 『동의수세보원』이 그 고민을 더욱 더 자극한다.

이러한 상황에서 학생들과의 번역은 잘못된 중의학 번역서적으로 한의학을 배우거나 우리의학의 독창성이 사라져 가는 현실을 극복할 수 있는 힘을 학생 때부터 길러주고, 그 힘을 바탕으로 한의학의 정체성을 회복할 수 있으리란 믿음 때문에 시작하였고 그 희망이 후배들에게 남아있기에 지금도 모임을 계속하고 있다.

최근 한국적인 한의학을 위해 노력하고 그 결실을 아무런 조건 없이 함께 공유하며 수익금을 장학금으로 희사한다는 소식을 접하면서, 비록 출판비용이 부담이지만 후배들에게 중의학을 넘어서는 계기를 마련해준다는 마음으로 책을 발간한다.

대학을 떠나지 못하고 있다는 느낌이 들 때마다 대학시절 한의학에 대한 무한한 자신감을 심어주셨던 은사님들과 풍부한 경험을 후배들이 제대로 받기도 전에 벌써 강단을 떠난 전국의 원로교수님들이 생각나고, 본인보다 더 치열하게 공부하였던 선후배들이 그리워진다. 번역이 단순한 글 옮김이 아님을 알면서도 이러한 노력이나마 후배들에게 도움이 된다면 대학에 남아있는 조그마한 명분이 된다고 스스로 위안해 본다.

2001년 8월, 경희대 수원캠퍼스 우정원에서

賢二廊主人 권영규

ykkwon@kyungsan.ac.kr

차 례

제Ⅲ편 • 병리학, 진단학

제Ⅳ편 • 중경학(상한론, 금궤요략)

제Ⅴ편 • 본초학

제Ⅵ편 • 경혈학, 침구학

제Ⅶ편 • 임상의학

제Ⅷ편 • 해외의학

제 I 편

의사문헌학
원전학

중의논문 제목에서 흔히 볼 수 있는 착오에 대한 분석

編輯部 丁春

중의논문 제목은 마땅히 가장 적당하고 간단하면서 분명한 단어로써 논문 가운데 가장 중요한 특정내용의 논리적 조합을 반영하여 나타낸 것이어야 한다. 그 기본적인 요구는 단어가 정확하고 간단 정교하며 개념의 내함(內涵)과 외연(外延)이 확정되어야 한다는 점이다. 제목은 눈에 띄어서 사람들의 주목을 끌어야 한다. 훌륭한 중의논분의 제목은 마땅히 호응도가 높고 쉽게 기억되며, 읽기 쉽고 중의 특유의 우아함과 풍미가 있어야 한다. 제목은 일반적으로 20자를 초과하지 않는 것이 적합한데, 만약 단계적인 연구성과를 나누거나 말의 의미가 다 끝나지 않았다면 부표제를 이용하여 그 특정내용을 설명할 수도 있고, 혹은 의미를 확대시켜 설명할 수도 있다. 필자는 논문 원고 가운데에서 발견된 중의논문 제목상에서 흔히 볼 수 있는 착오에 관련된 예를 들고, 아울러 약간의 논평을 가하여 서술함으로써 젊은 저자들에게 도움이 되는 바가 있기를 희망한다.

1. 제목이 글에 적합하지 않고 표현이 적합하지 않은 경우

예1) 허성비만(만성위축성위염)의 의혹스런 판별

저자는 허성비만을 만성위축성위염과 동일시해서 개념이 뒤섞인 착오를 범했다. 분명히 이러한 형태의 제목은 논문내용을 정확하게 표현할 수 없다.

예2) 대황의 이화학적 실천의 응용

대황은 일종의 한약인데, 대황과 이화학적 실천 응용을 결합하여 사용해 논리상 말이 통하지 않고 연구대상의 범위와 깊이를 적합하게 표현하지 못했다. 또 지나치게 애매하고 읽기가 까다롭다. 만약 "대황의 임상응용(臨床應用)"과 같이 고치면 비교적 적당하게 된다.

제목은 논문의 내용과 들어맞는 것이 중요하다. 이것은 논문을 쓸 때 가장 기본적인 요구로서 "포괄적인 제목〔包題〕"은 논문을 처음 쓰는 젊은 작자에게서 자주 보이는 폐단이다.

2. 제목이 너무 길고 장황하며 발음이 어려운 경우

예3) 『상한론(傷寒論)』 중 장부기기승강이론에 관련된 몇 가지 문제에 대한 초보적 탐구(關于『傷寒論』中臟腑氣機升降理論的若干問題的初步探討)

이 제목 중 "關于(관우), 臟腑(장부), 升降的(승강적), 若干問題的(약간문제적), 初步(초보)"의 15자를 빼버려도 주제의 표현에 그다지 영향을 주지 않는다. 반대로 빼버리고 남은 자로 다시 그 제목을 "『상한론(傷寒論)』 중의 기기이론 탐구(『傷寒論』中氣機理論的探討)"라고 바꾸어 쓰면 더욱 분명해진다.

예4) 중풍반신불수에 대한 보양환오탕의 응용에 있어서 마땅히 득실을 가려야 할 경우 - 장석순(張錫純)이 중풍반신불수를 치료하는 것에 보양환오탕을 함부로 써서는 안 된다는 것에 대한 이해

하나의 제목 길이가 38자나 되어 분명히 너무 길다. 전체적으로 보면 왕청임(王淸任)·섭천사(葉天士)·장석순(張錫純)이 반신불수를 치료하는 데 있어 보양환오탕을 가볍게 사용할 수 없다고 논한 관점을 평가하는 데 있다. 따라서 그 제목은 다 쓰지 말고 부제를 제목으로 고

친다면 좋을 것이다. 이런 경우 제목이 너무 길고 번거로워 발음하기 어렵고 이미 논문의 주제를 희석시켰을 뿐 아니라 독자의 읽으려는 흥미를 깨버려서 실제로 얻는 것보다 잃는 것이 많다.

3. 개념이 여러 가지로 해석 가능하고, 의혹이 어지럽게 생겨나는 경우

예5) '최담' 해천(기침과 천식)의 19례의 만성기관지염의 예방과 치료의 부분적인 치료

최담이란 무엇인가, 중의사전을 펼쳐봐도 그 뜻을 볼 수 없다. '최(催)'는 작동이란 뜻이므로 최담은 당연히 구토담연(嘔吐痰涎)이 된다. 그러나 문장 첫머리에 놓여지면 명사가 되어 사람들이 알기 어렵게 된다. 따라서 이것은 저자가 의식 없이 근거가 확실하지 않은 저술에서 따온 '신개념'으로 그 내함(內涵)과 외연(外延)이 모두 엄격한 경계가 결핍되어 있는데, 이러한 형태의 제목은 실제로 적절하지 못하다.

예6) 간양병의 치료에 대한 논의

간양은 하나의 생리병리적 개념으로, 간양병이란 교과서에서 볼 수 없는 용어이다. 따라서 작자의 어휘선택은 근거가 확실하지 않은 추상적인 병명이라는 점을 면치 못한다. 이것은 작자가 임상에서의 간병증을 간양병으로 잘못 쓴 것으로 파악되는데, 한 자의 차이라도 함축된 의미의 차이는 매우 심하다.

근거가 확실하지 않은 명사, 개념의 남용, 혹은 사용된 개념이 내함과 외연상 경계가 명백하지 않은 모든 것은 논문의 질과 엄밀성에 직접적인 영향을 미치며, 제목으로서 인정되기에 알맞지 않다. 신기(新奇)한 면을 드러내기 위해서 새로운 개념을 만들어서는 안 되는데, 독자는 새로운 명사를 접했을 때 의혹이 풀리지 않기 때문이다.

4. 제목에서 반복하고 생략하는 것은 부당하다

예7) 중서의 결합으로 치료하는 ××병, 임상에서 관찰되는 ××례, 임상에서 응용되는 ××탕

이런 상태의 제목이 통용되는 제목들이지만, 이렇게 되면 지면의 배치가 마땅하지 않을 뿐 아니라 논문은 하나의 종목내용에 집중해서 간행되므로 어느 곳에 해당시켜야 할지 아주 마땅치 않게 보인다.

예8) 중약의 비만 138가지 치료

이 경우는 증과 예 두 글자를 생략했는데, 비만은 증후이고 138은 열거된 수이다. 이러한 예는 부당하게 생략되어 일반적인 작문 습관과 열독의 리듬을 파괴하여 사람에게 말로 표현할 수 없는 기묘한 느낌을 준다.

제목 어휘의 선택에서 만약 부당하게 생략하거나, 개사의 응용이 부적절하거나, 중복해서 글자를 사용하거나, 흔히 안 쓰는 글자를 사용한 모든 것은 정리된 논문의 질에 직접적인 영향을 미친다. 어떠한 의미에서는 제목의 선택이 논문 작문과 비교하여 절대로 가볍게 여겨질 수 없는 것이다.

주제는 학술논문의 정수로서, 저자의 학술 견해를 집중적으로 표현하는 것이다. 주제의 표현은 논문의 구성형식, 논리구조, 언어의 품격을 제외하고도 명백한 논술을 가해야 하는데, 제목의 선택 또한 주제의 표현에 심각하게 영향을 주기 때문에 이것이 실질적으로 제목을 정하기 어렵게 하는 부분이다. 제목은 가장 합당하고 간단 명료한 단어를 사용하여 논문 중의 가장 중요한 특정 내용의 논리구조를 반영해야 한다. 이것은 확실히 외관상 간단해 보이나 사실은 작자의 학식과 교양, 작문 능력의 척도를 나타내주는 아주 어려운 작업이다. 해결의 방

법은 많이 쓰고 고치는 것인데, 이렇게 함으로써 정미로운 것은 더욱 정미롭게 하고, 부족한 것은 반복해서 퇴고하는 것말고는 다른 첩경이 없다.

역자 김혜선 / 교정 유애리

원 저 : 복건중의약 1993년 4기(93074050)
中醫論文題目中的常見錯誤與分析

중의학 학습의 조건과 방법

湖北中醫學院 袁思芳
指導 李今庸

이금용 선생은 중의학을 가르치는 일과 의료 및 과학 연구에 50여 년간 종사하신 분으로 풍부한 학문 경험이 쌓여서 일련의 유효한 학문 방법을 모색해냈는데 지금 그 한두 가지를 소개한다.

1. 학문하는 데 반드시 구비해야 할 기본 조건

(1) 학문하는 데는 반드시 정확한 사고 방법이 있어야 한다

어떠한 부문의 과학 연구에 종사하더라도 반드시 유물변증(唯物辨證)적 사고 방법을 가져야 하는 바, 이런 방법을 쓰면 문제를 발견하고, 분석하고, 해결하는 데 있어서 때때로 적은 노력으로 많은 효과를 거둘 수 있다. 일찍이 50년대에 이선생은 이미 유물변증법과 관계 있는 몇몇 저작물들을 진지하게 학습하였고, 그 기본 관점과 방법을 파악하여 중의학(中醫學)의 문제를 분석하는 데 병용하였다. 그리하여 다년간 계속해서 논쟁되어온 명확하지 않은 어려운 문제들이 변증법의 객관적이고 분명한 인식에 부합되도록 하였다. 예를 들면 어떤 사람이 오행학설(五行學說)을 부정하는 데 대해 선생은 역사 발전의 각도에 따라서 오행학설의 발생과 발전 및 그 변천 모두가 생활 및 생산 실천과 서로 밀접한 관련이 있다고 분석하였다. 곧 오행간의 생극제화(生克制化) 관계는 세상 모든 사물간의 상호 대립, 상호 투쟁, 상호 연계와 상호 의존의 관계를 반영한다는 것이다. 오행간의 생극(生克) 발생은 모두 조건이 있어서, 각각 하나의 생극순환(生克循環)은 모두 한단계 높이 발전하는 쪽으로 향하고 결코 옛길로 돌아가지 않는데, 단지 이렇게 해야만 사물이 끊임없이 앞을 향해 발전하도록 유도할 수 있다. 바로 『소문(素問)·육미지대론(六微旨大論)』 중에 말한 "항성하면 곧 해가 되고 승하면 이에 제제되는데 제제되면 생화하고 외로 성쇠를 나타내며 해하면 패란되어 생화가 크게 병든다"[1]는 것과 같다. 이는 오행학설이 형성되던 초기에 있었던 것으로, 구체적 물질을 가리켜서 그 발전과 변천 이후에 그 구체적 물질을 이탈해서 나아간다는 방법론이다. 그는 이 방법의 운용에 대해서 깊은 체득이 있었다. 그러므로 우리들에게 철학 저작물을 절실하고 진지하게 학습할 것을 반복해서 요구하였고, 기본 관점을 파악하게 함으로써 중의연구(中醫硏究)를 이롭게 하였다.

(2) 학문하는 데는 반드시 견고한 전공 기초가 있어야 한다

여기서 말하는 전공 기초는 두 부분의 내용을 포괄한다. 한 가지는 중의경전저작(中醫經典著作)을 가리키고, 다른 한 가지는 당(唐) 이전의 중의고전저작(中醫古典著作)을 가리킨다. 여기서 말하는 견고하다는 것도 두 부분의 내포된 뜻을 포괄한다. 한 가지는 반드시 이 몇몇 저작물의 내용과 그 상호 관계에 정통해야 한다는 것이고, 다른 한 가지는 반드시 각 저작물의 학술 사상, 특징과 그 쓰임을 파악하여 고찰하고 연구하는 문제로 더 나아가야 한다는 것이다. 그러므로 그는 중의문헌(中醫文獻)을 연구할 때, 때때로 이 책을 능숙하게 이용하여 저 책의 숨은 것을 계발하고, 저 책을 이용하여 이 책의 비밀을 밝혀낼 수 있었다. 한권의 책에서 모자라는 부분이 있을 경우, 다른 책에 있는 바를 찾아서 그 부족한 것을 보충하였다. 각 책을 서로 참고하여 뭇사람들이 의혹을 품었던 것에 대해 얼음 녹이듯 풀어 중의문헌 연구에 공헌하였다.

---

1) 亢則害, 承乃制, 制則生化, 外列盛衰, 害則敗亂, 生化大病.

(3) 학문하는 데는 반드시 광범위한 지식이 있어야 한다

중의학 연구에 종사하는 것은 다방면의 지식을 갖고 있어야 한다. 예를 들면 고대철학(古代哲學)·역사학(歷史學)·문자학(文字學)·교감(校勘)·훈고(訓詁)·음운학(音韻學)·목록학(目錄學)·판본학(板本學) 등등의 지식이다. 이것은 곧 견문이 넓고 기억력이 좋아야 하며 광범위하게 읽는 습관을 기를 것을 요구한다. 그는 책을 읽는 데 한 가지 기본 원칙이 있었다. 곧 어떤 책을 읽든지 관계없이 모두 중의약학복무연구(中醫藥學服務研究)를 위한 것이었다. 광범위한 지식이 없었다면, 특히 훈고 지식이 없었다면 가치 있는 저작물인 『독고의서수필(讀古醫書隨筆)』이 나오기 어려웠을 것이다.

(4) 학문하는 데는 반드시 신중한 태도가 있어야 한다

학문하는 데는 반드시 신중하고 진지하며 책임성 있는 태도가 있어야 한다. 곧 지금의 사람들에 대해 책임져야 할 뿐만 아니라 후인들에 대한 책임도 져야 한다. "먼저 난 사람의 노함을 두려워하지 말고, 오히려 뒤에 난 사람들의 웃음을 두려워하라."[2] 그는 임증시(臨證時)에 한 가지 약(藥)의 증손(增損)도 반드시 이치에 부합되도록 하였고, 문헌을 연구할 때 한 마디의 말을 취사할 때도 반드시 그 증거가 있었다. 그는 『독고의서수필(讀古醫書隨筆)』의 서언 중에서, "내가 중의 고전 저작물을 읽을 때, 의심나고 어려운 것을 만날 때마다 곧 그것을 기록하고, 나아가 연구하고 고증하여 마음속에서 분명해지면 그것을 써서 문장으로 만들고 체계적으로 명백히 논술하였다. ……"[3]라고 서술하였다. 조금 해보고 그만 두는 것, 깊이 있게 알지 못하는 것, 모르면서 아는 체하는 것, 심지어 원문의 학풍을 마음대로 고치는 것들은 취해서는 안 되는 것들이다.

---

2) 不畏先生嗔, 却怕后生笑.(譯註)

3) 我在閱讀中醫古典著作時, 每遇疑難處, 則記錄之, 進而研究之, 考證之, 心中晰然, 則筆之以爲文而系統闡述之. …… (譯註)

2. 학문하는 데 일상적으로 쓰는 몇 가지 주요한 방법

(1) 대비 분석법(對比分析法)

① 대비 분석함으로써 내용의 정오(正誤)를 분별하는 것

중의문헌은 매우 오랫동안 흘러왔고 그 유전(流傳) 과정에서 조금 착간탈락(錯簡脫落)되는 것을 면하기는 어려웠다. 이럴 경우 다른 책에 기재된 동일 내용을 이용하여 대비분석하고 옳은 것을 가려서 따른다. 예를 들면 『영추(靈樞)·본수(本輸)』에 "소양은 신에 속하고, 신은 위로 폐에 연하는 고로 두 장부를 통솔한다"[4]라고 하였는데, 예로부터 주석가들의 설이 분분하여 일치된 결론을 내릴 수 없었다. 이 문장을 『태소(太素)』나 『갑을경(甲乙經)』에 기재된 동일 내용과 더불어 대비해 보면 "소양속신(少陽屬腎)"구절 중의 '양(陽)'자가 '음(陰)'자의 오자임과 "신상연폐(腎上連肺)" 구절 중의 '신(腎)'자가 '상(上)'자와 관련하여 연문임을 알 수 있다. 그러므로 본래의 구절은 마땅히 "소음은 신에 속하고, 위로 폐에 연하는 고로 두 장부를 통솔한다"[5]라야 한다. 이와 같이 하는 것이 문장이 통하고 이치에 맞는다.

② 대비 분석함으로써 조문(條文)의 같고 다름을 밝히는 것

『금궤요략(金匱要略)』과 『상한론(傷寒論)』 중에 대동소이한 조문이 더러 있는데, 아주 헷갈리기 쉽다. 예를 들면 『금궤요략(金匱要略)·수기병편(水氣病篇)』 제19조의 "촌구맥이 침지하고 …… 혈분이라 한다"[6]는 것과 제20조의 "촌구맥이 침삭하고 …… 혈분이라 한다"[7]는 것에 대해, 그는 이 두 조문을 대비 분석한 후에 이 두 조문 모두 혈분병변(血分病變)을 논한 것이지만 같은 것이 아니어서, 제19조는 혈기(血氣)가 허소(虛少)하여 행함이 순조롭지 못한 것이며 제20조는 음양(陰陽)이 옹울(壅鬱)되어 행(行)하고자 하나 할 수 없는 것이라고 지적

4) 少陽屬腎, 腎上連肺, 故將兩臟.
5) 少陰屬腎, 上連肺, 故將兩臟.
6) 寸口脈沈而遲, …… 名曰血分.
7) 寸口脈沈而數, …… 名曰血分.

하였다. 곧 전자는 그 병이 허한 것이고 후자는 그 병이 실한 것이다.

③ 대비 분석함으로써 여러 처방의 적응증(適應證)을 구별하는 것

중의 경전 저작물 중에서 간혹 여러 방제(方劑)의 주치병증(主治病證)은 서로 같지만 구체적인 운용시에는 약간의 구별이 있다. 예를 들면 『금궤요략(金匱要略)·경습갈병편(痙濕暍病篇)』 중에 풍습병(風濕病)과 양기허약(陽氣虛弱)의 병증 치료에 세 가지 부자탕(附子湯)을 모두 사용하였다. 그렇지만 계지부자탕(桂枝附子湯)은 표양허약(表陽虛弱)과 풍(風)이 습(濕)보다 중(重)한 풍습병에 쓰고, 백출부자탕(白朮附子湯)은 리양허(裏陽虛)와 습(濕)이 풍(風)보다 중(重)한 풍습병에 쓰며, 감초부자탕(甘草附子湯)은 곧 표리양기(表裏陽氣)가 모두 허(虛)하거나 풍습(風濕) 모두 중(重)한 풍습병에 쓴다. 이와 같이 대비 분석하면 이법방약(理法方藥)이 매우 세밀하고 조리가 있게 된다.

④ 대비 분석함으로써 적당한 글자의 뜻을 취하는 것

한 글자가 여러 뜻이 있는 것이 중국어의 특징이다. 그러나 말이 구(句)와 분리될 수 없으므로 구체적 언어 배경하에서는 각 글자들이 단지 한 가지의 내포된 뜻을 가질 수밖에 없다. 그는 구체적 문장 속에서 글자의 분명한 뜻을 찾기 위해서 항상 본자(本字)가 갖는 여러 뜻을 가능한 한 함께 수집하였다. 곧 문장을 결합하여 대비분석을 해봄으로써 본구(本句) 중의 내포된 뜻에 맞는 글자를 확정하였다.

(2) 본서자증법(本書自證法)

어떤 하나의 관점과 하나의 학술 사상을 명백히 논술하기 위해 기타 방면으로부터 논증을 진행하는 이외에도, 그는 더욱이 본서의 전후 내용으로부터 논거를 찾는 것을 중시하였다. 이렇게 하면 작자의 본래의 뜻과 근접할 수 있고, 문제의 본질을 반영할 수 있다. 예를 들면 『소문(素問)·탕액료례론(湯液醪醴論)』 중에 있는 "거울진(去宛陳)"이라는 세 글자의 내포된 뜻을 확실하고 적절하며 분명하게 하기 위해, 그는 『영추(靈樞)·구침십이원(九鍼十二源)』, 『영추(靈樞)·소침해(小鍼解)』, 『소문(素問)·침해편(鍼解篇)』, 『영추(靈樞)·수창(水脹)』과 『영추(靈樞)·사시기(四時氣)』 등 편(篇)의 문자를 인용하여 이른바 "去宛陳"을 충분히 증

명하였다. 이는 실질적으로 피부가 부어오르는 것에 대해 낙맥방혈(絡脈放血)하여 침 치료한다는 것으로서 수종병(水腫病)을 치료하는 일종의 치료 방법에 도달한 것이다.

(3) 역사고증법(歷史考證法)

앙앙(泱泱)한 중국은 수천년의 문명사를 지녀, 매 시기의 언어 문자, 문화 예술은 모두 그 역사 시기의 낙인(烙印)을 깊이 새기고 있다. 그러므로 상당히 많은 문제들 또한 역사적 각도에 따라 고증할 수 있다. 그는 『내경(內經)』이 춘추전국 후기 진(秦)나라 때 쓰여졌다는 것을 논증하기 위하여 그 시기의 각 제후국의 정치, 경제, 문화, 언어 특징, 인문 사상 상태 등에 대해 전면적인 분석과 연구를 진행하였고, 충분한 이유를 열거하여 이 관점의 정확성을 증명하였다.

(4) 정반추리법(正反推理法)

정반추리는 중의(中醫)의 이론에 의거하여 지적하는 것으로, 혹은 순서대로 추리하고 혹은 역으로 추리하여 글 중에 숨어 있거나 분명하지 않은 내용을 찾아내는 것이다. 이 방법을 써서 『상한론(傷寒論)』과 『금궤요략(金匱要略)』을 연구하면 매우 큰 도움과 이득을 볼 수 있다. 중경(仲景)은 문자를 매우 간단하게 서술하여 증상은 비교적 상세하지만 방치(方治)를 열거하지 않은 조문(條文)이 매우 많이 있는데, 이렇게 되면 반드시 이법방약(理法方藥)의 원리에 의거하여 치료법을 찾아내어야 한다. 예를 들면 『금궤요략(金匱要略)·수기병편(水氣病篇)』 제11조에 " …… 病水, …… 可下之"라 하였는데, 이것은 본 증상에 의거하여 마땅히 십조탕(十棗湯)과 같이 물을 아래로 내려가게 하는 방법을 사용해야 한다. 이를 일러 정추(正推)라 하고, 또 이증측방(以症測方)이라 칭한다. 단지 몇 개의 간단한 증상을 열거하고 한가지 방약(方藥)을 곁들인 약간의 조문이 있는데, 이 또한 반드시 열거된 방약에 따라 응당 있어야 할 증상을 찾아야 한다. 예를 들면 『금궤요략(金匱要略)·담음해수병편(痰飮咳嗽病篇)』에 "일음병은 마땅히 그 땀을 발해야 하니 대청룡탕이 그것을 주하고, 소청룡탕 또한 그것을 주한다"[8]라고 하였다. 이때 반드시 두 가지 청룡탕(青龍湯)의 처방에 의거하여, 환자가 마땅히 발열(發熱)·오한(惡寒)·무한(無汗)·맥부(脈浮) 등 표증(表證)이 있음을 역추(逆推)해내야 한다. 이것을 제외하고 대청룡탕(大青龍湯)을 쓸 때는 환자는 마땅히 번조(煩躁)가 있고, 소청룡탕(小青龍湯)을 쓸 때는 환자는 마땅히 심하(心下)에 수기(水氣)와 건구(乾嘔) 등이 있다. 이를 일러 역추라 하며, 또 이방측증(以方測症)이라 말한다. 그밖에 처방 뒤의 글자에 따라 원래 있던 증상을 역추하는 경우가 있다. 예를 들면 『상한론(傷寒論)·양명병편(陽明病篇)』 중의 '인진호탕방(茵陳蒿湯方)' 뒤에 "分三服, …… 一宿腹減"이라고 하였다. 이로부터 원병(原病)에 당연히 '복창만(腹脹滿)' 증(症)이 있음을 역추하는 것이다.

(5) 광범연계법(廣泛聯系法)

① 종향연계(縱向聯系)

종적 연계는 같은 책의 전후 연계를 가리키는 것이다. 동일한 책의 전후에는 동일한 문제의 내용을 기록하게 되는데, 이렇게 되면 반드시 전후를 연계하여 그 문제를 계통화함으로써 하나의 완전무결한 개념이 형성된다. 예를 들면 『금궤요략(金匱要略)·경습갈병편(痙濕暍病篇)』 중의 제2조를 읽을 때는 반드시 본편 제7조의 전반부를 연계해 보아야 한다. 이와 같이 경병(痙病)을 대조하여야만 비로소 비교적 전반적인 인식이 형성될 수 있다.

② 횡향연계(橫向聯系)

횡적 연계는 하나는 같지 않은 주석가를 연계하는 것을 가리키고, 다른 하나는 저작 시대가 서로 가까운 책 혹은 내용이 서로 같은 류의 책을 상호 연계하는 것을 가리킨다. 이렇게 연구 문제를 한층 깊게 들어가게 하여 얻어내는 결론이 전반적으로 더욱더 정확하다. 예를 들면 『금궤요략(金匱要略)』의 '감초분밀탕(甘草粉蜜湯)' 중의 '粉'은 도대체 어떤 물건인가 하여 역대로 논증이 끊이질 않았다. 그러나 『비급천금요방(備急千金要方)』, 『천금익방(千金翼方)』 및 『외대비요(外臺秘要)』

---

8) 病溢飮者當發其汗, 大青龍湯主之, 小青龍湯亦主之.

등의 책에 있는 유관한 내용과 연계해 보면 분명하게 나타나는 바, 본방 중의 '분(粉)'은 연분(鉛粉)이 아니고 '양미분(粱米粉)' 혹은 '백양분(白粱粉)'이다.

③ 이론을 실제와 연계하는 것

하나는 생활 실제를 연계하여 이론을 더욱더 형상화하여 쉽게 이해하는 것이다. 예를 들면 『내경(內經)』에서 위기(衛氣)는 낮에 체표(體表)에서 행하여 바깥의 작용을 지키고, 밤에는 내장(內臟)에서 행하여 장부(臟腑)를 온난하게 한다. 그러므로 밤에 잠잘 때는 반드시 이불을 덮어야 한다. 그렇지 않으면 곧 외사(外邪)를 받기 쉽다. 다른 하나는 임상실제(臨床實際)를 연계하는 것이다. 이론을 연구하는 것은 임상업무〔臨床服務〕를 위한 것으로, 반드시 임상의 각도에 따라 고려해야 할 때가 있다. 첫째는 책에 기술된 내용이 임상 실제와 부합되는지의 여부를 고려하고, 둘째는 더욱이 책에 묘사된 증상이 임상에서는 무슨 표상(表象)으로 여기는지를 명백하게 하여야 하는데, 책에서는 확실히 알더라도 실제에서는 알기 어렵다. 예를 들면 『상한론(傷寒論)·양명병편(陽明病篇)』에 양명축혈(陽明蓄血)을 설명하였는데, 기인희망(其人喜忘)의 '희망증(喜忘症)'에 대해 역대의 주석가들은 흔히 '건망(健忘)'이라고 해석하였다. 어혈(瘀血)이 건망을 야기하는 것이 비록 이치에 맞지만, 임상상 실제 보기 드문 경우에 속한다. 이에 선생은 이른바 희망은 실질적으로 사람의 신지〔神識〕가 황홀(恍惚)하여 총명하지 않은 것을 가리킨다고 생각하였다. 이것은 이치에 어긋나지 않을 뿐만 아니라 또한 임상 실제와도 부합된다.

역자 안윤극 / 교정 유애리

원 저 : 중국의약학보 1992년 1기(92271052)
學習中醫的條件與方法

논어의 의학사상

南京中醫學院基礎部 徐建云

『논어(論語)』는 공자(孔子)가 평생 동안 말한 것을 기록한 것인데, 그 중에 들어있는 의학 사상은 매우 중요하며, 깊이 검토할 만한 가치가 있다.

1. 공자(孔子)의 생활 위생관

『논어(論語)·향당(鄕黨)』에 이르기를 "재계하실 때는 반드시 음식을 바꾸시며, 거처할 때는 반드시 자리를 옮기셨다. 밥은 정한 것을 싫어하지 않으시며, 회는 가늘게 썬 것을 싫어하지 않으셨다. 밥이 상하여 쉰 것과 생선이 상하고 고기가 부패한 것은 먹지 않으셨으며, 빛깔이 나쁜 것을 먹지 않으시고, 냄새가 나쁜 것을 먹지 않으셨으며, 요리가 잘못된 것을 먹지 않으시고, 때가 아닌 것을 먹지 않으셨다. 자른 것이 바르지 않으면 먹지 않으시고, 간장을 얻지 못하면 먹지 않으셨다. 고기가 비록 많으나 밥 기운을 이기게 하지 않으시며, 술은 일정한 양이 없으셨으나 어지러운 지경에 이르지 않게 하셨다. 시장에서 산 술과 포를 먹지 않으셨다. 생강을 먹는 것을 거두지 않으셨고, 많이 잡수시지 않으셨다. 나라에서 제사 지내고 받은 고기는 밤을 재우지 않으셨으며, 집에서 제사지낸 고기는 3일을 넘기지 않으셨으니, 3일이 지나면 먹지 못하기 때문이다. 음식을 먹으면서 말씀하지 않으시며, 잠을 자면서 말씀하지 않으셨다. 비록 거친 밥과 나물국이라도 반드시 제하되, 공경히 하셨다"[1]라고 했다.

이 글은 비록 제사장(祭祀場)에서 반드시 주의해야 할 음식과 기거(起居)사항을 기술한 것이지만 대개 생활 위생 지식을 언급한 것으로서, 논술이 상세하고 과학(科學)적 이치에 부합된다. 공자(孔子)는 부패(腐敗)·변질(變質)·변미(變味)·변색(變色)된 것과 좋지 않은 음식물은 일체 먹지 않았고, 음식은 정교할 것을 요구할 뿐만 아니라, 또한 색·맛·형태가 좋은 것을 요구하고, 당연히 적게라도 조미료를 넣지 않을 것을 강조하였다. 아울러 제때에 식사하기를 원했고, 식사량이 꼭 알맞아서 많이 먹어 지나치게 배부른 것을 피했다. 술을 마시는 것도 절제를 하였다. 이러한 것은 매우 좋은 생활 규범(生活規範)이다. 동시에 공자(孔子)가 밥을 먹을 때 말하지 아니하고 잠잘 때 말하지 아니하는, 이것은 오늘날까지도 좋은 위생 습관으로 간주되어 간명한 이치(理致) 안에 건강을 지키는 과학 사상을 포함하고 있다고 할 것이다. 그리고 다른 곳에서 구입한 술과 고기를 먹지 않는 것은 소화성 질병을 예방하는 데 적극적인 의의가 있다.

「자한(子罕)」에서 이야기한 "술을 마셔 곤하게 하지 않는다"[2]라는 주장은 「향당(鄕黨)」편의 "적당히 술을 마신다"라는 것과 일치하는데, 이것은 지나치게 술을 마셔 심지(心智)를 어지럽힌다든지 행동을 실수한다든지 하는 것을 피할 수 있기 때문이다.

「계씨(季氏)」 중에 공자(孔子)는 "유익한 세 가지 좋아함이 있다. 해로운 세 가지 좋아함이 있다. 예악에 절제함을 좋아하고, 사람의 착한 것을 말하기를 좋아하고, 어진 벗이 많은 것을 좋아하면 유익할 것이다. 지나친 쾌락을 좋아하고, 편안히 노는 것을 좋아하고, 향연을 벌려 놀기를 좋아하면 해가 된다"[3]라고 말했다. 공자(孔子)는 대체로 행동

---

1) 齊必變食, 居必遷坐. 食不厭精, 膾不厭細. 食饐而餲. 魚餒而肉敗不食, 色惡不食, 臭惡不食, 失飪不食, 不時不食, 割不正不食, 不得其醬不食. 肉雖多, 不使勝食氣, 惟酒無量, 不及亂. 沽酒巾脯不食, 不撤薑食, 不多食. 祭于公, 不宿肉, 祭肉不出三日, 出三日不食之矣. 食不語, 寢不言. 雖疏食菜羹爪祭, 必齊如也.(成百曉 譯註, 『論語集註·鄕黨』 傳統文化硏究會, 1991年, pp.193~196)

2) 不爲酒困.(『論語集註·子罕』 明文堂, 1993年, p.176)(譯註)

3) 益者三樂. 損者三樂. 樂節禮樂, 樂道人之善, 樂多賢友, 益矣. 樂驕樂, 樂佚遊, 樂宴樂, 損矣.(『論語集註·季氏』 明文堂, 1993年, p.344)(譯註)

거지가 예악(禮樂)적 절차에 부합되는, 곧 행실이 법도에 알맞고, 다른 사람의 착한 것을 말하기를 좋아하고, 현인과 친구로 지낸다면 심신(心身)에 이로움이 있다고 생각했다. 만약 존귀하다고 믿어 스스로 자만하고, 절제가 없는 출입을 하고, 방탕한 생활에 탐닉한다면 심신에 손해가 있다고 생각했다.

「자한(子罕)」에서 "인자는 근심하지 아니한다"[4]라고 하고, 「옹야(雍也)」에서는 "인자는 고요하다"[5], "인자는 장수한다"[6]라고 했는데, 이것들은 실로 일맥상통하는 사상이다. 인(仁)이 두터운 사람에게는 욕심과 요구가 없고, 고요하여 인위적인 것이 없고, 생각하는 것이 적고, 걱정하는 것이 적고, 움직임이 없기 때문에 장수할 수 있다. 이것은 건강에 대하여 심리(心理) 위생을 지키는 적극적인 영향을 설명한 것이다.

2. 병에 걸렸을 때 나타나는 공자(孔子)의 천명론(天命論)

「술이(述而)」에 "공자(孔子)가 병이 있어, 자로(子路)가 (공자의 완쾌를) 비는 것을 청하였다. 공자(孔子)가 말하기를 (근거가) 있는가. 자로(子路)가 대답하기를 있습니다. 뇌문에서 상하의 귀신에 너를 빈다고 말하였습니다. 공자(孔子)가 말하기를 내가 빈 지도 오래됐구나!"[7]라고 했다.

공자(孔子)는 죽고 사는 것은 (천)명에 있고, 병과 건강은 하늘〔天〕에 있다고 생각했다. 기도하는 방식으로 병을 제거할 수 있다고 생각하지 않았고, 자로(子路)의 방법에 대하여도 그렇게 된다고 여기지 않았는데, 자기의 평소 행위가 단정하여 천리 인륜에 부합되었으나 신체에 병이 생기는 것은 "당연히 천명이라고 생각했다."[8]

4) 仁者不憂.(『論語集註·子罕』 明文堂, 1993年, p.183)(譯註)
5) 仁者靜.(『論語集註·雍也』 明文堂, 1993年, p.117)(譯註)
6) 仁者壽.(『論語集註·雍也』 明文堂, 1993年, p.117)(譯註)
7) 子疾病, 子路請禱. 子曰, 有諸. 子路對曰, 有之. 誄曰, 禱爾于上下神祇. 子曰, 丘之禱久矣.(『論語集註·述而』 明文堂, 1993年, p.144)(譯註)
8) '豈非天命?'의 해석은 '어찌 천명이 아니리요'인데, 의미상 '바로 천명이다'와 相通함.(譯註)

「옹야(雍也)」에 "백우(伯牛)에게 병이 있어서 공자(孔子)가 그를 위문하였다. 남쪽 창문으로 그의 손을 잡고 말하기를 하늘의 천명이 다했구나, 이 사람에게도 병이 있다니, 이 사람에게도 병이 있다니!"[9]라고 했다.

공자(孔子)는 자기의 어질고 지혜로운 제자 백우(伯牛)에 대하여 불치의 병을 어찌할 도리가 없어 근심하고 슬퍼하였는데, 백우(伯牛)가 선(善)을 행하고 거처(居處)함이 그러한데도 병이 난 것은 진실로 사람이 초래한 것이 아니고 거역하지 못할 천명이라고 생각했다.

3. 공자(孔子)가 제창한 인생에서 경계하고 삼가야 할 세 가지 말

「계씨(季氏)」에 "공자(孔子)가 이르기를 군자(君子)에게는 세 가지 경계할 것이 있다. 어렸을 때는 혈기(血氣)가 정해지지 않아 경계함이 색(色)에 있고, 청년이 되어서는 혈기(血氣)가 바야흐로 강해지니 경계함이 싸움에 있고, 늙어서는 경계함이 얻는 데에 있다"[10]라고 기재되었다.

공자(孔子)는 인생에서 3가지의 다른 생리(生理) 상태 및 그 심리(心理)가 요구하는 것에 대하여 유효 적절하게 상응하는 세 가지의 경계하거나 삼갈 것을 제창하였다. 즉 어린 청춘 시절에 있어서는 색욕(色欲)을 경계해야 하고, 중년(中年)에는 혈기(血氣)가 바야흐로 강성해져 몸은 강대해지고 힘도 굳센 시절이어서 다투어 싸우는 것을 경계해야 하고, 몸이 허한 노년에는 혈기(血氣)가 모두 줄어드는 때이니 탐욕(貪欲)을 경계해야 한다는 것이다. 이 몇 가지의 치밀한 견해는 사람들이 진지하게 명심할 만한 가치가 있다.

역자 문기영 / 교정 유애리

원 저 : 중의잡지 제9기 1989년(89399570)
淺析『論語』中的醫學思想

9) 伯牛有疾. 子問之. 自牖執其手曰, 亡之命矣夫. 斯人也而有斯疾, 斯人也而有斯疾.(『論語集註·雍也』 明文堂, 1993年, p.109)(譯註)

10) 孔子曰, 君子有三戒. 少之時, 血氣未定, 戒之在色. 及其壯也, 血氣方剛, 戒之在鬪. 及其老也, 戒之在得.(『論語集註·季氏』 明文堂, 1993年, p.345)(譯註)

도가사상이 중의학에 미친 영향

自然辨證法硏究室 祝世訥

『주역(周易)』 이래 중국 고대 철학의 백가쟁명(百家爭鳴) 시대 3000년의 역사를 종합해보면 유(儒)·도(道) 양가(兩家)가 실제로 주맥(主脈)이 된다. 하나의 강에 두 원류(源流)라 할 수 있다. 유가는 '인(仁)'으로 핵심을 삼았고 사회철학에 중점을 두었다. 도가는 '도(道)"로 핵심을 삼았고 자연철학에 중점을 두었다. 논쟁의 여지도 없이 중의학은 유가사상의 영향을 깊게 받았으나 근본적으로 말한다면 중의학에 대한 도가사상의 영향은 더욱 본질적이어서 중의학으로 하여금 그 지도사상, 이론내용에서부터 방법체계에 이르기까지 서방의학의 품격과는 아주 다른 점을 형성하게 하였다. 중서의학을 비교 연구해보면 동방의 도가와 서방의 원자론(原子論)은 의학발생에 대하여 서로 다른 영향을 깊이 미쳤음을 찾아낼 수 있다.

1. 『황제내경』은 황노지학(黃老之學)의 중요한 저작이다

도가사상은 전국시기에 형성되었는데, 그 발전과정에 대해서 어떤 이는 초기 도가(老莊學派와 稷下學派를 포괄)와 진한신도가(秦漢新道家 : 黃老도가라고도 칭함)의 2단계로 나눌 것을 주장하고, 어떤 이는 '원생(原生)'(先秦), '차생(次生)'(秦漢), '재생(再生)'(魏晋) 3단계로 나눌 것을 주장한다. 시기적으로 나누어지는 것이 왜 같지 않은가는 논하지 않겠지만, 최근의 연구에서는 대부분 도가사상이 진과 한 초에 발전되어 새로운 내용과 형식을 보여주어 혹은 황노지학 혹은 진한신도가라고 칭하여진다고 인식한다. 신도가는 황제의 이름을 빌려 황제군신의 훌륭한 면만을 남겼고 노자(老子)학설을 고치는 동시에 선진(先秦) 각 가학설의 중요 내용을 흡수 통합하여 하나의 새로운 이론체계를 형성하여 이를 '황제노학지언(黃帝老學之言)' 혹은 '황제노자지술(黃帝老子之術)'이라고 칭했다. 『사기(史記)』의 「세가(世家)」, 「열전(列傳)」 중에 "선치황노언(善治黃老言)", "본호황제노자지술(本好黃帝老子之術)", "개학황노도덕지술(皆學黃老道德之術)", "본우황노이주형(本于黃老而主刑)", "한비지학귀본우황노(韓非之學歸本于黃老)" 등의 내용이 많이 기술되어 있다. 왕충(王充)은 『논형(論衡)』 중에서 이를 '황노지조(黃老之操)'라 칭했다.

진한신도가의 철학사상은 두 개의 기본 특징을 가지고 있다

첫째, 노자의 도를 받들어 우주본원(本原)과 만물이 이루어지는 원인을 논하였다. '청정무위(淸靜無爲)"의 기술로 사리를 밝히고 처세의 방법을 밝혔다. 이것은 초기도가와 일치하는 것으로 도가의 본질적 특성이 되어 나타난다.

둘째, 각가의 장점을 취해 초기도가의 단점을 보충하고, 더욱 적극적인 사상으로 발전했다. 일면으로는 도가이론을 핵심으로 삼아 음양(陰陽)·유(儒)·묵(墨)·명(名)·법(法) 각가의 '선(善)'과 '장(長)'에 대해 채(采)·촬(撮)·겸(兼)·합(合)하여 내용에 있어서 충실하고 풍부한 이론을 더하였다. 다른 한 방면으로는 '자연무위(自然無爲)'이론에 있어서 초기도가의 소극적 '무위(無爲)'주의를 극복하고 적극적인 '대시이동(待時而動)', '인시제의(因時制宜)'를 제창하고 '무위이무불위(無爲而無不爲)'를 강조하여 주관과 객관이 서로 통일되는 적극적 사상을 포함하였다. 그러므로 사마담(司馬談)은 『논육가지요지(論六家之要旨)』에서 평하길 "그 논술은 음양의 큰 순리로 인해 유·묵가의 좋음을 가리고, 명·법가의 요점을 뽑으며, …… 도가의 무위는 또 무불위라 하여 그 실은 행하기 쉽지만 그 말은 알기 어렵다. 그 학술은 허무를 근본으로 여기고 따르는 것을 쓰임으로 여겨서 항상된 세력

이 없고, 항상된 형도 없어서 능히 만물의 정을 궁구할 수 있다. 사물을 먼저하지도 않고, 사물을 나중에 하지도 않는 고로 능히 만물의 주인이 될 수 있다"1)라고 하였다.

진한신도가 또한 둘로 나눌 수 있다. 하나는 직하도가가 발전해서 온 제국황노학파인데, 그 대표인물은 하상장인(河上丈人)·안기생(安期生)·개공(蓋公) 등이다. 그 저작물들은 이미 산실되었다. 다른 하나는 노장학파가 발전해서 온 『황노백서(黃老帛書)』·『갈관자(鶡冠子)』와 일찍이 '잡가(雜家)'라고 칭하게 된 『여씨춘추(呂氏春秋)』·『회남자(淮南子)』 등을 포괄한다. 서한(西漢) 초기에는 신흥 통치 계급의 요구가 황노지학에 부응되어 더욱 추종을 받았다. 고조(高祖)로부터 무제(武帝)초년까지 역대 황제(예를 들면 竇太后) 대부분이 "호황제노자지술(好黃帝老子之術)"이라 하여 '문경지치(文景之治)'의 신국면을 띠게 되었고, 무제에 이르러서야 "황노학술을 좋지 않게 여겨 이름을 없애고, 오직 유가학술을 존중하였다"2)라고 하여 도가의 지위에 변화가 발생하였다.

주의할만한 것은 『한지(漢志)』에 황제군신의 이름을 빌려 기록한 논저(論著) 27종 중 의학방면이 9종을 점유한다는 것이다. 의경(醫經) 2종 - 『황제내경(黃帝內經)』 18권·『외경(外經)』 37권, 경방류(經方類) 2종 - 『태시황제편작유부방(泰始黃帝扁鵲兪拊方)』 23권·『신농황제식금(神農黃帝食禁)』 7권, 방중류(房中類) 1종 - 『황제삼옥양양방(黃帝三玉養陽方)』 20권, 신선류(神仙類) 4종 - 『황제잡자보인(黃帝雜子步引)』 12권·『황제기백안마(黃帝岐伯按摩)』 10권·『황제잡자지균(黃帝雜子芝菌)』 18권·『황제잡자십구가방(黃帝雜子十九家方)』 21권. 이러한 저작물은 대부분 산실되었으나 현존하는 『황제내경(黃帝內經)』에서 다음과 같은 내용을 뚜렷하게 볼 수 있다. 첫째, 그것의 정체사상 경향이 도가에 속한다. 둘째, 이것은 진한신도가의 특징을 선명하게 나타낸다. 예를 들어 형식상 황제군신의 이름을 빌렸으나 내용상 "음양의 큰 순리로 인해 유·묵가의

1) 其爲術也, 因陰陽之大順, 采儒黑之善, 撮名法之要. …… 道家無爲, 又曰無不爲 其實易行, 其辭難知. 其術以虛無爲本, 以因循爲用, 無常勢, 無常形, 故能究萬物之情. 不爲物先, 不爲物後, 故能爲萬物主.

2) 黜黃老刑名而獨尊儒術.

좋음을 가리고, 명·법가의 요점을 뽑았다"라는 점에서 초기 도가와 다른 점이 있다.

양생(養生)·거병(祛病)·연년(延年)은 신도가의 중요 연구 대상인데, 『황제내경(黃帝內經)』은 진한신도가의 주요 저작이며 또한 중의학 이론체계의 기초이다. 이로 인해 기황지학(岐黃之學)이 진한신도가의 한 분파라고 보는 것은 아마 틀리지 않을 것이다. 역사를 고찰해보면 한무제의 "오직 유가학술을 존중한다"고 한 이후부터 신도가는 정치상에서 세력을 잃었으나 양생·연년의 기술이 점차 중시되면서 한말 이후 유학의 위상은 날로 쇠잔해갔다. 그리고 위진에 이르러 또 "학문은 노장을 종주로 삼고 육경을 잇는다"3)는 국면을 띠게 되었다. 당대에 이르러서는 유불도 3교가 아울러 중시되었다. 특히 한 이래로 도교가 크게 부흥하여 도학이 높이 받들어져 교의(敎義)가 되었다. 비록 많은 종교적 미신적 내용이 들어가 있지만 도가사상으로 하여금 진일보하여 연속적인 발선에 이르게 하였으며, 아울러 양생·연단(煉丹)기술이 많이 발전하여서 '변질된 도가'라고 불려졌다. 이 시대의 의학은 도가사상의 직접적 영향하에서 연속적으로 발전되었다. 예를 들어 동진(東晉)의 갈홍(葛洪), 소호(少好)학파는 저명한 연단가이자 도학가이다. 저서로 『포박자(抱朴子)』가 있다. 이것은 도교 이론의 주요하고 대표적인 것 중 하나이다. 또 예를 들면 남조(南朝)의 도홍경(陶弘景)은 의·약에 능통한 저명한 도교사상가이다. 그는 노장과 갈홍의 설을 따랐고 3교 합류를 주장했으며 도교의 모산종(茅山宗)을 세웠다. 또 손사막(孫思邈)을 예로 들 수 있다. 그도 "노장에 대해 잘 말했다〔善言老莊〕" 한다. 이러한 상황은 『내경(內經)』시대 뿐만이 아니라 수당에까지 중의이론의 형성·정착·발전은 모두 도가와 긴밀한 관계가 있음을 설명한다.

2. 도가의 창세철리와 중의학의 정체관

중의학은 생명·인체·질병의 모든 관점에 있어서 원칙상 서의학과 구

---

3) 學者以老莊爲宗而綿六經.

별된다. 그 사상은 도가에 원류를 둔다.

서의학의 사상기초는 고대 희랍의 원자론을 발단의 한 원론으로 삼는다. 이러한 사상은 세계의 본원이 원자이고, "원자는 다시 나눌 수 없는 우주의 물질이다"는 것과 세상만사 만물은 모두 원자에서 조합되어서 이루어진 것으로서, 사물의 변화나 차이점은 이런 원자조성의 형태 혹은 수량의 다른 조성 때문이라고 인식했다. 그래서 사물을 조성하고 있는 일련의 원자로써 분해하여 사물의 차이 혹은 변화의 원인과 기전(mechanism)의 기본 맥락을 형성했다. 이러한 세계모식은 아래 그림을 이용하여 제시할 수 있다.

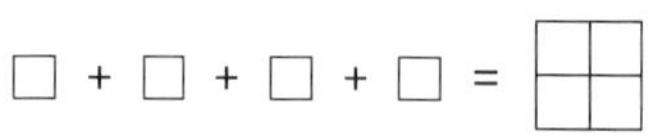

서의학은 이러한 사상의 영향 하에서 사람과 질병에 대해 분해(分解)·환원(還原)하였는데, 그 중심사상은 원자의 변화체인 각종 실물입자(實物粒子)에 두고 있다. 예를 들면 기관·조직·세포·분자·세균, 바이러스·특이성 이화(理化)인자 및 황알(璜胺)·항생·유생 등 '효소(酵素)'이다.

중의학은 인간의 생명, 질병의 인식에 대해 도가의 창세철리(創世哲理)를 따랐다. 노자가 말하길 "도는 하나를 생하고, 하나는 둘을 생하고, 둘은 셋을 생하고, 셋은 만물을 생한다"[4]라고 하였는데, 이것은 원자론의 조합방식과는 상반되는 것으로 세계는 '분화(分化)' 발생적이라고 인식했다. 실제 이러한 사상은 도가만이 지녔던 것은 아니다. 일찍이 『주역(周易)』에도 나와 있다. "역에는 태극이 있고, 이것은 양의를 생하고, 양의는 사상을 생하고, 사상은 팔괘를 생하고, 팔괘는 길흉을 정하고, 길흉은 대업을 정한다."[5] 중국 고대에도 서방의 원자론·원소론과 유사한 것이 없지는 않다.(예를 들면 五材說과 묵가의 '端' 등이다.) 그러나 이것은 끝내 발전하지 못했다. 중국역사상 점통치(占統治)는 바로 『주역(周易)』에서 발달했고 도가의 유기(有機)자연관에서 발췌되었

4) 道生一, 一生二, 二生三, 三生萬物.
5) 易有太極, 是生兩儀, 兩儀生四象, 四象生八卦, 八卦定吉凶, 吉凶生大業.

다. 그 세계 모식은 아래 그림을 이용하여 표시할 수 있다.

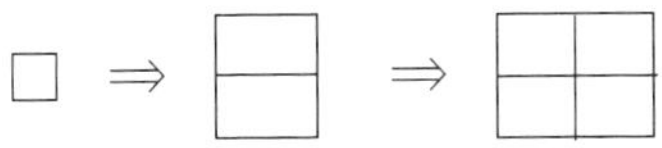

도가의 이러한 창세철리로부터 보면 정체(整體)는 기본 존재이고, 정체가 분화하여 부분으로 나오면 부분은 정체에 속해서 정체에서 이탈할 수 없다. 정체는 부분을 결정하고 지배한다. 정체를 분해해서 부분으로 파악하면 원래의 모양을 잃어버린다. 그러므로 세계, 혹은 사물을 인식하고 조절하는 것은 반드시 먼저 정체에 입각해야 한다. 부분을 인식하거나 조공(調控)하려고 해도 반드시 정체를 인식하고 조절해야 한다. 이것은 하나의 기본적인 방법이다.

이것은 바로 도가의 사상적 지배로부터 중의학의 사람과 질병에 관계된 정체관을 확립한 것으로서, 주의해야 할 핵심을 생리·병리·약리 중의 실물입자에 두는 것이 아니라 인간의 정체에 둔 것이다. 첫째 인간에 대한 이해가 자연계 분화의 산물이라는 것을 파악하여 '천인상응관(天人相應觀)'을 확립했다. 따라서 운기(運氣)·사시(四時)·정사(正邪) 등의 관계로부터 인간의 건강과 질병을 인식하고 조절했다. 둘째 모든 인간의 생명활동(기관이나 세포의 생물학적 과정이 아님)에 대한 이해를 기본 전제로 하였는데, 이러한 기본 전제의 정상과 비정상 - '정(正)'과 '증(證)'의 상호전화(相互轉化) - 은 인식과 조절의 핵심으로서 변증논치(辨證論治)의 체계로 성립됐다. 이러한 정체관은 중의학의 본질을 서의학의 본질과 구별되게 하는 하나의 특징을 이루었다.

3. 도가의 원기론(元氣論)과 중의학의 기능 병리학

서방병리학은 해부학을 기초로 삼는다. 형태구조상에 있어서 정립된 기질성 개변(改變)을 중시하고, 아울러 대다수의 이미 알고 있는 질병은 기질성 질병에 속하며 기능성 질병은 최종적으로 조직 구조상에서 근거를 찾을 수 있다고 단언한다. 그래서 가히 기질 병리학 또는 구조

병리학이라 칭할 수 있다.

중의학은 이와는 상반된 것으로서 병리연구의 중심을 인간의 생명활동과정의 흐름상에 두었다. 인체의 생명활동의 본질적 과정은 기화(氣化)인데, 기화라는 이러한 기능과정의 정상여부로 '형(形)', 즉 인체 형태구조의 건강여부를 결정한다고 인식하여 "대개 형질의 비정상은 모두 기행(氣行)이 그 질서를 잃었기 때문이다"라고 단언했다. 아울러 모든 것을 헤아릴 수 있는 것으로 음양을 제시하였다. 기화활동의 정상(건강)상태는 음평양비(陰平陽秘), 즉 '정(正)'이다. 기화활동의 정상상태를 잃은 것은 음양실조(陰陽失調), 즉 '증(證)'이다. '증(證)'은 이상기능 상태이다. 그것은 가히 기질성 변화를 초래할 수도 있고 그렇지 않을 수도 있다. 그래서 기능 병리학이라 칭할 수 있다.

음양·정사·기기(氣機 : mechanism), 이것은 중의 병리의 3대 병기인데 실제상으로 음양·정사 변화의 시초 또한 기기이다. 그러므로 기화활동, 기기변화는 중의학의 인간 생리 병리의 심층적 본질에 대한 인식이다. 이러한 이론은 도가사상이 의학영역에서 응용되어 발휘된 것이다.

원기론은 도가의 기본이론 중 하나이다. '기(氣)"의 개념은 춘추전국시대에 유행했다. 곧 『좌전(左傳)』·『국어(國語)』 등에서 많은 논의가 있었다. 그러나 도가에서는 원기론을 중시하여 기에 대한 연구를 일정한 수준까지 발전시킴으로써 중국 유기 자연관의 핵심적 내용을 이루었다. 원기론의 기본사상인 원기는 세계의 근원으로, 모이면 형을 이루고 흩어지면 태허로 돌아가는데, 기와 형의 상호전화의 기화과정은 사물이 생하고 멸하는 본원이므로 생명활동의 실질적 내용이 되기도 한다는 것이다. 그것은 기능과 구조의 관계상에서 형태구조는 기화 활동의 산물이며 기화활동의 정상여부는 형태구조의 정상여부를 결정한다는 것을 표현한 것으로서 기능이 구조를 결정한다는 것을 반영하고 있다.

『황제내경(黃帝內經)』에는 원기론에 대한 여러 가지 서술이 있는데, 『내경』 이후 역대 의가와 의서 또한 여러 종류의 발표를 함으로써 의학전문내용의 '기(氣)'와 '기화(氣化)' 등의 개념으로 발전되어 나타나게 되었다. 원기론은 중의학의 가장 중요한 기본이론의 하나가 되었는데, 그 사상을 개괄하여 보면 다음과 같다.

① "기는 인체 형태의 근원으로, 기가 모이면 형이 이루어지고 기가 흩어지면 형을 잃어버린다."[6]

② 인간 형태의 생(生)·결(結)·육(育)·변(變)은 기의 시(始)·류(流)·포(布)·종(終)의 변화과정의 표현이다. "기가 비롯〔始〕되면 변화를 생하고, 기가 흩어지면 형이 되며, 기가 산포되면 번성하고, 기가 마치면 모양이 변한다."[7]

③ 승강출입(升降出入)의 기기 변화는 인간의 생명활동을 결정하며 또한 인간의 형체 변화도 결정한다. "출입이 닫히면 신기(神機, 동물) 변화가 멸하고, 승강이 쉬면 기립(氣立, 식물)이 고독하고 위태로워진다."[8]

이러한 이론은 병리학 건립의 기초가 되었으며 인체의 생명기능을 주축으로 하였다. 그 특성에 대한 표현은 다음과 같다.

① 생명기능으로부터 병인(病因)·병기(病機), 즉 음양(陰陽)·정사(正邪)·기기(氣機) 등을 고찰했는데, 이는 모두 기능병리이다.

② 기능병리의 핵심은 '증(證)'인데, '증(證)'은 인체의 이상기능 상태로서 팔강변증(八綱辨證), 장부(臟腑)변증, 육경(六經)변증, 삼초(三焦)변증, 기혈진액(氣血津液)변증 등의 내용인 바, 이는 모두 기능적인 것이다.

③ 논치(論治)는 기능조절로서 치병구본(治病求本), 조정음양(調整陰陽), 조리기기(調理氣機) 등의 기본치료법칙에서부터 한(汗)·화(和)·하(下)·소(消)·토(吐)·온(溫)·청(淸)·보(補) 등의 팔법(八法)과 해표청리(解表淸裏), 월상인하(越上引下), 승청강탁(升淸降濁), 한열온청(寒熱溫淸), 허실보사(虛實補瀉) 등 구체적인 치법에까지 이른다. 이것은 모두 증을 대상으로 한 기능 조절이다.

---

6) 氣聚則形成, 氣散則形亡.

7) 氣始而生化, 氣散而有形, 氣布而蕃育, 氣終而象變.

8) 出入廢, 則神機化滅, 升降息, 則氣立孤危.

4. 도가의 '도법자연(道法自然)'과 중의학의 '자주치유학(自主治愈學)'

치료학상 중·서 의학간에는 심각한 차이가 존재한다. 서양의학은 기질성 병리변화를 인식의 기초로 하는 바, 특이성 병인이 특이성 병리변화를 일으킨다는 점을 중시하여 특이성 약물로써 특이성 병인을 제거할 것을 강조하였으며, 병리변화를 특이하게 교정하여 모종의 "이전사파(以箭射靶)"의 치료모식을 형성하였다. 따라서 비록 인체 고유의 자연치유력에까지 주의를 기울였지만 충분한 성과를 거두지는 못했다.

중의 치료학은 이와 달리 기능 병리를 기초로 삼는다. 그것은 치료과정을 인간 고유의 생명활동기능의 조절로 보는 것으로, 인체 고유의 향유역량(向愈力量)을 중시하고 의지하며 이동시켜 질병을 이기는 것을 일종의 자주 조절이라고 보았다. 그 특성을 뚜렷하게 표현하면,

① "치료를 밖에서 하면 신(神)은 가운데서 응한다."[9] 이는 인체의 자주성을 긍정하고 인체의 외래작용(병에 도달하는 것과 병을 치료하는 것)에 대한 주체적 반응을 인지한 것으로, 그에 따라 "사를 공격하는 것은 침약에 있고 약을 행하는 것은 신기에 있어 신기가 불응하면 침약이 효험을 얻기 힘들다"[10]라고 강조하였다.

② 음양 그 자체를 조절하여 음양이 스스로 화하면〔陰陽自和〕 반드시 스스로 치유된다. 음양자화가 되면 음평양비(陰平陽秘)에 이르는 것은 일음일양지도(一陰一陽之道)의 자연추세임을 알 수 있다. 질병은 음양자화가 불능한 것으로서 음양자화를 촉진시키면 병은 반드시 스스로 치유될 수 있다.

③ "수(水)의 주(主)를 장(壯)함으로써 햇빛〔陽光〕을 제약하고, 화(火)의 원(源)을 익(益)함으로써 그늘〔陰翳〕을 사라지게 할 수 있다."[11] 장한다는 것은 '주(主)'이지 '수(水)'가 아니며, 더한다는 것은 '원(源)'이지

9) 施治于外, 神應于中.
10) 攻邪在乎針藥, 行藥在乎神氣, 神氣不應, 針藥難效.
11) 壯水之主而制陽光, 益火之源而消陰翳.

'화(火)'가 아니다. 이것은 양생지본(養生知本)과 치병구본(治病求本)이 치료학상에서 직접 구현된 것으로 인체의 '본(本)'을 추동하여 향유(向愈)를 실현한 것이다.

중의의 이러한 종류의 치료학은 도가의 '도법자연(道法自然)'사상에서 영향을 받은 산물이다. 자연을 따른다는 것은 곧 긍정하는 것이다. 사물이 발전 변화하는 규율은 객관적이며 사람의 주관적 의지로는 전이시킬 수 없는 자연 그 자체이다. 따라서 인간은 그것을 변화시킬 수 없고 단지 그것을 따르고 그것을 법칙으로 삼을 뿐이다. 인간의 건강과 질병과정에도 이와 마찬가지의 자연규율이 존재하고 있는데, 이것은 곧 30억 여년의 생물진화와 300만 여년의 인류진화 중 단련되고 선택된 자아조직, 자아조절능력이다. 중의학은 그것을 '정기(正氣)', '음양자화(陰陽自和)'라 칭한다. 현대계통자조직이론(現代系統自組織理論)은 그것에 대하여 심도 있는 제시를 하였는데, 곧 계통에 대한 모든 작용은 계통의 자조직 과정을 통해서만 모종의 효응(效應)을 생산해 낼 수 있다는 것을 실증하였다.

진한신도가는 초기 도가의 '무위(無爲)'의 소극적 사상을 극복하고 다수의 적극적인 사상을 제시하였다. 그 중 뚜렷한 점은 다음과 같다.

① '인순(因循)' 즉 자연의 세(勢)를 따르고 만물의 이치에 따른다. 이는 순리(循理)와 봉사(奉事), 인사(因事)와 입공(立功), 자연을 바꾸지 않고 사물의 모양 그대로를 따를 것을 주장한 것이다.

② '대시(待時)' 즉 시간을 기다려 움직이고 적당한 시기에 일으킨다. 이는 사물의 선과 후를 하지 말고 사물의 그 되어진 바를 그대로 따르면 만물의 주인이 될 수 있다고 주장한 것이다.

이러한 사상은 모두 중의치료학에 영향을 미치었다. 또한 "온화한 것을 귀하게 여길 것과 통하는 것을 순으로 삼을 것"[12]을 강조하고, "병을 치료하는 도는 따르는 것뿐이다"[13], "거스르면서 병을 치료한 자는 일찍이 없었다"[14], "변화는 대치될 수 없으며 시간은 위배될 수

---

12) 以和爲貴, 以通爲順.
13) 治病之道, 順而已矣.

없다"[15], "반드시 기르고 온화시키고서 그 회복을 기대할 수 있다"[16] 고 주장하여 실력 없는 의사와 공벌(攻伐)을 남용(濫用)하는 것을 강하게 반대하였다. 동시에 기공(氣功)·침구(鍼灸)·자오유주(子午流注)[17] 등의 전형적인 '도법자연(道法自然)' 치료방법을 창조하였다.

역자 김영진 김종성 / 교정 유애리

원 저 : 산동중의학원학보 1990년 1기(90121005)
道家思想對中醫學的影響

요 점 : 중의는 유가(儒家), 도가 사상의 영향을 많이 받았으나 도가사상의 영향이 더욱 본질적이다. 이러한 점이 중의가 서의(西醫)의 주요 사상 근원과 판이하게 다른 점이다. 도가의 창세철리(創世哲理)는 중의학의 정체관(整體觀)을 형성하였으며 도가의 원기론(元氣論)은 중의학의 기능병리학 형성을 촉진시켰으며 도가의 '도법자연(道法自然)'론은 중의학의 자주료유학(自主療愈學)을 이끌어내었다.

주제어 : 도가 / 중의학 / 의학사상사(思想史) / 중서의(中西醫)비교

14) 未有逆而能治之者.
15) 化不可代, 時不可違.
16) 必養必和, 待其來復.
17) 시간에 따른 기의 흐름에 따라 혈자리를 다르게 취함.

제 II 편

생리학
양생기공학

중의 이론 중 철학 사상의 한계성에 관한 시론

山西中醫學院 王曉鶴

중의 이론은 중국 고대의 철학 사상이 의료 실천이나 기타 자연 과학 기술과 접목된 하나의 결과로서, 그 이론에는 소박한 유물론과 자발적인 변증법 사상이 충만되어 있는데, 그 특징은 고대 철학 사상이 중의 이론 체계 안에 흘러들어 융화되어 중의학의 지도 사상 및 이론을 설명하는 도구가 되었다. 그 결과로 중의학은 수천 년 동안 발전해 왔으며 아울러 강한 생명력을 갖게 되었다. 그러나 현대 서의(西醫)가 고도로 발달한 지금, 중의 이론은 이미 가혹한 시련의 분기점에 서 있다. 중의 이론이 기틀을 세우던 시기에 고대 철학 사상은 확실한 과학적 근거를 제공해 주지 못했다. 따라서 중의 이론은 자연계를 직접 관찰한 결과에 대해 많은 추측 성분을 겉으로 드러내게 되어 중의 이론 중 자연 철학 형식이 표출된 기본 개념은 내포하고 있는 뜻이 명확하지 못하다. 그리고 생명 현상의 본질 및 운동 변화 원인에 대한 인식에 대해서도 구체적이고 세밀한 면에서는 애매하고 분명하지 못하다. 몇 가지 예를 들면 다음과 같다. 정기(正氣), 육기(六氣), 약물의 사기(四氣) 등에 관해서 확실한 구분과 한계가 없다. 여러 방면의 종합 성질을 대표하는 '증(證)'에 대해서도 단지 막연한 인식만 있기 때문에 판단에 있어서 정성(定性)과 정량(定量)의 객관적인 표준이 결핍되어 있다. 개념이 혼란스럽고 이론이 구체화되지 않아서 중의 이론은 논리성이 부족하게 되었다. 즉 이름이 같아도 실체는 다를 때가 있고, 이름은 달라도 실체는 같을 때도 있으며, 심지어는 동일한 한 구절 안에서도 품은 뜻은 현저하게 차이가 나기 때문에 처음과 끝이 일관성이 없다. 이외에도 단순하고 직관적인 고대 철학 사상은 중의 이론을 일정한 기계 순환으로 이끌어 중의 이론의 여러 방면에서 견강부회(牽强附會)함을 드러내었다. 바로 이러한 이유 때문에 중의 이론의 근대적 발전은 느려져 비약적인 전진을 할 수 없게 되었다.

1. 정기학설(精氣學說)의 한계성

정기학설은 중의 이론을 소박한 유물론의 기초 위에 올려놓았으며 중의의 정체(整體)관념을 형성시킨 것으로, 기(氣)의 운동 변화를 근거로 인체의 생명 활동은 기기(氣機)의 승강출입(昇降出入)과 운행불식(運行不息)의 결과이며, 기기의 승강출입 실상(失常)은 질병 발생의 원인 중 하나라고 설명하고 있다. 이로부터 『소문(素問)·오운행대론(五運行大論)』에서 "기가 상생하면 평온하고, 상극하면 발병합니다"1)라는 말이 출현하였고, 기왕의평(氣旺宜平), 기체의행(氣滯宜行), 기울의서(氣鬱宜舒), 기탈의고(氣脫宜固), 기산의렴(氣散宜斂), 기함의승(氣陷宜升)이라는 치료 원칙이 만들어졌다. 그 한계성은 아래의 두 방면으로 나누어진다.

(1) 개념이 애매하고 불확실하다

중의 이론 중 기에는 정기(正氣)·원기(元氣)·종기(宗氣)·오장지기(五臟之氣)·경락지기(經絡之氣)가 있는데, 이러한 기의 실체가 무엇인지 정성·정량적인 설명이 전혀 없을 뿐 아니라 그들간의 명확한 한계 역시 분명하지 않다. 중의 이론은 항상 반복하여 강조하기를 이들은 물질적 성질적 기를 가지며 그들의 운동 형식은 구별이 있으나, 『소문(素問)·육미지대론(六微旨大論)』에는 "변화의 크고 작음, 시간의 길고 짧음이 있을 뿐입니다"2)라 하여 이들 각종 형식의 기의 존재 구역과

1) 氣相得則和, 不相得則病.
2) 化有大小, 基有遠近.

기능은 같지 않다고 하더라도 인체의 생명 활동은 어떠한 물질이 어떠한 상태로 운동되는지 설명할 수 없다.

(2) 구체적이고 세밀한 설명이 결핍되어 있다

정기학설은 다양한 생명 운동을 형기전화(形氣轉化)의 운동으로 개괄하여, 단지 "고하가 서로 부르고, 승강이 서로 인한다"[3]라고만 함으로써 기화(氣化) 운동에서 물질 대사와 기능 활동에 어떠한 관계가 있는지, 생리 과정과 병리 변화 사이의 각각의 변화는 어떠한 전화인지를 구체적으로는 설명할 수 없고, 간혹 상상의 추측으로 대신할 뿐이다. 예를 들면, 『영추(靈樞)·사기장부병형(邪氣臟腑病形)』에서 "인체를 순환하는 12경맥과 그와 상통하는 365낙맥의 혈기의 흐름은 모두 안면으로 집중되고 이목구비로 주입되어 그 기관의 기능을 충분히 다할 수 있게 되어 있습니다. 양기의 정은 눈으로 들어가 잘 볼 수 있게 하며, 다른 기는 귀로 주입되어 소리를 잘 듣게 하고, 호흡을 맡은 기는 코로 나와서 냄새를 잘 맡을 수 있게 하며, 위에서 생긴 음식물의 기는 입술이나 혀로 들어가서 음식물의 맛을 잘 음미할 수 있게 하는 것입니다"[4]고 하였다. 인체의 시각·청각·후각·미각 등의 서로 다른 생명 활동 형식은 모두 기혈이 상행하여 두면(頭面)에 모인다고 간단히 귀결시켰고, 그들의 서로 다른 작용은 서로 다른 경락으로 순행하기 때문에 서로 다른 공규(空竅)에 유입된다고 상상하여 추측하고 있다. 이러한 애매한 분석으로는 생명 활동의 구체적인 세밀함까지 설명할 수는 없다.

2. 음양학설(陰陽學說)의 한계성

음양학설 중 상호 의존, 대립과 전화의 변증법 사상은 중의 이론이 생명 활동과 질병을 예방 치료하는 과정에서의 모순 관계를 중요시하

3) 高下相召, 升降相因.

4) 十二經脈, 三百六十五絡, 其血氣皆上于面而走空竅, 其精陽氣上走于目而爲睛, 其別氣走于耳而爲聽, 其宗氣上出于鼻而爲嗅, 其濁氣出于胃, 走脣舌而爲味.

는 데 영향을 주었다. 장부 기능, 발병 원인, 병세 전변을 분석한 토대로 질병이 음양실조(陰陽失調)의 결과라는 것을 제시하였고, 아울러 치우침을 바로잡고 폐단을 고쳐 "삼가 음양의 있는 바를 살펴 그것을 조절하여 평형을 이루는 것으로 기약을 삼는다"[5]라는 치료 원칙을 제정하였다. 그 한계성은 아래에 여러 방면으로 나타내었다.

(1) 모순의 동일성을 지나치게 강조하고 있다

음양학설은 『소문(素問)·학론(瘧論)』에 "음양이 서로 사귀어 다툰다"[6], 『의관폄(醫貫貶)』에 "음양은 서로 그 근본을 삼으니, 양은 음에 근본하고, 음은 양에 근본한다"[7]고 했고, 『소문(素問)·음양응상대론(陰陽應象大論)』에서는 "음은 안에 있으면서 양의 지킴을 받고, 양은 밖에 있으면서 음의 부림을 당한다"[8]고 했고, 『소문(素問)·생기통천론(生氣通天論)』에 "양기라는 것은 마치 하늘이 태양과 함께 하면서 빛나는 것과 같이, 그 장소를 잃으면 수명을 잃게 되어 밝게 드러내지 못합니다"[9]와 "무릇 음양의 요체는 양기가 고밀하면 이에 견고해지는 것이니, 음이 화평하고 양이 고밀하면 정신이 이에 다스려진다"[10]고 하였다. 이것으로는 모순의 동일성이 상대적인지 투쟁성이 절대적인지 잘 이해할 수 없다는 것을 분명히 밝히고 있다. 그러한즉 음양학설은 "승강출입은 기(器)가 없으면 있지 않다"[11]를 중시하는 동시에 "그 근원을 조화하고, 기화를 조절한다"[12]를 요구하고 있어, 다만 음양의 평형에 도달해야 비로소 건강한 상태이며 "음평양비(陰平陽秘)"를 유지해야만 곧 생명이 자연에 거스르지 않아 영원하게 된다고 인식하고 있다. 이것은 바로 음양학설이 사물의 발전이 불평형에서 평형에 이르고

5) 謹察陰陽所在而調之, 以平爲期.
6) 陰陽上下交爭.
7) 陰陽又互爲其根, 陽根于陰, 陰根于陽.
8) 陰在內, 陽之守也. 陽在外, 陰之使也.
9) 陽氣者, 若天與日, 失其所則折壽而不彰.
10) 凡陰陽之要, 陽密乃固 陰平陽密, 精神乃治.
11) 升降出入, 無器不有.
12) 其和元, 調氣化.

다시 평형에서 불평형에 이르는 필연성은 인식하지 못함을 말한 것으로, 평형은 정상, 불평형은 이상이라고 간주하고 있다. 이것처럼 한 면으로는 모순의 동일성을 과장하며 모순의 투쟁성을 낮게 평가하고 있다. 그래서 또 다른 한 면으로는 역시 음양 전화의 질변(質變)은 인식하지 못하고, 단지 사물의 전화에 대해 『영추(靈樞)·영위생회(營衛生會)』에서는 "음양이 서로 관통하여, 마치 고리같이 끝이 없다"[13]고 하고, 『소문(素問)·천원기대론(天元紀大論)』에서는 "일년을 주기로 하여 끊임없이 순환한다"[14]고 하여 순환론만을 인식하고 있을 뿐이다.

(2) 모순 전화의 조건을 경시하고 있다

중의 이론은 『소문(素問)·사시조신대론(四時調神大論)』의 "음양사시의 변화는 만물의 끝과 시작이며, 생과 사의 근본이다. 이러한 법칙을 거역하면 재해가 발생하고, 이에 따르면 질병이 발생하지 않는다"[15]의 관점에서 생명 활동이 음양 상호 의존과 상호 전화를 토대로 이루어진다고 명시하고 있으나, 그들 둘 간의 관계만 인식하고 전화의 조건은 인식하지 못하여 다만 『영추(靈樞)·논질진척(論疾診尺)』의 "음이 거듭되면 반드시 양이 되고, 양이 거듭되면 반드시 음이 된다. 그러므로 음은 한을 주관하고, 양은 열을 주관한다. 따라서 한이 심하면 열이 되고, 열이 심하면 한이 된다"[16]는 것만을 음양·한열의 전화 조건으로 삼고 있다. 또 예를 들어, 생리 상태하에서의 음양 동태의 불평형과 병리 상태하에서의 음양 실조의 불평형을 말해 보면, 늘 이들 둘간의 성질은 같지 않지만 조건의 분석에 대한 결핍으로 중의 이론 안에서 처음부터 끝까지 명확한 한계가 없다. 또 다른 예로 『소문·음양응상대론』 중에 시기에 따른 질병을 설명하고 있는데, "겨울에 한사에 손상당함에 봄에 이르러 온병이 되고, 봄에 풍사에 당함에 여름에 이르러 손설이 되고, 여름에 서사에 당하면 가을에 이르러 반드시 해학이 되고, 가을에

13) 陰陽相貫, 如環無端.
14) 終期之日, 周而復始.
15) 陰陽四時者, 萬物之終始也, 死生之本也, 逆之則災害生, 從之則苛疾不起.
16) 重陰必陽, 重陽必陰, 故陰主寒, 陽主熱. 故寒甚則熱, 熱甚則寒.

습사에 손상당함에 겨울에 해수를 낳는다"[17]고 하여 단지 변천의 과정만을 설명했을 뿐, 변천의 조건은 명확하게 지적하지 않고 있다. 그렇기 때문에 전화 조건의 음양학설을 경시하고서는 의학의 각종 복잡한 문제를 과학적으로 밝혀낼 수 없다.

3. 오행학설(五行學說)의 한계성

중의 이론은 '비류취상(比類取象)'의 방법을 운용하여 기능이 다른 장부를 각자의 성질과 작용에 비추어 오행에 각각 나누어 귀속시켰고, 장부간의 관계에 대해서는 오행의 상생, 상극과 항해승제(亢害承制)를 운용하고 부연 설명을 덧붙여 '장부상관론(臟腑相關論)'을 형성시켰다. 아울러 이것으로 질병 과정에서의 변천 추세와 전이 방식을 해석하였으므로, 중의 이론 중 '치미병(治未病)'과 '기병방변(旣病防變)'의 치료 원칙은 임상에 있어서 '중요성'과 '예측성'을 가지게 되었다. 늘 이처럼 오행학설은 여전히 피할 수 없는 한계성이 존재하고 있다.

(1) 억지로 만든 성분을 포함하고 있다

오행학설의 비류취상의 방법으로는 사물의 본질을 진정으로 파악할 수 없다. 특히 인체의 조직 기관, 구조, 생리 기능간의 관계는 지극히 복잡해서 오행학설로는 그들의 진행을 단순하게 구분할 수밖에 없고, 또한 다섯 종류의 물질 유형간의 관계로는 생명 활동 중 각 방면의 관계와 운동은 매우 전체적이지 못하며 직관을 떠나서 설명하고 있어, 단지 하나의 자연계에 비유된 대강의 모호한 개념만을 얻을 수 있다. 예를 들면, 『소문·음양응상대론』에서 제기된 오장(五臟)·오미(五味)·오색(五色)·오관(五官)·오규(五竅)·오액(五液)·오지(五志)·오음(五音)·오방(五方)의 상호 관계에서 보면 견강부회한 억측이 현저히 드러나고 있다. 또 오행 속성 중 '화왈염상(火曰炎上)'이라 하였는데, 『상한론(傷寒論)』에서의 양명부실(陽明腑實) 등의 증(症) 안에서는 열상(熱象)이 오히려 밑으로 내려가 장에 표현된다. 그렇기 때문에 비류취상의 방법으

17) 冬傷于寒, 春必溫病. 春傷于風, 夏生飧泄. 夏傷于暑, 秋必痎瘧. 秋傷于濕, 冬生咳嗽.

로는 사물 자체의 과학적 추상(抽象)을 완전하게 하지 못할 뿐 아니라, 또한 사물에 내재된 본질의 참된 인식이 불가능하다.

(2) 기계 순환론적 색채를 띠고 있다

오행학설은 물질 현상 간의 상생·상극 관계를 간단한 단선 관계로 이루어져 있다고 본다. 항상 중의 이론은 오행학설을 인용할 때 이를 개선시키는데 '생극승모(生克乘侮)' 및 '항즉해승내제(亢則害承乃制)'의 관계로 오행학설에 영향을 끼쳐 왔다. 그러나 여전히 장부간의 지극히 복잡한 관계와 질병 전변의 규율은 전체적으로 설명할 수 없다. 예를 들면, 간(肝)은 양심(養心)할 뿐 아니라 양신(養腎)하고, 신(腎)은 간을 자윤(滋潤)할 뿐 아니라 또한 심(心)을 자윤한다. 장부의 질병 전변에 있어서 신허(腎虛)하면 심음허(心陰虛)에 이를 수 있고, 또한 비양허(脾陽虛)에 이를 수 있다. 간기(肝氣)가 유여(有餘)하면 비(脾)에 전해질 수 있을 뿐만 아니라 비에 전해지지 않아도 폐(肺)를 범(犯)할 수 있는데, 구체적인 변천 과정에서 이리한 모든 것은 인체 자체의 상황과 환경, 기후 등의 특정 조건에 의해 결정된다. 오행학설은 아울러 이러한 특정 조건과 변천 규율을 분명하고 확실히 설명할 수 없다. 실제에 있어서, 인체의 하나의 장부에 병이 있으면 그 밖의 다른 하나의 장 또는 부 뿐만 아니라 종종 여러 장과 부에까지 영향을 미친다. 이러한 변화무쌍(變化無雙)한 관계를 오행학설은 명백히 설명할 수 없다. 특히 오행학설은 사물 발전의 규율을 고정 형식에 맞추어 순환하는 것으로 보고, 생동적이고 복잡한 현실 관계를 경직되어 잘 움직이지 못하는 관계로 만들었다. 이러한 순환론은 실제적으로 운용할 때, 의료실천에 있어서 충돌을 일으키기도 한다. 예를 들면, 『상한론』에서는 질병이 소음(少陰)으로 전변되었을 때 그 병이 전하는 규율은 반드시 한열착잡(寒熱錯雜)의 궐음증(厥陰證)을 형성한다고 이르고 있는데, 임상에서는 서로 부합되지 않는다.

4. 중의 발전에 있어서는 반드시 철학 이론의 혁명이 필요하다

역사 조건의 한계로 인해 중의 이론 중 철학 사상은 '박소(朴素)'와

'자발(自發)'의 성질을 끝내 고치지 못했다. 비록 수천 년 동안 충실한 발전을 이루어 왔지만 근본적인 질적 변화는 나타나지 않았는데, 이것이 중의학의 근대적 발전을 느리게 하는 원인 중 하나가 되었다. 이렇기 때문에 중의학이 발전하기 위해서는 철학 이론의 혁명이 진행되어야 한다. 중의 이론의 철학 사상은 당연히 마르크스주의 철학을 기초로 하고 있는데, 중의 자체의 이론과 실천이 현대 과학 기술의 응용과 발현에 영향을 미쳐 서로 충실해지고 서로 보완되어 유기적인 결합이 이뤄지게 되었다. 마르크스주의 유물론과 변증법 사상은 가장 과학적인 철학 사상이다. 그렇기 때문에 중의 고유의 소박한 유물론이 자발적인 변증법으로 대체(代替)되어 필연적인 중의 이론의 비약적인 발전을 이끌어냈다. 그러나 이러한 대체는 간단한 대체가 아니라 계통 정리에 있어서 중의학 중 고대 철학 사상과 치료 성취의 기초하에서 마르크스주의 변증유물론의 정화를 흡수하고 현대 과학 수단으로 논증을 진행시켜 충실한 발전이 이루어졌는데, 한편으로는 중의학의 역사적 성취와 그 시대의 신경험을 개괄하였을 뿐 아니라, 중의학을 현대화 발전의 신과학으로 이끌어냈다. 주의해야 할 것은 사람들에 의해 확대되어 일컬어지는 형이상학, 기계 유물론 색채의 서의(西醫)와 마르크스주의〔유물 변증법과 현대 과학이 서로 결합된 방향으로 전변되는 것〕에 집착하는 것이다. 일찍이 인류와 자연계를 한 부분의 대기기(大機器)라고 간주하였는데, 17세기에 이르러 서의는 그 당시 사회에 유행하는 기계 유물론의 영향을 받아 모든 운동 형태를 기계 운동으로 귀속시켰다. 비록 그것이 형이상학적인 한계성은 가지고 있었지만 화학·생물학·지질학 등을 싹트게 하였다. 사람들은 그 당시 그것들에 대해서 부문을 나누고 종류를 구별하는 고립적인 연구를 진행하였는데, 이로 인하여 자연계의 '보편관계(普遍關系)'와 발전 변화 규율을 인식하지 못했다. 그러나 20세기에 이르러 변증 유물론 주의의 발전에 따른 분자 생물학·유전학 등의 진보로 서의는 기관이식(器官移植) 등의 문제를 해결하기 위해서 정체 관념과 발전 변화 과정에서의 연구를 가(加)하지 않을 수 없었는데, 이로써 형이상학이 변증법으로 전변하게 되었다. 이러한 형세에서 중의는 다시 소박한 변증법은 옳지 않다고 깨닫게 되었다. 위안이 되는 것은 현재 많은 의과 대학과 과학 연구 기구가 이미 상술(上述)한 방향으로 용왕매진하고 있다는 것이다. 그들이 현대 자연 과학의 방법론을 운용함에 있어서, 예를 들면 제어론[사이버네틱스]·시스템론·정보론·수학 모형 방법 등으로 중의 이론 중 '기(氣)'의 본질을 연구하여 기의 운동 형식 및 병리와의 관계를 분명히 밝혔다. 장상학설 방면에서의 장부 상관 이론은 장부와 관규(官竅) 사이의 생리·병리 관계와 증의 본질에 대한 깊은 연구에까지 영향을 미쳐 적지 않은 새로운 성과를 얻었을 뿐 아니라 하나의 객관적인 지표를 세웠다. 이들 모두 중의학에 새로운 생명력을 부여해 주었을 뿐만 아니라 중의 이론 중 철학 사상의 혁명을 가속화시켜 변증 유물주의 방향으로 발전시켰다.

역자 권춘경 / 교정 표지희

원 저 : 산서중의 1995년 5기(95515009)
試論中醫理論中哲學思想的局限性

요 점 : 중의 이론 중 철학 사상은 역사 조건의 한계성으로 '박소(朴素)'와 '자발(自發)'이라는 성질을 끝내 변화시키지 못했다. 비록 수천 년 동안 충실해지고 발전을 해 왔으나 근본적인 성질의 변화는 이루지 못했기 때문에, 마침내 중의학의 근대적 발전을 느리게 하는 원인 중 하나로 부각되었다. 그렇기 때문에 중의학이 발전하기 위해서는 이론에 대한 철학 사상의 혁명이 필요하다.

주제어 : 철학 사상 / 중의 이론

현대과학기술지식 배경하의 중의학

江西醫學院第一附屬醫院 匡萃璋

어떤 한 분야의 과학의 발생 발전은 모두 일정한 과학기술 지식의 배경하에서 진행된 것이다. 고대에 중의학이 의지하여 발생 발전한 과학기술 지식 배경은 그 철학적 단계로 말하면 '음양이원론(陰陽二元論)'이며, 그 방법론으로 말하면 '정체방법(整體方法)'이며, 그 대상 특징으로 말하면 거시적(巨視的) 세계의 정체협조(整體協助)와 화해(和諧)이다. 이러한 양상의 지식 배경하에서 파생되어 나온 고대의 천문학·수학·물리학·화학 내지 인문 과학은 모두 상술한 공동의 '원인'을 갖추고 있다.

고대 과학 기술 배경하에서 탄생된 중의학은 그 과학 규범이 전통적 역사의 기초를 깊이 다져 '음양학설(陰陽學說)'을 그것의 이론적 신념으로 삼았다. 다시 말하면 중의학은 인간의 생리(生理)·병리적(病理的) 모든 현상을 '음양론(陰陽論)'의 이론 형식에 몰아 넣으려고 하였다. 이렇게 되자 "음(陰)에 의지하여 양(陽)을 견지"하며 "만물과 함께 생장(生長)의 문으로 부침(浮沈)"하는 정체적(整體的) 인간이 중의학의 과학 대상이 되었다. 여기에서 파생되어 나온 음양론의 정체 방법, 일(一)이 분화하여 이(二)가 되는 변증방법(辨證方法), 오행론(五行論)의 계통 방법(系統方法)은 중의 방법론의 기본 특징이 되었다. 이론적 신념-과학 대상-과학 방법은 과학 규범을 구성하였으며, 이러한 과학 규범의 '배아(胚芽)'는 중국이라는 토지와 오천 년 역사의 발전 과정에서 발전하여 하나의 과학, 즉 중의학이라는 초목이 되었다.

1840년 이전, 중의 과학이라는 초목은 중국 고대 과학 기술이라는 숲 속에서 생장하였으며, 중의학과 중의학의 과학 기술 배경은 융합하여 하나가 되었다. 그러나 16세기 이래로 서방에서 프랜시스 베이컨을 대표로 하는 근대 과학 사상, 과학 방법과 과학 실천은 한 차례의 심각한 과학 혁명을 일으켰다. 원자일원론(原子一元論)의 이론 신념, 환원론(還原論)의 과학 방법, 기계론(機械論)의 과학 대상으로 구성된 과학 규범은 그 무한한 생기(生氣)로서 참신한 근대 과학이라는 숲으로 번영하였으며, 전 세계로 빠르게 퍼져 나갔다. 그리하여 고대 물리학·천문학·화학·수학 등이 거의 점유하고 있던 전통 과학이 모두 근대 과학이라는 숲으로 대치되었으나, 오직 중의학만이 제4기 빙하의 역경을 이겨낸 수삼(水杉)나무처럼 동방의 대지 위에 완강하게 생존해 있다.

오늘날의 중의학은 그 주변을 둘러보면서 과학기술의 숲에 이미 근본적 변화가 발생하였으며, 기존의 근대 과학 기술이라는 나무와는 과학 규범이라는 '원인' 때문에 전혀 어울리지 않는다는 것을 발견하게 되었다. 만약 근대 과학 기술 지식 배경을 '청록색'이라고 한다면 중의학은 '청록색 가운데의 한 점의 홍색'이 되어 그 색채와 배경이 선명한 대비를 이룬다.

색채의 대비는 '원인'의 대비에서 근원(根源)하므로 중의학과 현대 과학 기술 배경의 모든 모순은 과학 규범의 모순으로 귀결된다. 이로 인하여 야기된 '충중참서(衷中參西)'[1], '중의 과학화', '중서의 결합', '중의 현대화', '중의 특색 발휘' 등의 문제는 모두 과학군체 중의 다른 각도와 다른 측면에서의 굴절된 모순일 따름이다.

일상 생활에서 오늘날의 중의사가 컴퓨터를 거절할 수 없는 것처럼 중의학 또한 현대 과학 기술 지식 배경의 질문과 도전을 거절할 수는 없다. 필자는 그 주요 문제를 여러분과 함께 토의하여 귀결시키고자 한다.

원자일원론은 음양이원론이다

현대의 과학기술의 모든 성과는 원자일원론의 이론적 신념 위에서

---

1) 衷中參西: 中醫를 중심으로 하여 西醫를 참고한다.

건립된 것이다. 예를 들어 M. Bonn은 『우리세대의 물리학(我這一代的物理學)』에서 논술하기를 "금세기 초 물리학의 목적은 모든 현상을 간략화하여 뉴튼 법칙의 입자 운동을 준수하도록 하는 것이었다"고 하였다. 또한 어떤 학자는 단언하기를 "생명 현상에 대한 진정한 해석은 구성 생물 유기체의 기본단위인 미립자에 대한 연구 위에서 건립되어야 한다"고 하였다. 그렇게 말할 필요도 없이, 현대의 물리학·화학·분자생물학 및 여러 가지 기술 과학의 성과는 원자 일원론이라는 철학 관념으로 하여금 과학적 본체론(本體論)의 검증을 받도록 하였다. 그리하여 과학 기술 지식 배경은 중의학을 향하여 질문한다. "음양 이원론은 본체론적 근거를 가지고 있는가?"

"음양은 천지의 도이고, 만물의 강기이며, 변화의 부모이고, 생살의 본시이며, 신명의 부이다"2)라고 한 이것은 고대 철학인의 자연과 우주에 대한 예측이다. 중의학은 이에 근거하여 "음이 화평하고 양이 견고하면 정신이 이에 다스려진다"3), "음양이 끊어지면 정신이 이에 끊어진다"4), "양이 성하면 열이 되고, 음이 성하면 한이 된다"5) 등의 생리·병리의 거시적 표상을 명백히 하였다. 아울러 "열로 한을 다스리고, 한으로 열을 다스린다"6)는 치료 효과를 확증하였다. 그러나 이러한 '증-효관련(證-效關聯)' 현상은 본체론에 미치지 못한다.

현대 의학의 분석 방법으로 인체를 해부할 때, '음평양비(陰平陽秘)'한 정체는 존재하지 않지만 개척된 각각의 단계와 측면에서는 중의학을 위한 일련의 음양론적 소재를 띠고 있다. 예를 들면 대뇌 피질층의 흥분과 억제, 교감신경과 부교감신경, 열 생산 과정과 열 발산 과정, 내분비 계통의 positive feedback(正反饋)과 negative feedback(負反饋), α수용체와 β수용체, cAMP와 cGMP 등은 인체의 생리 병리 운동 중에서의 상호 의존, 상호 제약, 상호 길항적인 대립 통일 형식〔구조 혹

---

2) 陰陽者, 天地之道也, 萬物之綱紀, 變化之父母, 生殺之本始, 神明之府也.
3) 陰平陽秘, 精神乃治.
4) 陰陽離決, 精神乃絶.
5) 陽盛則熱, 陰盛則寒.
6) 治寒以熱, 治熱以寒.

은 기능〕이며 거의 모든 곳에 존재하고 있다. 이와 같이 음양론은 더욱 깊은 단계에서 그 본체의 근거를 찾을 수 있다.

그러나 현대 의학 체계 중에서 상술한 구조와 기전은 단지 생명 체계의 일종의 제어 기술로 간주되며, 그것들이 '생살의 본시'라는 주도적 작용을 일으키는 것은 아니다. 이와 연계되어 '자연변증법(自然辨證法)'이 제기되고 발전되었다. 변증법은 하나의 철학적 범주에 속하며, 엥겔스가 창립한 '자연변증법'은 실제로는 자연과학의 발전성과 중에서 변증법 본체론의 근거를 찾는다. 비록 자연과학의 발전이 변증법을 위하여 여러 가지 새로운 소재를 제공하였지만, 변증법의 원리와 자연과학의 근본 규율 사이에는 매우 큰 차이가 존재한다.

금세기 초, 세계의 저명한 물리 학자들이 물리학의 근본 문제를 깊이 연구하면서 불가피하게 철학의 근본 문제까지 언급하게 되었다. 예를 들면, 코펜하겐 학파는 빛의 파동과 입자의 두 가지 성상에 대하여 양자역학(量了力學)으로 해석하여 '병협성원리(幷協性原理)'를 제기하였다. 또한 '병협'의 개념이 동방 고대 철학 중에 이미 유사한 논술이 있었다고 인식하였다. 양자론의 선구자 보어는 심지어 병협성 원리는 기타 학과, 특히 생물학에 대하여 큰 의의를 가지고 있기 때문에 생명 자체가 어떤 것인지 최종적으로 이해하려면 반드시 우선 그것들을 지탱하는 물질이 생명 결집체가 되는 기본적인 병협성 관계를 찾아내야 한다고 믿었다. 이러한 주장의 영향으로 젊은 물리학자들이 분자생물학의 연구에 투신하여 DNA 쌍나선구조의 중견역량(中堅力量)을 발견하게 되었다. 비록 병협성의 원리가 이러한 이유로 새로운 발전은 못했지만 물리학과 생물학의 역사를 통하여 볼 때, 물리학이 '원자론'의 '일(一)'〔소위 '기본 입자'〕을 추구함에 있어서 병협성 원리를 통하여 '음양론'의 '이(二)'를 향한 통로가 열렸다는 것을 알 수 있다. 이러한 말은 주제를 크게 벗어난 것 같지만, 필자가 논술하고 싶은 것은 중의의 음양 이원론이 비록 본체론의 근본적 근거는 없다 하더라도 과학의 발전이 두 가지의 근본적으로 대립하고 있는 이론 신념이 서로 소통될 수 있는 서광을 펼쳤다는 것이다.

정체론은 환원론이다

정체론과 환원론은 양자를 분명하게 나눌 수 없는 상반된 방법론이다. 정체론은 "정체는 그 각각의 조성 부분의 총합보다는 크다"는 것을 근거로 한다. 환원론은 정체의 속성이 단계적인 구조 특징으로 환원될 수 있다고 굳게 믿는 것이다.

현대의 과학 기술의 기본 방법론은 환원론이다. 생물학·의학 영역에서는 더욱 그러하다. 자세히 살펴본다면, 인체-계통-기관-조직-세포-분자는 현대 생물학과 의학의 발전 자취로서 이에 대해서는 굳게 믿어 의심할 여지가 없다. 그리하여 현대의 과학 기술 배경은 중의학에 대하여 질문한다. "정체론의 방법은 거시적 현상의 관계를 떠나서 어떻게 깊이 발전할 수 있겠는가?"

중의학의 모든 체계는 정체적이고 거시적인 현상을 관계시키는 방법 위에서 건립되었다. 중의학의 모든 개념은 인체를 해부하지 않는 조건 아래에서, '외췌(外揣)'의 방법을 통하여 형성된다. 인체를 해부함에 있어서 장상학설(臟象學說)의 여러 가지 서술은 '환원'의 특수 구조를 찾지 못할 뿐만 아니라 실제적이지 못한 허황된 논(論)을 이루었다. 예를 들면, "위는 양토로 윤한 것을 좋아하고 마른 것은 싫어한다. 비는 음토로 마른 것을 좋아하고 습한 것을 싫어한다"[7]는 교묘한 대응은 위내시경은 물론이고 B형 초음파 진단기로도 찾을 수 없는 것이다. 이는 장상학설에서 서술한 것이 각 부분의 총합보다는 큰 부분이기 때문이다. 그리하여 임상의 중의사들이 겪게 되는 곤란한 점은 그들이 위 내시경과 B형 초음파 진단기 등의 현대 기술을 장악한다고 해도 이러한 기술이 그들에게 '증(證)'이라는 전체적인 형상의 미시적(微視的) 근거조차도 제공할 수 없다는 것이다. 그러므로 이러한 기술 방법과 중의 정체 방법은 서로 반대가 된다.

그러나 현대 과학기술이 더욱 발전함에 따라 정체화의 추세가 나타나고 있다. 계통론·제어론·정보론 등의 학과 출현이 대표적이다. 실제

---

7) 胃爲陽土, 喜潤惡燥. 脾爲陰土, 喜燥惡濕.

로 계통·제어·정보는 모두 정체 방법론의 다른 측면이며, 중의의 전통적 방법은 그 초기 형식을 포함하고 있다. 비록 현대의 정체 방법이 고도의 분석이라는 기초 위에서의 과학적 정합(整合)이지만 전통적 정체 방법과는 비교될 수는 없다. 그렇지만 의학 영역에서는 현재 이러한 정합 추세의 성숙한 범례는 나타나지 않고 있다.

이와 동시에, 거시 영역에서의 현대 의학의 발전에 정체론적 방향을 따라야 하는 문제가 출현하였다. 예를 들면, '생물-심리-사회 의학 형식'의 출현과 '심신의학(心身醫學)' 영역의 부단한 개척 등이 전형적인 예이다. 그리고 이러한 현대 의학의 '신영역(新領域)'의 사상과 개념은 중의학의 고대 이론과 놀랄 만큼 서로 비슷하다.

이로부터 알 수 있다시피 현대 생물학·의학 중에도 마찬가지로 정체론과 환원론의 모순과 종합이라는 근본적인 문제가 존재한다. 소화궤양 중의 심신 의학론과 유문 나선간균론을 어떻게 종합할 것인가? 유전학의 환경적응론과 원인론을 어떻게 종합할 것인가? 개미와 벌 등의 사회 행위와 원인론을 어떻게 종합할 것인가? 이러한 문제는 아직까지 해결책이 없다. 따라서 중의의 정체론과 현대 과학 기술 배경의 환원론을 종합한다는 것은 더욱 복잡하고 어렵다.

구조론(構造論)과 기능론(機能論)

근대 의학 발전은 기본적으로 "사람은 기기(機器)다"라는 구조론적 대상에 대한 서술에서 기인한다. 초기 해부학에서의 세심한 관찰에서부터 현미경을 이용한 조직학적인 깊이 있는 서술을 하게 되었고, 나아가서는 전자현미경을 이용하여 세포기와 생명 대분자의 초미세 구조를 탐색하게 되었다. 도구가 진보함에 따라 구조의 서술 또한 새로운 경지로 들어섰다. 이와 동시에, 기능과 유관한 서술은 모두 상술한 구조를 핵심으로 하는 '구조기능(構造機能)'이 되었다.

중의학의 발전은 "인간은 음(陰)에 의지하여 양(陽)을 견지하며 만물과 함께 생장의 문으로 부침하는 기(器)이다"라는 기능을 대상으로 한 서술을 근거로 한다. 이른바 "천인상응(天人相應)", "출입이 닫히면 신기가 멸하게 되고, 승강이 멈추면 기가 홀로 위태롭게 된다"[8], "비는 승을 주관하고, 위는 강을 주관한다"[9], "간은 승을 주관하고, 폐는 강을 주관한다"[10]는 것 등은 모두 일종의 "총합보다는 크다"는 계통기능(系統機能)에 대한 서술이다. 이러한 기능은 비(脾)·위(胃)·간(肝)·폐(肺)의 구조에 종속되는 것은 아니다. 이것은 일종의 '계통 기능'이다.

그리하여 현대 과학 기술 배경은 또한 중의학을 향하여 중의학의 기능 대상이 그 구조적 기초가 있는지 여부를 질문한다.

이 문제에 대하여 회답한다는 것은 매우 곤란한 일이다. 60년대 이후로 국내 학자는 '증'의 본질 문제에 대하여 많은 창조적인 사업을 하였다. 예를 들면 '신(腎)'에 대한 연구, '비(脾)'에 대한 연구 등인데, '신양허(腎陽虛)', '비기허(脾氣虛)' 등의 중의 증후가 모두 객관적인 물질적 기초를 가지고 있다는 것을 증명하였다. 그러나 이러한 연구는 극히 미약한 것으로서, 정체 기능 대상의 '증'에 대하여 정밀한 내부 계통 서술을 해야 하고 많은 어려움을 극복해야 한다. 예를 들면, 첫째, 정체 기능 대상을 분명하게 하고 증후를 규범화(規範化)하려면 전통적인 모호한 판단 방법과의 모순에 직면하게 된다. 둘째, 거시증후(巨視證候)와 미시지표(微視指標)간의 단계별 '교정(校正)' 또한 매우 복잡하다. 이를테면 거시적인 '어혈증(瘀血證)'과 미시적 지표인 '혈액점체도(血液粘滯度)' 사이에는 '병(病)'(예를 들면 腎炎, 癌證)이라는 단계에서, 혈액 점체도의 변화는 '어혈증'의 영향을 크게 받은 것이며, 또한 '신염'의 영향도 크게 받는 것으로 '교정'해야 한다. 셋째, '신양허'와 같은 거시 증후와 미시 지표, 즉 시상(視床)-시상하구-뇌하수체-부신(副腎)/성선(性腺)/갑상선(甲狀腺)-수용체-제2전령 등의 여러 단계와 변수를 연결시켜 서술하기에는 매우 많은 복잡한 기술적 문제가 존재한다.

그러므로 비록 다년간 저명한 전문가들이 많은 노력을 기울인다 할지라도 '증의 본질'이라는 연구 사업이 임상에 직접 제공되어 사용되는

8) 出入廢則神機化滅, 昇降息則氣立孤危.
9) 脾主升, 胃主降.
10) 肝主升, 肺主降.

성과는 나타날 수 없다. 다시 말하면 '증'이라는 기능 대상의 구조적 기초를 찾는 노력이 성과를 얻을 수 없다는 것이다.

우세(優勢)와 도전(挑戰)

상술한 내용을 종합하면, 현대 과학 기술 배경과 중의학은 과학 규범상의 근본적인 차이가 존재하는데, 이러한 차이에 대하여 어떠한 종류의 대책을 취하느냐에 대하여 많은 가설이 있었다. 운철초(惲鐵樵)와 장석순(張錫純)의 '충중참서'는 실제로는 양무운동(洋務運動)인 "중학(中學)을 체(體)로 하고 서학(西學)을 용(用)으로 한다"라는 논의 의학적 번역일 뿐, 오늘날에 이르러서도 CT는 물론이고 핵자기 공명조차도 중의사에게 '신양허', '비기허'의 형상을 제공할 수는 없다. 규범을 궤도에 접속시키지 않고서 "용(用)이 된다"라고 말하는 것이 얼마나 쉬운가를 알 수 있다. 건국 초기에 제기된 '중의의 과학화'는 그 문제점이 중의가 과학이 아니라는 점에 있었던 것이 아니라, 현대 과학의 규범이 중의학의 규범으로 변할 수 없다는 것에 있었다. '중서의 결합'은 당과 정부가 중의를 돕고 발전시키려는 바람직한 희망에서 제기된 방법론 중의 하나이지만, 규범의 근본적 차이 때문에 '결합'은 단지 모순 중에서만 모색될 뿐이다.

'중의의 현대화'라는 희망에 대해서는 만약 중의학과 현대의 과학 기술 배경을 이해하여 일체화한다면 반드시 두 이론의 신념을 통달하고, 두 과학의 방법을 정합 시키고, 두 과학의 대상을 겸용하게 될 것이다. 즉 두 과학 규범의 융합 혹은 '기인중조(基因重組)'에 도달하게 될 것이다. 필자는 만약 중의학을 대표로 하는 고대 과학을 제1대 과학이라고 말한다면 근대와 현대 과학을 제2대 과학이라고 하며, 상술한 규범의 '융합'이 완성된 과학을 참신한 제3대 과학이라고 인식한다. 이러한 '융합'은 하나의 위대한 과학 혁명으로서 중의학을 혁명의 '열반(涅槃)'에 올려놓는 것이다. 그러나 이러한 가상은 현재에는 보기 좋은 먼 풍경일 뿐이다.

그런데 현대 과학 기술 배경의 강렬한 대비에 직면한다면 중의학은 어떻게 대처할 것인가?

첫째, 필자는 중의학도들이 대비로부터 중의학 자신의 가치를 보아야 한다고 생각한다. 중의학의 규범 '원인'은 비록 고로(古老)한 것이지만, 현재의 제2대 과학의 규범 '원인'에 동화되거나 대치될 수는 없는 것이다. 이것은 곧 그 나름대로의 특색과 가치가 존재하기 때문이다. '청록색 가운데의 한 점의 홍색'이라는 말이 비록 '의지할 곳 없이 몹시 외로워 제 그림자와 동무하는 고독한 처지'의 탄식을 면할 수는 없지만 '감동적인 봄의 색채'가 바로 '일점'의 위에 있다.

둘째, 중의학의 규범이 '상규문제(常規問題)'를 해결함에 있어서 현실적인 실용성이 있을 뿐만 아니라, 신영역의 개척에 있어서도 생명력이 있다는 것을 인식해야 한다. 그러므로 중의학도들은 절실하고 깊이 있게 그것을 학습하고, 연구하며, 운용하여, 임상과 연구에서 진정으로 중의학의 대상과 방법, 그리고 이론적 신념과 개념적 체계를 견지해야 한다. 즉 중의 특색을 발휘해야 한다. 중의 특색을 발휘해야 한다는 주장을 반대할 수는 없지만 여러 가지 곤란한 점이 있는데, 그 원인은 중의학이 현대 과학 기술 배경에 고립되어서는 안 될 뿐만 아니라, 그의 '특색'과 배경의 색채가 때때로 암영, 간섭, 변화의 가운데 처하기 때문이다. 그러므로 계승은 물론이고 발휘한다는 것은 이러한 대전제에서 진행된다. 많은 전문 노중의들의 '중서의 결합'에 대한 심려와 우려는 후학들이 계승에 힘쓰지 않는 것에 대한 걱정으로, 그 원인은 배경 색채의 방해로 인하여 중의 학술이 변형되거나, 그 참모습을 잃거나 전통 학술에 대하여 경솔하게 부정하는 것에 불만이 있어서이다. 예를 들면 중풍(中風)을 뇌혈관병(腦血管病)으로 보는 것이 현재의 상식으로, '중풍'이라는 병인을 부정하는 것이 분명히 논리정연한 것이며, 나아가서는 중약의 항혈전(抗血栓)연구에 힘써야 한다는 것이 필연적인 추세이다. 그러나 소속명탕(小續命湯)으로 중풍을 치료한 치료 효과는 실제로 고금의 임상에서 실증(實證)된 것이므로 '중풍'이라는 원인을 쉽게 말살시켜서는 안 된다는 것을 반증하는 것이니, 소속명탕의 치료 효과를 면밀히 관찰하여 그 기전을 설명하면 어찌 전통적 규범에 부합되지 않겠는가? 또한 전통 학술의 발휘에 대하여 큰 의의가 있지 않겠는가? 알다시피 두 가지 사고방식은 배경과 중의 본래 색의 모순을 반영하며, 배경 색채의 강렬한 영향하에서 "자아를 잃지 않는다"는 것이 쉽지 않다는 것을 설명한다. 예를 들면, 혈액변동학(血液變動學)의 각도에서 '어혈증'을 연구할 때, '고점체상태(高粘滯狀態)'와 '혈액운행불창(血液運行不暢)'의 문자 표현이 매우 비슷하며, 양자는 거의 함께 발생하지만, 본질이 다른 중서의 개념이 상호 전환되어 무병(無病)이면 어혈(瘀血)이 없으며, 무약(無藥)이면 활혈화어(活血化瘀)가 일어나지 않는다는 혼란한 상황이 나타나고 있는데, 이것은 배경 색채와 중의 본색이 서로 문란해진 결과이다.

이로부터 알 수 있다시피 배경의 색채는 없는 곳이 없으므로 어떤 중의사도 눈을 가리고 귀를 막아서 그것을 거절하고 인정하지 않을 수 없다. 단지 모순 중에서 자신의 규범에 대한 인식을 끊임없이 심화한다면 진정으로 자신의 특색과 장점을 나타낼 수 있을 것이다.

셋째, 제2대 과학이 자각 혹은 타각적으로 정체화(整體化)를 향하여 발전하기 위해서는 과학 발전의 조류가 정체-환원-정체의 나선형 궤도를 따라서 전진하여, 과학 방법과 과학 대상의 정체론 '회귀(回歸)'에 임하여야 한다. 중의학은 이러한 추세에 순응하며 이러한 과학 혁명의 대세에 접근하면서 움직이고 있다.

넷째, 개방의 태세로 지식 배경의 도전을 받아들여 질문이나 '충돌'을 회피하지 말고, 발굴(發掘)과 동화(同化)를 두려워하지 말아야 한다. 규범의 차이는 오직 혁명을 통해서만 융합될 수 있기 때문이다.

종합하면 우리들은 오늘날의 중의학이 현대 과학 기술 지식 배경하에 처해 있다는 이러한 사실을 인정하고, 두 규범의 근본적인 차이를 대비시키고, 두 규범의 상호 융합의 곤란한 점이나 배경을 찾아내야 한다. 그러면 높은 곳에서 아래를 바라보는 것처럼 중서의의 결합, 중의의 현대화, 중의의 특색 발휘 등과 유관한 여러 문제를 인식할 수 있으며, 이러한 문제에 대하여 과학적 태도를 유지할 수 있게 된다. 중의의 입장에서 말한다면 고유 규범적 특색을 견지하고 발휘하며, 배경의 대비에 직면해서는 과학적으로 분석하고 모순에 대응하며, 개방적으로 도전을 받아 들여서 중의 학술의 발전과 진보를 촉진시켜야 한다. 이러한 모든 대응책은 우리에게 있다.

역자 전석수 / 교정 표지희

원 저 : 중국의약학보 1995년 5기(95275004)
現代科技知識背景下的中醫學

오행관계에 대한 논의

山東省中醫藥學教 王海亭

오행학설은 중의학 기초 이론의 중요한 내용이다. 현재 각종 교과서의 오행관계에 대한 서술은 너무나 간단하여 학자들로 하여금 오행학설을 이용하여 인체와 장부, 인간과 자연계간의 복잡한 관계를 설명하는 데 있어서 어려움을 느끼게 한다. 더구나 오행학설의 폐기(廢棄)를 주장하는 자도 적지 않다. 그러므로 오행의 관계에 대하여 더욱 깊이 탐구할 필요가 있다.

1. 상생(相生)관계

(1) 상생순서

상생은 오행 중의 일행이 다른 일행에 대하여 촉진(促進)·조장(助長)·자생(資生) 작용을 하는 것이다. 이러한 종류의 상생관계는 일정한 순서에 따라 한쪽 방향으로 자생하는 것으로 상호자생(相互資生)이라고는 말할 수 없다. 즉 수생목(水生木), 목생화(木生火), 화생토(火生土), 토생금(土生金), 금생수(金生水)의 순인데, 마지막에는 다시 처음부터 시작되는 것이다. 이것이 바로 자연만물의 '생생불식(生生不息)'이라는 것이다.

오행상생 순서의 처음은 무엇일까? 역대 문헌 중에는 대부분 목을 처음으로 하고 있다. 즉 오행의 상생순서를 '목(木)-화(火)-토(土)-금(金)-수(水)'라고 정하고 있다. 이것은 오행학설이 구체적으로 운용될 때 항상 오계(五季)와 오방(五方)으로 논(論)을 세우는 근거이다. 오계 중에서 춘이 처음으로 오고, 춘은 목에 속하며, 오방 중에서는 동방(東方)이 처음이며, 동방은 목에 속하기 때문에 항상 목은 오행의 처음에 위치하게 된다. 그러나 사물발전의 자연 규율을 살펴볼 때 마땅히 수가 선행되어야 한다. 초기 문헌 중에서 오행학설을 논술할 때 '천일생수(天一生水)'라고 한 말은 고인이 수를 제일 위치로 놓았다는 것을 설명하고 있다. 자연계 중에서는 "초목이 열매 맺지 못하고, 태난이 생하지 않는 것은 먼저 수로부터 말미암지 않은 것이니, (수가 먼저 한) 이후에 형을 이루는 것으로, 이것은 수가 만물의 우선이 됨이다"[1](張介賓, 『類經圖翼·五行生成數解』)이라 하고, 인체로 말하면 "사람이 태어남에 먼저 정을 이룬다"[2](『靈樞·經脈』)이라 한다. 정 또한 수의 종류로서 신에 저장되어 인체 발생의 가장 우선되는 물질이다. 그러므로 오행상생의 순서는 마땅히 '수–목–화–토–금–수'가 되어야 한다.

(2) 생중우극(生中寓克)

오행상생 과정 중 만약 상생이 너무 지나치면 스스로 자멸에 이르게 된다. 예를 들면 간은 심을 생하는데, 심화가 항성(亢盛)하면 간혈(肝血)은 저장될 수 없다. 또 심은 비를 생하는데, 습토(濕土)가 옹체(壅滯)되면 심양(心陽)은 반드시 손상을 받게 된다. 이렇게 생 중에 극이 있는 이치는 분명하지 않을 수 없다.

2. 상극(相剋)관계

(1) 상극순서

상극은 오행 중 각각의 일행이 일정한 순서에 따라 다른 일행에 대하여 극제(克制 : 抑制, 制約)의 작용을 하는 것인데, 즉 '수–화–금–목–토–수'의 순서대로 극제하는 것이다.

(2) 소승(所勝)과 소불승(所不勝)

오행상극 과정 중에서 각 행은 모두 서로 인접해 있는 두 가지 행이

1) 草木未實, 胎卵未生, 莫不先由水, 而后成形, 是水爲萬物之先.
2) 人始生, 先成精.

존재하는데, '소승(所勝)'과 '소불승(所不勝)'의 관계가 그것이다. 수(水)를 예로 들면, 화는 수의 소승이 되고 토는 수의 소불승이 된다. 나머지도 이와 같다. 오행의 이러한 제약관계는 자연계 각종 사물의 평형, 발전의 필요 조건이며 인체의 생리적 평형을 유지하는 기초가 된다.

(3) 극제기제(克制旣濟)

오행간의 상극은 단지 소승을 극하는 것뿐만 아니라 제약하는 동시에 상반상성(相反相成), 상호기제(相互旣濟)의 면을 포함하고 있다. 사물의 상반상성은 기 기능 조절의 중요한 기초이다. 목이 토를 극하여 토로 하여금 만물 생화의 근원이 되게 하며, 목은 토를 얻어서 무성해지고 크게 자라게 된다. 인체의 간과 비는 서로 인접해 있는데, 비는 간이 소설(疏泄)하는 것을 받아서 수곡(水穀)을 운화(運化)하며 간은 비의 정미(精微)를 얻어서 음혈(陰血)이 가득하게 된다. 토는 수를 극하여 수의 범람(泛濫)을 막고, 토는 수를 얻어서 토의 생화(生化)를 영구하게 한다. 인체의 비와 신, 두 가지 장기는 토수기제(土水旣濟)의 묘용을 갖추고 있다.

3. 호장(互藏)관계

자연계 중에는 절대적으로 순수(純粹)한 사물은 없으며 오행 또한 그러하다. 오행 중의 각 행에도 모두 기타 사행을 포함하고 있으며, 또한 기타 사행 중에도 그 행이 포함되어 있다. 이것이 곧 오행의 호장관계이다. 예를 들면 "나무의 진액은 목 중의 수이고, 땅에 우물이 있는 것은 토 중의 수이며, 쇠에 액이 있는 것은 금 중의 수가 되며, 화가 사물을 용해하는 것은 화 중의 수가 되며 …… "[3](『類經圖翼·五行統論』)라는 문장이 있다. 이를 미루어 알 수 있다시피 오행호장의 도(道)가 존재하지 않는 곳이 없으며 있지 않는 사물은 없다. 끝없이 광활한 세계와 오색찬란함은 바로 오행호장의 조화로 인한 것이다. 인체

3) 木之有津, 木中水也. 土之有泉, 土中水也. 金之有液, 金中水也. 火之熔物, 火中水也. ……

의 오장을 오행에 나누어 배속시키면 그 호장의 이치는 모두 이와 같다. 예를 들면, 심은 화에 속하는데 심의 음과 혈의 액은 화의 수이다. 심기(心氣)가 혈액을 상승시키는 것은 화의 목이다. 심장이 기혈(氣血)을 하행시켜 양기(陽氣)가 외부에 도달하는 것은 화의 금이다. 심이 정미(精微)를 화혈(化血)시키는 것은 화의 토이다. 폐는 금에 속하는데 폐중음진(肺中陰津)은 금의 수이다. 폐가 쉽게 발하는 것은 금의 목이다. 폐가 위양(衛陽)으로 하여금 피부를 따뜻하게 하는 것은 금의 화이다. 폐가 흡입한 정기(精氣)와 비가 상부로 전달한 수곡정미가 상합하여 종기(宗氣)가 되는 것은 금의 토이다. 비는 토에 속하는데 비중음진(脾中陰津)은 토의 수이다. 비중양기는 토의 화이다. 비기가 승하는 것을 주관하는 것은 토의 목이다. 비위가 일가를 이루어 위기가 탁기(濁氣)를 내리는 것은 토의 금이다. 간은 목에 속하는데 간 중의 음은 목의 수이다. 간기가 양기로 바뀌는 것은 목의 화이다. 간이 혈을 저장하고 생하는 것은 목의 토이다. 간담이 서로 연결되어 소설(疏泄)을 주관하고 담즙을 분비하여 소장으로 하강시키는 것은 목의 금이다. 신은 수에 속하는데 안에 명문의 화를 간직하는 것은 수의 화이다. 신이 기화하여 정을 저장하고 수를 생하며 혈을 화하는 것은 수의 토이다. 신음이 상승하는 것은 수의 목이다. 신장이 탁수(濁水)를 방광으로 보내는 것은 수의 금이 된다. 오장은 각기 그 기능상의 특징을 가지고 있으나 절대로 고립된 것이 아니라 상호 연계되어 기능을 겸비하고 호장함으로써 상호 작용한다.

4. 제화(制化)관계

'제화'라는 명사는 『소문(素問)·육미지대론(六微旨大論)』에서 나온 것으로, "항진되면 해악이 되고 승하여 이에 제어하는데 제어되면 생화가 된다"4)라는 말은 오행기전에 대한 개괄이다. 오행의 제화는 오행간의 상생과 상극이 서로 상호 작용한 결과이다. 오행은 하나의 엄밀한

4) 亢卽害, 承乃制, 制卽生化.

자동 제어 계통이다. 예를 들어, 어떤 일행이 태과(太過)하게 되면 반드시 소승을 심하게 극하는데, 극함을 당하는 행이 상해(傷害)를 받지 않도록 유지하기 위해서는 그 자를 승하여 그 행을 제하여야 하며, 태과한 일행이 극제되면 오행의 관계는 다시 협조평형의 상태를 회복하게 된다. 바로 이것이 제화의 관계로서 만물을 생산하며, 만물 또한 이러한 관계를 근거로 하여 비로소 평형 발전을 유지하게 된다.

5. 상승(相乘), 상모(相侮)

상승과 상모는 오행의 자동 제어 계통이 어떠한 인소로 인하여 파괴되었을 때 나타나는 비정상적인 현상이다.

(1) 상승

승(乘)은 침습(侵襲)하여 상해를 입힌다는 뜻이다. 오행간의 상극이 태과하여 피극자(被克者)가 심한 손상을 당했을 때, 이것을 일컬어 상승이라고 한다. 어떠한 일행이 소승에 대하여 지나치게 극하게 되면 정상적인 제약 관계를 초월하여 이유 없이 침범하므로 피극자는 심한 손상을 입게 되어 계속하여 그 정상적인 기능을 발휘할 수 없게 되기 때문에 사물간의 정상적인 평형 협조의 관계를 잃게 된다. 만약 수가 화를 승하면 화는 쇠망하게 된다. 화가 없으면 순음무양(純陰無陽)이 되어 만물이 생화하기 어렵게 된다. 만약 화가 금을 승하게 되면 쇠와 돌이 녹아 흘러 내려서 고양무음(孤陽無陰)이 되니 만물이 어떻게 성장하겠는가? 금이 목을 승하면 생기가 없어지고 금석(金石)이 드러나며 망망한 사막이 되니 초목은 생하지 못하고 조수(鳥獸) 또한 살지 못한다. 목이 토를 승하면 지력(智力)이 고갈되어 어떻게 파종하고 수확하겠는가? 토가 수를 승하면 수는 고갈되고 만물은 자양(滋養)과 윤기(潤氣)를 잃게 된다.

(2) 상모

모(侮)는 업신여기고 모욕한다는 뜻이다. 오행상극이 불급하면 피극자(被克者)가 그 소불승에 대하여 경시할 뿐만 아니라 도리어 상범(上

犯)하여 그것을 업신여기고 모욕하는 것이 상모이다. 그 순서는 상극 관계와는 상반되므로 '반극(反克)' 혹은 '반모(反侮)'라고도 칭한다. 예를 들면 수는 본래 화를 극하는데, 만약 수가 약해지고 화가 왕성해지면 화가 제약을 받지 않고 도리어 수를 모하게 되며, 수는 더욱 줄어들게 되어 심지어 모갈(耗竭)되기까지 한다. 인체에 있어서는 심신불교(心腎不交)가 이에 속한다.

(3) 승모의 원인

상승, 상모의 원인을 알기 위해서는 일반적으로 두 가지 방면에서 인식하여야 한다. 하나는 오행 중의 어떤 일행 그 자체가 너무 강성해져서 모상승하(侮上乘下)를 조성하는 것이다. 예를 들면 목이 성하면 금을 모하고 토를 승하게 된다. 또 다른 하나는 오행 중의 어떤 일행 그 자체가 너무 약해져서 소불승으로부터 승함을 당하고 소승으로부터 모함을 받는 것이다. 예를 들면 수가 부족해지면 수를 토가 승하고 화가 모하게 된다. 『소문(素問)·오운행대론(五運行大論)』에 이르기를 "기가 남게 되면 소승을 제약하고 소불승을 모하며, 기가 불급(不及)하면 소불승이 모하여 그것을 승하고 소승이 경시하여 그것을 모한다"[5]라고 하였다. 이로부터 논한다면 어떠한 일행의 태성(太盛) 또는 불급(不及)은 상승·상모를 일으킬 수 있다. 그러면 무엇이 일행의 태성(太盛) 혹은 불급을 나타나게 하는 것일까? 우주는 크고 기상은 만변하는데, 만약 천운(天運)이 때를 잃거나 지세(地勢)가 변천하거나 인위적으로 훼손되면 자연계의 오행간의 협조관계는 유지하기가 어렵게 된다. 만약 상생이 태과하고 상극이 불급하면 어떠한 일행이 과성(過盛)하게 된다. 상생이 불급하고 상극이 태과하면 어떠한 일행이 부족하게 된다. 그러나 정상적인 상황하에서 오행간의 상생상극은 자동적으로 조절되며 태성 혹은 태과의 상황은 일어나지 않으며 잠시 나타나더라도 곧 평형을 회복하게 된다. 단지 오행의 자기조절계통〔自控系統〕의 어떠한 부분이 파괴되거나 장애가 생겼을 때는 어떠한 일행의 태성 혹은 부족

5) 氣有餘則制己所勝, 而侮所不勝. 氣不及則己所不勝, 侮而乘之. 己所勝輕而侮之.

이 나타나서 상승·상모가 발생하게 된다.

위에 서술한 것을 종합하면 오행은 자연계의 모든 운동 변화의 자기 조절 계통이며, 목·화·토·금·수는 이러한 계통 중의 다섯 가지 관건(關鍵)이 되는 부분이다. 그 사이에는 밀접하고 복잡한 관계, 즉 상생(相生)·상극(相克)·호장(互藏)·제화(制化)가 존재하며 이러한 관계의 평형 협조는 오행의 자기 조절 계통의 정상적인 운행의 기초가 된다. 즉 상승·상모는 오행의 자기 조절 계통에 장애가 발생했을 때 나타나는 비정상적인 현상이다.

역자 전석수 / 교정 박현식

원　저 : 산동중의잡지 1991년 1기(91111004)
試論五行關係

요　점 : 이 글은 오행간의 생중우극(生中寓克), 상극기제(相克旣濟), 호장(互藏), 제화(制化) 등의 관계를 중점적으로 논술하여 오행은 일종의 엄밀한 자동공제계통(自動控制系統)이라고 인식하고 있다.

주제어 : 오행(五行) / 생극관계(生克關係) / 중의학기초이론(中醫學基礎理論)

선천과 후천의 정의

中基教硏室 鄭紅斌
寧波市中醫院 夏中偉

『중의기초이론(中醫基礎理論)』의 장상학설(藏象學說)의 교과 과정 중 선천과 후천, 선천지정(先天之精)과 후천지정(後天之精), 선천지본(先天之本)과 후천지본(後天之本)의 세 가지 개념이 있는데 이해하기가 상당히 어렵다. 선후천으로써 말한다면 태(胎)를 이루기 전후라고 말하거나 출생 전후라고 말할 수 있는데, 이보다 더욱 간략하게 말할 수는 없으며 피하고서 말하지 않으면 대중들이 옥신각신하여 하나로 통일을 기하기 어렵다. 교과서와 참고서는 각각 하나의 설을 제시하여 일치된 결론을 내릴 수 없으나, 기초이론의 기술과 교학 효과에 직접적인 영향을 미치고 동시에 학습과 연구에 어느 정도 가치를 가지므로 좁은 식견으로 아래에 간략하게 서술한다.

선천·후천의 이름은 원래 『내경(內經)』에서 나왔다. 『소문(素問)·기교변대론(氣交變大論)』에 "태과(太過)가 선천인 고로 불급(不及)은 후천이다"[1)]라고 하였고, 또 「오상정대론(五常政大論)」에서는 "양이 이기는 것은 선천이고, 음이 이기는 것은 후천이다"[2)]라고 했다. 선천·후천의 본래의 정의를 볼 때 사계절의 기가 선천에 이르고 후천에 이른 것을 연계하여 가리킨 것인데, 그 가운데 천(天)이 가리키는 것은 자연기후

1) 故太過者先天, 不及者後天.
2) 陽勝者先天, 陰勝者後天.

를 말하는 것이고 '선'·'후'는 곧 시간의 선후이다. 인체의 태(胎)를 생성하는 것을 인용하여 설명하면 앞인 것은 선천이고 뒤인 것은 후천인데, 이중재의 저술인 『의종필독(醫宗必讀)』에서 나왔다. 그리고 그 의거한 바는 『내경』이다. 『영추(靈樞)·결기(決氣)』에 이르기를 "부모의 정이 합하여져서 형을 이루고 항상 몸보다 먼저 생겨나는 이것을 정(精)이라고 한다."[3] 또 「경맥」에는 "사람이 삶을 시작함에 먼저 정(精)을 이루고 정이 이루어진 후 살과 골수가 생겨나는데, 뼈는 몸의 보호를 위해, 맥은 몸의 줄기를 위해, 힘줄은 몸을 강하게 하기 위해, 살은 몸의 외부를 둘러싸기 위한 것이며, 피부가 견고해져서 모발이 자라난다"[4]고 하였다. 이 두 개의 경문(經文)을 따라 추론하면 선천이란 것은 부모의 '양신상박(兩神相搏)'의 '정(精)'을 받는 것을 가리키는 것으로써 인체를 이룸에 처음에 태(胎)가 근원인데, 이는 유전으로서 오고, 인체생명을 위한 근원이고, 그것은 하나의 생명계통인 "선신이생(先身而生) 즉 몸보다 먼저 생겨난다"는 것이다. '후천'이란 것은 '정이 이루어짐' 이후를 가리키는 것인 즉 "살과 골수가 생기고, 뼈는 몸의 보호를 위해 …… 피부가 견고해져서 모발이 자라난다"의 태 형성 이후의 전체 발육과정이다. 그러므로 태아의 발육단계에 있어 중요한 것은 모체로부터 간접적으로 받아들인 수곡정미(水穀精微)한 물질의 배양과 발육이고 다시 부체(父體)를 받지 않으므로 '후천'이라 한다.

이로 인해 선천·후천 본래의 정의를 출발점으로 하여 생명발육과정을 결합한다. 장상학설 중 '선천'·'후천' 개념을 추측하여 단정한 것에 대해 필자가 인식한 것은 다음과 같다. 태(胎)를 생성하기 전 부모 쌍방의 선천정기(先天精氣)를 받음과 동시에 인체의 태원(胎元)을 구성하는 시기로써 이를 선천이라 한다. 태를 형성한 이후 직접 혹은 간접적으로 음식물의 수곡정미(水穀精微)와 자연계의 청기(淸氣)를 섭취함으로써 정상적인 인체활동을 유지하는 시기를 후천이라 한다. 선후천구분의 경계는 태를 생성하는 전후로 한다.

---

3) 兩神相搏, 合而成形, 常先身生, 是謂精.
4) 人始生, 先成精, 精成而後, 腦髓生, 骨爲幹, 脈爲營, 筋爲剛, 肉爲墻, 皮膚堅而毛髮長.

'선천'·'후천'의 개념을 확실히 하면 선천지정(先天之精)과 후천지정(後天之精)을 이해하는 것은 어렵지 않고 나아가서 선천지본(先天之本)과 후천지본(後天之本)의 개념이 명확해질 수 있다. 우리들은 정기(精氣)란 것이 인체를 구성하고 인체의 물질적 기초를 유지하는 것이라고 알고 있다. 선천지정은 부모의 생식지정(生殖之精)을 받는 것을 가리키는데 생식지정은 태어남과 동시에 갖추어지고 인체태원의 기초 구성에 있어서 다시 부모의 정기 중 유전되어 그것을 신(腎)에 저장하며 후대의 원시물질을 변연생식하게 하는 것으로, 즉『영추(靈樞)·본신(本神)』에 "나면서 온 것을 정이라 한다"[5]는 것과 같다. 후천지정은 섭취한 음식물과 자연계의 정기, 비위의 운화기능을 거쳐서 생성된 수곡정미에 기원을 둔 것을 가리키는데, 장부의 생리활동 중 생겨난 정기를 신에 저장한다. 그러므로『소문(素問)·상고천진론(上古天眞論)』에 "신(腎)은 수(水)를 주관하고, 오장육부의 정을 받아서 그를 저장한다"[6]고 했다. 이런 이유로 신이 정을 저장하는 기능은 선천지정과 후천지정의 두 가지 저장을 포괄하는데, 이들은 서로 의존적이며 서로 쓰여진다. 선천지정은 후천지정의 끊임없는 재배와 충분한 양육에 힘을 입어서 끊임없이 강대해질 뿐 아니라 그 생리 효과를 충분히 발휘하게 되며, 후천지정의 화생은 또 선천지정의 활력자조(活力資助)에 의지한다. 이들이 서로 돕고 서로 완성되며 신(腎)에서 밀접하게 결합되어 신 중의 정기를 조성한다.

신은 정을 저장하고 명문(命門)의 화를 주관한다. 신이 저장하는 정은 신체를 구성하고 인체의 생명활동의 기본물질을 유지하는 것이다. 신의 정이 무성하면 양신상박(兩神相搏)하여 자식이 있게 된다. 정이 무성하면, 인체생장발육을 촉진하여 "여자 7세에 신의 기가 성하여지고, 치아가 다시 나서 자라고, …… 21세에 신의 기가 균등해져서 진아(眞牙)가 생겨서 자람이 극도에 달한다"[7] 하였고, "남자 8세에 신의

---

5) 生之來謂之精.
6) 腎者主水, 受五臟六腑之精而藏之.
7) 女子七歲, 腎氣成, 齒更發長, …… 三七腎氣平均, 故眞牙生而長極.

기가 충실해지고 발생하여 자란 이가 바뀌고, …… 32세에 근육과 뼈가 왕성해지고 살이 건장해진다"[8](『素問·上古天眞論』)라 하였다. 이런 이유로 『의종필독』에서 "선천지본은 신에 있다"[9]고 말했다. 비가 운화를 주관하여서 인체와 인체생명활동에 밀접하게 관련 있는 기와 혈을 조성하는 것은 모두 수곡정미로부터 만들어지는 것이며, "비위는 기혈이 새로 생겨나는 근원이다"라고 한다. '양신상박(兩神相搏)'의 '정'이 도달하여 '정'이 이루어진 후에 태아는 모체의 발육에 달려 있고, 태아를 낳은 후 아이의 생장발육의 필수는 '정'이므로 비위의 운화로부터 수곡정미의 공급을 균등히 해야 한다. 그래서 『의종필독』에 "하나는 이 몸에 있는데 반드시 곡기를 필요로 하여 위(胃)에서 받아들여서 육부에 흩어 놓아 기가 이르게 하며 오장에 조화롭게 끌어내서 혈이 생겨나게 했다. 그래서 인자(人資)를 생자(生者)로 여겨왔다. 그러므로 후천의 근본은 비(脾)에 있다"[10]고 말한다.

위에서 서술한 바를 종합하면 '선천'·'후천', '선천지정'·'후천지정', '선천지본'·'후천지본'의 몇 가지 개념을 이해하는 관건은 선후천을 이해하는 데 있다. 선천·후천의 이러한 인식에 대한 기초는 우리들에게 임상에서 선천성 기질결함으로 야기된 병리개변(病理改變)에 약간의 원인이 있다는 것을 이해하기 어렵지 않게 하는데, 단순히 후천적 약물을 통한 보충은 효과를 보기가 어려우며 약간의 기능성 질병〔功能性疾病〕이 있다면 마땅히 시기를 놓치지 말고 치료를 해야 한다. 혹자는 선후천간의 상호보충을 거치는 것이 효과가 있다고 하며 우리들에게 기본개념을 이해함과 동시에 임상의 응용에서 융통성 있게 처리할 것을 제시하고 책이나 옛것에 빠지지 않는다면 얻어야 할 학습효과를 얻을 수 있다고 하였다.

---

8) 丈夫八歲, 腎氣盛, 發長齒更, …… 四八筋骨隆盛, 肌肉滿壯.

9) 先天之本在腎.

10) 一有此身, 必資穀氣, 穀入于胃, 洒陳于六腑而氣至, 和調于五臟而血生, 面人者之以爲生者也, 故日後天之本在脾.

역자 김혜선 / 교정 박현식

원 저 : 절강중의학원학보 1990년 6기(90236009)
'先天' '後天' 正義
주제어 : 선천(先天) / 후천(後天) / 장상(臟象)

'정'에 대한 논의

上海職工醫學院中醫教研組 路俊

1. 정은 만물의 기초이며 선천, 후천으로 나눈다

중국의 고대 철학 사상은 '정(精)'을 천지간 만물의 기초로 간주하였다. 『역(易)·계사(繫辭)』에 이르기를 "정기가 물질이 된다"1)라고 하였고, 주에서는 "정기가 자욱해지면 모여서 물질이 생긴다"2)라고 하였으며, 소(疏)에서는 "정기가 물질이 된다는 것은 음양정령의 기가 자욱하게 쌓여서 만물이 되는 것이다"3)라고 하였다. 정은 곧 기(氣)의 정수(精髓)이므로 '정기(精氣)'를 '정'이라 볼 수 있다. 『질의록(質疑錄)·논양상유여(論陽常有餘)』에 이르기를 "사람은 처음 생겨날 때 먼저 정을 이룬다"4), "내 몸을 이루는 것은 곧 진음의 정수이다"5)라고 하였다. 이러한 것은 인간 생명의 유래, 형체의 성립이 모두 '정'에 의한 것이며, '정'은 인류 형체 생명의 기초라는 것을 설명한다.

선천지정(先天之精)은 생식지정(生殖之精)을 포괄한다. 옛 선현들은 선천지정을 무형지정(無形之精)으로 인식하였는데, 예를 들면 장경악은 "선천은 무형의 음양이며, 양은 원양, 음은 원음이라 하니, …… 또한 원정(元精)이라 한다"6)라 하였다. 『유경부익(類經附翼)·의역(醫易)』에

---

1) 精氣爲物.
2) 精氣絪縕, 聚而生物.
3) 精氣爲物者, 謂陰陽精靈之氣, 絪縕積聚而爲萬物也.
4) 人始生, 先成精.
5) 成立吾身者, 卽眞陰之精也.

서는 "그윽하고 어두운 그 가운데 정(精)이 있으며 그 정은 매우 참되며 그 가운데 신이 있는데, 이것이 물(物)을 이루는 처음이 된다"[7)]라고 하였다. 조헌가 또한 "일(一)은 유형에 속하는데 갖추어지면 후천이 된다"[8)]라고 하였다. 생식지정은 형과 질이 있어 선천지정은 생식지정이 될 뿐만 아니라 또한 인간의 소질과 관계된다는 것을 알 수 있다. 후천지정은 또한 영양지정(營養之精)·수곡지정으로 일컬어지는데, 인체 자체로 말미암아 자연계로부터 섭취하여 오장육부·사지백해(四肢百骸)·형체제규(形體諸竅) 등에 영양을 공급한다.

2. 정이 강하면 장수하고 정이 쇠퇴하면 병이 생긴다

『창도진언(唱道眞言)』에 이르기를 "사람이 그 정을 완전하게 하면 신은 스스로 왕성해지고, 정을 완전하게 하면 기는 스스로 펼쳐진다"[9)]라 하였는데, 완(完)이라는 것은 완정(完整)으로서 끌어서 보전한다는 것이다. 사람이 천지에 순응하여 정을 보전하게 되면, 신체가 건강하고 신이 왕성하게 되며 기가 충만되고 장수하게 된다. "정력충패(精力充沛)"는 곧 정이 풍족함을 말한다. 요컨대 인간이 경쾌하고 건강하며 힘이 있고, 오장육부가 편안하고, 귀와 눈이 밝고, 천수를 다하기 위해서는 정기충패는 필요 조건이다.

병이 나서 요절하는 이유는 무엇보다도 선천적으로 정이 모자라고 정이 쇠하기 때문이다. 사(邪)를 받게 되는 이유는 정이 부족하기 때문이며, 안이 상하고 여러 가지 병이 나는 것 또한 정기가 쇠하고 미미해지는 것과 유관하다. 『영추(靈樞)·본신(本神)』에 이르기를 "오장은 정을 장하는 것을 주관하는 것으로서 상하지 말아야 하는데, 상하게 되면 그 기능을 잃게 되어 음이 허해지며 음이 허해지면 기가 없어지며, 기가 없어지게 되면 죽게 된다"[10)]라고 하였다. 남제의 『저씨유서

6) 先天無形之陰陽, 則陽曰元陽, 陰曰元陰. …… 亦曰元精.
7) 杳杳冥冥, 其中有精, 其精甚眞, 其中有信, 是爲造物之初.
8) 一屬有形, 俱爲後天.
9) 人能完其精而神自旺, 完其精而其自舒.
10) 五臟主藏精者也, 不可傷, 傷則失守而陰虛, 陽虛則無氣, 無氣則死矣.

(褚氏遺書)』에는 "정이 충만하지 않으면 우선 설사를 하게 되며 후일에는 반드시 어려운 상태의 병이 생기게 된다"[11]라는 말이 있다. 당의 손사막은 "정이 다한다는 것은 두루 오장육부의 병을 주관한다. 만약 오장육부가 쇠했으면 형체가 모두 다하게 되고, 눈은 보되 밝지 않으며, 치아는 검게 되며 빠지고, 신체 중에는 …… 이롱(耳聾), 걸음걸이가 바르지 못하게 된다"[12]라고 하였다. 『도장별종(道藏別種)·양성연명록(養性延命錄)』에는 "무릇 정이 적으면 병들고, 정이 다하면 죽는다"[13]라고 하였다. 장경악은 "근본이 쇠하면 인간은 반드시 병들고, 근본이 패하면 인간은 반드시 위험하다. 이른바 근본이라는 것은 곧 진음이다"[14]라고 하였다. 이와 같은 것은 모두 정이 상하는 것과 질병이 필연적인 관계를 가지고 있다는 것을 강조하는 것이다.

정이 상하게 되는 이유는 다음의 7가지가 있다. 선천부족(先天不足), 음식실절(飮食失節), 노권과도(勞倦過度), 오지과극(五志過極), 호색람시(好色濫施), 천년소부(天年所賦), 구병손정(久病損精) 등이다. 선천이 부족한 것은 부모로 인한 것으로서 옛부터 "남자 30세에 장가들게 하고, 여자 20세에 시집보낸다"[15]라는 계(誡)가 있는데, 즉 선천의 정을 상하지 않게 하려는 것이다. 음식실절은 비위를 상하게 하는데, 비위를 상하게 되면 수곡정미는 오장의 정을 자양할 수 없게 되며 선천의 정을 충분히 뒷바침할 수 없게 되고, 이에 따라서 허손(虛損)의 병이 계속 나타나게 된다. 피곤이 과도하면 형(形)을 상하게 되는데, 형(形)은 정혈(精血)을 말하는 것이며, 형이 상하면 정도 상하게 된다. 그러므로 생활 중에 옷이 모자라거나 음식이 적거나 혹은 과도하게 되면 종종 요절하게 되는데, 이것은 음식노권으로 인하여 정을 상하였기 때문이다. 오지(五志)가 과도한 자는 화(火)를 움직여 정을 말리게 되는데, 단계는 오성감물(五性感物), 즉 심화(心火)는 쉽게 움직이는데, 심이 움직이면

---

11) 精未充而先泄, 異日必有難狀之疾.

12) 精极(竭)者, 通主五臟六腑之病也. 若五臟六腑衰則形體皆极(竭), 眼視而無明, 齒焦而發落, 身體中, …… 耳聾, 行步不正.

13) 凡精少則病, 精盡則死.

14) 根本衰則人必病, 根本敗則人必危矣. 所謂根本者, 卽眞陰也.

15) 令男三十而娶, 女二十而嫁.

상화(相火) 또한 움직이고 상화가 망동하면 음정(陰精)이 스스로 새게 된다고 했다. 장경악 또한 이르기를 "너무 즐겁거나 너무 괴롭거나, 처음에 즐거웠다가 후에 괴롭게 되는 것은 모두 정기를 상하게 하는데 정기가 쇠하여 끊어지게 되면 형체가 파괴되거나 기가 꺾이게 된다"[16]라 하였다. 호색람시는 정을 설(泄)하는 것이 과도하여 가장 큰 해가 되는 것이다. 천년소부는 고령이 되어 정이 스스로 쇠하는 것으로서 천수는 정하여진 것이므로 인력으로 피할 수 없는 것이다. 구병손정은 등잔기름이 마르는 것과 같이 마침내는 정이 끊어져서 죽게 된다.

3. 정을 치료하는 방법을 양(養) 또는 전(塡)이라 한다

중국 의학의 '정'에 대한 인식은 도가 사상의 영향을 많이 받았다. 광성자는 "피로하지 않은 형과 흔들리지 않는 정은 오래 살 수 있다"[17]라 하였다. 도홍경은 "몸을 깨끗이 함으로써 정신을 안정시키고 기를 보호함으로써 정을 보존한다"[18]라 하였다. 이러한 이론은 항상 중국 의학에서 인용되는 것이다. 수성양정(修性養精)의 주요 수단은 입정(入靜)인데 『금선증론(金仙證論)』에 의하면 "분명하고 고요하면 형체라는 것은 구속되지도 막히지도 않으며, 허영이란 것은 있지도 없지도 않은 것이며, 그러한 의심은 생기지도 않으며, 일심으로 꿰뚫으면 무위의 지경에 이르게 된다"[19]라 하였다. 만약 그렇게 한다면 정을 만들되 과도하게 되지 않고, 모자라지도 남지도 않는다. 오직 이렇게 함으로써 비로소 몸을 깨끗이 하고 과욕을 제거할 수 있으며, 정신을 안정시키고 뜻을 정하여 정기를 충양(充養)시키고 장수하려는 목적에 도달할 수 있게 된다.

의가들은 도가의 수성양정의 방법을 받아들이는 이외에도 약식(藥食)으로 익신전정(益腎塡精)[20]하는 것을 중시하였다. 이러한 방법은

---

16) 暴樂暴苦, 始樂後苦, 皆傷精氣, 精氣竭絶, 形體毁沮.

17) 毋勞爾形, 毋搖爾精, 乃可以長生.

18) 靜身以安神, 保氣以存精.

19) 醒醒寂寂, 寂寂醒醒, 形體者不拘不滯, 虛靈者不有不無, 不生他疑, 了徹一心, 直入無爲之化境.

『소문(素問)·음양응상대론(陰陽應象大論)』에서 유래되었는데, "정이 부족하면 미(味)로써 그것을 보한다"[21]라고 한다. 금(金)의 장자화(張子和)는 미(味), 즉 오미(五味)는 "보지이미(補之以味)", 즉 곡(穀)·육(肉)·과(果)·채(菜) 등의 영양을 먹음으로써 정을 보한다고 주장하였다. 그러한 절대다수의 의가 및 임상 습관은 기름진 음식, 예를 들면 지황(地黃)·맥동(麥冬)·구기(枸杞)의 종류는 익신전정하게 한다. 명의 장경악은 이론상으로 손상된 것을 치료하려면 반드시 전정(塡精)을 이용하여야 하며, 전정에는 마땅히 기름진 맛을 이용한다고 설명하였다. 그는 "몸을 잘 양생하려면 형을 신명의 집으로 삼아야 하는 것보다 앞서는 것이 없으며, 병을 잘 치료하기 위해서는 형(形)을 부흥의 기초로 삼는 것보다 앞서는 것이 없지 않겠는가?"[22]라고 말하였는데, 정은 정혈이므로 형을 다스리려 하는 자는 반드시 정혈을 우선으로 하여야 한다는 것이다. 그러므로 장경악은 인삼(人蔘)·숙지(熟地)를 전정을 위하여 반드시 사용하여야 하는 것으로 보았다. 손진인이 장기요법(臟器療法)을 제시한 이후에 의학계 또한 혈육유정(血肉有精)의 품류로서 전정하는 것이 성행하게 되었다. 허숙미는 신정이 부족한 자는 지황·녹용(鹿茸) 등으로써 전정하여야 한다고 주장하였다. 단계대보양환(丹溪大補陽丸)은 돼지의 골수로서 전정하는 것이다. 청의 섭천사는 전정은 반드시 혈육유정의 품류로서 같은 기운을 구하여야 하므로 녹용·녹각교(鹿角膠)·귀판교(龜版膠)·아교(阿膠)·인유(人乳)·담채(淡菜)·어표(魚膘)·단어(鱄魚) 등의 약식을 선용하여 정이 훼손되거나 손상된 환자를 전보(塡補)할 수 있다고 인식하였다.

역자 전석수 / 교정 박현식

원　저 : 상해중의약잡지 1990년 1기(90131040)
談古論'精'

주제어 : 정(精) / 선천(先天) / 후천(後天) / 수성양정(修性養精) / 익신전정(益腎塡精)

---

20) 신을 이롭게 하고 정을 보충하는 것.

21) 精不足者補之以味.

22) 善養身者, 可不先養此形以爲神明之宅. 善治病者, 可不先治此形以爲興復之基乎?

기의 인체자아조절 중의 작용

本院中醫文獻硏究所 徐春波

현대 과학의 연구가 제시하듯이 인체는 스스로 조직하고, 스스로 적응하며, 스스로 조절하는 능력을 가진 고도의 생명 유기체이다. 인체 자체가 가지고 있는 조절 통제 능력은 인체가 주위 환경의 변화에 적응하며 자신의 생명 활동의 상대적인 안정을 유지할 수 있도록 한다. 그 자아 조절의 기전을 제시하는 것은 의학 이론의 발전을 추동(推動)하고 임상 실천을 지도하는 데 매우 중요한 의의가 있다. 현대 의학은 이에 대하여 많은 연구를 하였으나 그 심오한 비밀을 전면적으로 제시하기에는 상당히 모자라는 점이 있다. 중의학의 전통 이론 중 인체조절 기전에 대한 논술은 타당한 점이 많은데, 이러한 논술은 종종 기의 생리 기능과 서로 연관된다. 필자는 인체 자아 조절의 각도에서 기의 생리 기능을 분석해 나갈 필요가 있다고 인식하여 이러한 문제에 대하여 비교적 전면적인 인식을 하게 되었다.

1. 기와 인체 조절

기는 중의학에서 많은 항목을 차지하고 있으며 그 함축적 의미는 광범위하고 복잡하다. 『내경(內經)』에서의 기의 명칭은 십여 종에 달하는데, 자연계의 기, 인체 생리의 기, 병사의 기, 약물의 기 등을 포괄하고 있다. 현대 학자들은 인체 기의 개념에 대하여 반복적으로 탐색하여 대체적으로 일치하는 견해를 내놓았다. 즉 "기는 인체를 구성하는 기본 물질로서, 인체의 기는 활동력이 매우 강한 일종의 정미(精微)한 물질이다. 기의 운동은 생명 활동을 촉진하며, 전신을 흘러 이르지 않는 곳이 없다"라고 하였다. 이외에도 "중의학은 기의 이러한 개념을 이용하여 인체를 논할 때 항상 생명 물질과 생리 기능의 두 가지 함축적인 의미를 동시에 가지게 된다"라고 하였다. 인체 기의 개념은 여러 가지 특징을 가지고 있는데, 한마디로 말하면 하나로 귀결되고, 나누어 말하면 종기(宗氣)·위기(衛氣) 등의 명칭이 있다. 『소문(素問)·육절장상론(六節臟象論)』에서는 "기가 상합하여 형이 있게 되고, 변화로서 만물의 명칭이 바로 붙여졌다"[1]라 하여 기 개념의 분화 문제를 처음으로 언급하였다. 인체의 기와 종기·위기와의 관계는 '속(屬)'과 '종(種)'의 관계가 된다. 『소문(素問)·조경론(調經論)』에서는 "인체의 모든 것은 혈과 기일 따름이다"[2]라고 하였는데, 여기서의 기는 인체의 기를 가리키는 하나의 총괄적인 개념이다. 인체 기의 다른 여러 가지 내용에 대한 파악은 반드시 명확한 종속 관계의 기초 위에서 그 관계와 구별에 주의하여야 한다. 이 글에서 논하고 있는 기는 상술한 의미의 기초 위에서 물질 구조와 기능 표현의 통일 및 기 개념의 '종'·'속'의 구별과 관계에 착안하여 인체의 기를 지칭하고 있다.

조절은 새로운 배합과 안배로서 새로운 상황과 요구에 부합되도록 한다. 인체의 자아 조절이라는 것은 인체가 내외 환경 조건의 부단한 변화에서 인체 자신의 능력에 의지하여 환경의 변화에 적응하고 인체 형태와 생리 상태의 상대적 안정을 지키며 생명 활동의 정상적인 진행을 유지하려는 현상을 가리킨다. 그것은 다방면으로 표현된다. 예를 들면, 인체의 외계 환경 변화에 대한 적응, 인체 자신의 정상적인 생리 상태의 유지, 각 장부 조직간 기능의 협조와 통일, 인체의 병사 제거, 손상 복원, 건강 회복으로 표현되는 자유력(自愈力) 등의 방면이다.

기의 조절 작용에 대하여 『내경』으로부터 역대 의가들에 이르기까지 비록 전문적인 논술은 없지만 언급한 바가 있었다. 『소문(素問)·지진요대론(至眞要大論)』에서 "기는 조절할 수 있다"[3], "기를 소통시켜 조화

---

1) 氣合而有形, 因變以正名.
2) 人之所有者, 血與氣耳.

시킨다"[4]와 "그 마땅한 바를 운용하면 기기를 조화시키고 평형을 유지할 수 있다"[5]라고 한 것은 『내경』의 기의 조절 작용에 대한 인식을 반영하고 있다. 유창(喻昌)은 기의 물질성을 긍정하는 기초 위에서 명확하게 제기하기를 "영위(營衛)·장부·경락을 통섭(統攝)하고 충분히 돌아서 끊어짐이 없고, 감돌아 흐르기를 쉬지 않으며, 전체 하나하나가 모두 민감한 것은 흉중의 대기(大氣)에 의하여 주관된다"고 하였으며, 또 "그 대기가 쇠하면 출입이 닫히고, 승강이 멈추고, 신기(神機)가 멸하고, 기의 위치가 위태로워진다"라고 하였다. 인체의 생명 활동과 장부 경락의 기능은 기의 주관과 통괄에 의한 것이라고 인식하고 있다. 송의 양인재(楊仁齋)는 "사람은 기를 주로 하는데 한번 멈춰 움직이지 않으면 기능을 다하게 되며, 조금이라도 연속되지 않으면 하늘과 땅으로 나누어지며, 음양이 승강(昇降)하는 것은 기이다. …… 오장육부가 서로 양생(養生)하는 것 또한 기이다"라고 하여 기의 인체 생리 과정에서의 조절 중개 작용을 긍정하였다.

2. 기의 인체 자아 조절 중의 작용 표현

(1) 기의 조절 중개 작용과 천인상응(天人相應)

'천인상응'은 인체가 외계 환경과 통일성을 가진다는 사상으로 중의학 정체(整體)관념의 중요한 내용이다. 인체는 오랜 진화 과정 중에 복잡 다변한 외계 환경에 대한 적응 능력을 형성하여 일정한 한계의 환경 변화에서 인체 자신 및 인체와 외계 환경간의 협조 평형을 유지할 수 있게 되었는데, 이러한 협조 평형의 유지는 인체 기의 중개와 조절 작용에 의지한다. '중개'에 대하여 엥겔스가 이르기를 "모든 차이는 중간 단계에서 융합되며 모든 대립은 중간 부분을 경과하여 서로 과도한다"라고 하였다. 여기에서 '중간 단계 융합', '중간부분'의 '과도'라는 것

3) 氣可令調.
4) 疏氣令調.
5) 以所利而行之, 調其氣使其平也.

이 중개이다.

인체 기의 중개 작용은 우선 인체 기와 천지 기의 소통과 연접(連接)에서 나타난다. 장지총(張志聰)이 이르기를 "인체는 천지의 음양과 합하여 기에 속하게 된다"라고 하였는데, 그의 논술은 『내경』의 유관한 논술에 의한 것이 확실하다. 『내경』에 있는 "인체의 기는 하늘에 통한다"[6](『素問·針解』), "인간의 생명활동은 하늘과 통한다"[7](『素問·生氣通天論』), "오장의 기는 사시의 규칙에 따른다"[8](『素問·藏氣法時論』) 등의 이러한 말은 모두 인체와 자연은 기로써 중개되는 상호 관계라는 점에서 입론(立論)되었다. 더욱 나아가서 『소문(素問)·음양응상대론』(陰陽應象大論)에서는 "천기는 폐와 통하고 …… 우기(雨氣)는 신(腎)과 통한다"[9]라고 하였는데, 여기에서 논한 기는 수곡지정(水穀之精) 혹은 풍뢰지동(風雷之動)을 말하는 것으로서 오직 자연의 경청지기(輕淸之氣)는 아니지만 결국에는 '생기통천(生氣通天)'을 지도 사상으로 하여 이러한 사상의 구체화를 시도한 것이다.

그 다음으로 인체가 자연의 변화에 따라 변화하는 과정 중에는 항상 인체의 기를 중개로 하여 인체의 생리 변화에 대하여 조절과 제어를 가한다. 인체는 낮에는 깨어 있고 밤에는 잠을 잠으로써 천지와 같은 규율의 생리 주기를 가진다. 예를 들면 『영추(靈樞)·대혹론(大惑論)』에서 이르기를 "대저 위기는 낮에는 양의 부분을 돌고, 밤에는 음의 부분을 돈다. 따라서 위기가 양의 부분에서 음의 부분으로 들어가면 잠이 들고, 음의 부분에서 양의 부분으로 나오면 잠이 깬다"[10]라고 하여 인체의 수면과 깨어 있는 상태를 설명하였는데, 곧 위기 운행의 순서에 의해서 결정되며 위기의 운행은 곧 자연에서 비롯되는 것이다.

또 예를 들면, 인체의 한서(寒暑)변화에 대한 적응은 기의 작용하에서 주리(腠理)의 개합과 땀·오줌의 배설량의 변화를 통하여 실현되는

---

6) 人氣應天.
7) 生氣通天.
8) 臟氣法時.
9) 天氣通于肺, …… 雨氣通于腎.
10) 夫衛氣者, 晝日常行于陽, 夜行于陰, 故陽氣盡則臥, 陰氣盡則寤.

것이다. 『영추(靈樞)·자절진사(刺節眞邪)』에서 “더울 때는 사람의 기는 밖에 있어서 피부는 이완되고 주리가 열려 땀이 많이 나게 되어 피부는 언제나 습하지만 내부의 혈기는 적어진다. 추워지면 사람의 기는 속에 있어서 피부는 치밀해지고 주리는 닫혀 땀이 나지 않아 혈기는 속에서 충만되고 근육이 단단하고 껄끄럽게 된다”[11]라고 한 것이 증거가 될 수 있다.

자연과 인체의 관계에서 기의 운동은 정확한 주기로 순환한다. 개괄하여 말하면 춘하(春夏)에는 기가 표(表)에 많이 분포하며 추동(秋冬)에는 기가 속〔裏〕에 많이 분포한다. 하루 중 낮에는 기가 표에서 많이 행하고 밤에는 기가 속에서 많이 행한다.

인체의 기는 외계 환경과 인체의 소통을 이루기 위한 중개로서 인체의 상응하는 변화에 대하여 조절 작용을 발휘한다. 그 원인은 두 가지가 있다. 첫째, 인체의 기와 자연의 기는 모두 매우 정밀하여 객관적으로 존재하는 물질성과 끊임없이 흐르고 우주에 널리 퍼져 있어 없는 곳이 없는 운동성을 가지고 있어서 “사람은 자연계의 기로써 생한다”[12](『素問·寶命全形論』)라 하였다. 그러므로 인체의 기는 인체 생명활동을 구성하고 유지하기 위한 기본 물질인 동시에 사람과 자연의 관계에 대하여 중개 작용을 발휘하는 데 있어서 필수적이다. 둘째, 인체의 기는 양으로부터 동(動)하여 외계 환경의 변화에 대하여 민감하고 빠른 반응을 하며 항상 천지의 기를 따라 승강하며 체내의 분포와 흐름에 있어서 자연계의 변화에 따라 변화하며 인체의 각종 자극성 반응의 출현을 이끌어 낸다. 총괄하면 “굴신왕래(屈伸往來)하는 것이 기이며, 천지간의 기가 아닌 것이 없으며, 사람의 기와 땅의 기는 항상 서로 접하여 끊어짐이 없다”는 것이다.

(2) 장부 형체의 통일은 기가 중개한다

인체는 하나의 유기적 정체로서 인체를 구성하는 각각의 조성 부분

---

11) 熱則 …… 人氣在外, 皮膚緩, 腠理開, 血氣減, 汗大泄, 皮淖澤. 寒則 …… 人氣在中, 皮膚致, 腠理閉, 汗不出, 血氣强, 肉堅澁.

12) 人以天地之氣生.

은 구성상에 있어서 불가분의 관계이며, 기능상에 있어서는 상호 협조적이며 상호 용(用)이 되는데, 장부 조직간의 이러한 협조를 이용한 관계는 인체 자신의 조절 작용을 통하여 실현된다.

① 장부 자신의 협조

장과 장, 장과 부 사이에는 복잡한 생리 관계가 존재하는데, 이러한 관계는 인체 생명 활동이 나타내는 전체적 특징의 기초이다. 그러면 장부지간(臟腑之間)의 관계는 어떠한 종류의 통로를 통하여 실현되며 그 중개 물질은 무엇일까? 만약 실제로 서로 연결되어 있다면 경락 소통 해석은 미비한 점이 있게 된다. 우선 경락은 인체의 상하 내외를 관계시키는 회로로서 광범위한 특징이 있는데, 어떠한 관계는 직접적으로 어떠한 관계는 간접적으로 실현된다. 예를 들면, 비와 폐, 비와 신, 간과 신은 모두 경락의 직접적인 소통은 없으나 그 사이에는 매우 정밀한 생리·병리 관계가 존재한다. 이것은 곧 우리들이 경맥의 관계를 긍정하는 동시에 더 나아가서는 경맥 관계가 아닐 수도 있다는 가능성을 분석해야 한다는 것을 제시한다. 그 다음으로 장부간의 실체 관계 혹은 경맥 소통의 관계와 조절의 중개 문제가 당연히 존재하며, 중개를 떠나 조절을 말한다는 것은 기전이 명확하지 않으므로 자연히 사람들에게 명확한 인상을 주기 어렵게 된다.

장부지간(臟腑之間)의 관계 중개에 관하여 고인들에게는 명확한 논술이 있었다. 활수(滑壽)가 이르기를 "음양경락은 기가 서로 교차하여 관통하는 것이며, 장부와 복배(腹背)는 기가 서로 통하여 응하는 것이다"라고 하였으며, 양인재는 더욱 명확하게 지적하기를 "사람은 기를 위주로 …… 오장육부는 서로 양생하는데 이 또한 기이다"라고 하였으며, 황원어(黃元御)는 오장 오행지간의 생극제화(生克制化)는 다섯 가지 실체의 직접 작용이 아니라 기라는 하나의 중개 물질을 통하여 실현되는 것이라고 인식하였다. 그는 이르기를 "그 상생·상극은 기에 의한 것이지 질에 의한 것은 아니며, 질이 되면 생하거나 극할 수 없다"라고 하였다.

오장간의 비경맥(非經脈) 관계는 인체의 기와 매우 밀접한 상관이 있다. 『영추(靈樞)·본장(本臟)』에서 이르기를 "경맥은 혈과 기를 운행하여 인체의 음양의 조화를 이루고 또한 근골을 적셔서 관절을 이롭게 한다"13)라고 하였으나, 혈기의 운행은 또한 각각 특색이 있어 "혈이 이르는 곳은 기 또한 도달하나, 기가 이르는 곳에 혈이 반드시 도달하는 것은 아니다"14)라고 하였으며, 위기는 맥외(脈外)로 행하여 "망막을 훈증하고 흉복에 흩어진다"15)(『素問·痺論』)라고 하였다. 이러한 단서는 모두 오장지간에 기를 중개로 하는 비경맥 관계가 존재한다는 것을 나타낸다.

기의 조창(調暢)과 통달은 오장 기능의 협조, 통일의 기초로서 오장의 정상과 오장의 병으로 볼 때 기의 조절 중개 작용은 더욱 확실하다. 정상적인 상황하에서 오장의 기는 상호 자조(資助), 상호 제약적이다. 기의 충만과 부족으로 이야기하면 어떤 장의 기가 부족하거나 허하면 다른 장이 그것을 보해주고, 어떤 장의 기가 편항되면 다른 장이 그것을 제어한다. 주학해(周學海)가 이르기를 "오장의 기는 부족하면 보충을 받게 되는데 상호 읍주(挹注)하는 세력이 있다"라고 하였다. 여기에서 읍주는 여유가 있는 것을 취하여 부족한 것을 보충한다는 뜻이다. 장부 기기로 볼 때, 기기(氣機)는 기의 운동이며 기의 승강출입은 장부 내재 관계의 기본 형식으로서 각종 생리 기능의 협조 평형을 이루는 하나의 중요한 부분이다. 주신재(周愼齋)가 이르기를 "심신(心腎)의 상교(相交)는 전적으로 승강에 의지하는데 심기(心氣)의 강(降)은 신기(腎氣)의 승(昇)으로 인한 것이며, 신기의 승은 또한 심기의 강으로 인한 것이다"라고 한 것은 기기 승강으로 심신이 수화(水火)에 의하여 상교하는 생리 관계를 개괄한 것이다. 오장이 일단 상생 상극의 협조관계를 잃게 되면 장부 조직 기능이 실조되어 질병이 발생하고 오장의 기 또한 반드시 상하게 된다. 예를 들면 "폐기(肺氣)가 내려가지 않으면 간승(肝昇)을 조절할 수 없게 되고 심하면 해가 되며, 폐기가

---

13) 經脈者, 所以行血氣而營陰陽, 濡筋骨而利關節者也.
14) 血到的地方氣亦到, 但氣到的地方, 血未必到.
15) 熏于肓膜, 散于胸腹.

내려가지 않으면 부기(腑氣)를 도울 수 없게 되어 전화(傳化)를 상실하게 된다"는 것이다. "오장의 기가 서로 싸우면 구규가 통하지 않는다"16)(『素問·生氣通天論』)는 것은 "오장오기의 통로가 막히면 경맥이 통하지 않아 기가 순조롭게 왕래하지 못해 마치 높은 곳에서 떨어지거나 물에 빠진 경우에 비유된다"17)(『素問·玉機眞臟論』)는 것이다. 그러므로 『내경』에서 지적하기를 "기후의 변화와 맥상은 서로 상응하여 서로 지키는 바가 있어야 하는데, 마치 저울과 저울추같이 조화를 잃지 않아야 한다"18)(『素問·至眞要大論』)라고 하였고, "기가 서로 언어지면 조화되고, 서로 언어지지 않으면 병이 된다"19)(『素問·五運行大論』)라 하였다.

② 장부와 형체제규(形體諸竅)의 통일

중의 장상학설은 오장과 형체제규는 하나의 정체로서 오장은 각각 외후(外候)를 가지고 있으며 형체제규와 각각 일정한 관계를 유지한다고 인식하고 있다. 이러한 관계 중에서 기는 중개 물질이며 중요한 조절 인소 중의 하나가 된다.

장규(臟竅)의 관계로 말하면 『영추(靈樞)·사기장부병형(邪氣臟腑病形)』에서 이르기를 "12경맥과 365낙맥(絡脈)의 혈기의 흐름은 모두 안면으로 집중되어 그 기관의 기능을 충분히 다할 수 있게 되어 있다"20)라고 하여 공규(空竅)와 오장지간의 광범위한 관계를 반영하였으며, 장규(臟竅)가 상합한다는 것은 특정 관계에 대한 표현이다. 공규와 장부의 특정 관계는 기의 소통에 의지한다. 『영추(靈樞)·맥도(脈度)』에서 "폐기는 코로 통하고, 폐의 기능이 정상이면 냄새를 맡을 수 있다. 심기는 혀로 통하고, 심의 기능이 정상이면 오미를 분간할수 있다. ……"21)라고 하였는데, 폐기와 심기는 비록 장의 기능 표현에 해

16) 五臟氣爭, 九竅不通.
17) 五臟絶閉, 脈道不通, 氣不往來, 譬如墜溺.
18) 氣之相守司也, 如權衡不得相失也.
19) 氣相得則和, 不相得則病.
20) 十二經脈, 三百六十五絡, 其血氣皆上于面而走空竅.
21) 肺氣通于鼻, 肺和則鼻能知香臭矣, 心氣通于舌, 心和則舌能知五味矣. ……

당하지만 반드시 기혈의 기를 물질 기초로 하고 기의 유동·확산·삼투를 통하여 전신에 반영되어 공규에 전달된다. 기는 장부 기능 정보의 인솔자이며 또한 시각·청각·후각·미각 등의 모든 감각의 직접 조절자가 된다. 그러므로 오장의 기가 부족하거나 허해지면 공규는 그 양생하는 바를 잃게 되어 "눈이 몹시 피로하여 볼 수 없게 된다", 또는 "사람의 귀에 울림현상이 나타난다" 등의 병리 현상이 나타나는데, 이른바 정기(正氣)부족으로 사(邪)가 기거한 것이다.

오장오체의 관계와 장규상합의 기전은 서로 같다. 왕빙(王冰)은 "소리가 부동(不同)하면 상응하지 못하고, 기가 부동하면 상합하지 않는다"라고 하였다. 오장과 오체의 상합은 기의 상통과 상응으로 인한 것이다. "간은 근막의 기를 저장한다"[22], "심은 혈맥의 기를 저장한다"[23], "비는 기육의 기를 저장한다"[24], "신은 골수의 기를 저장한다"[25](『素問·平人氣象論』)는 곧 기의 연락을 통하여 같은 기는 서로 구함으로써 오장과 오체로 하여금 생리상·병리상 매우 밀접한 관계를 형성하게 한다.

근래의 중의 이론에 대한 깊이 있는 연구에 따라 오장과 형체제규상합 이론 역시 과학 실험을 통하여 진일보한 실증을 이루었다. 예를 들면, 상해중의학원 중의실험실의 실험을 통하여 발견되었듯이 aldosterone(醛固酮)은 신(腎)과 귀의 발생에 관계하는 물질 기초이다. 이러한 실험 결과가 비록 전면적으로 중의학 장부와 형체제규간의 관계를 설명할 수는 없지만, 하나의 측면을 반영해 볼 때 오장기능은 반드시 모종의 물질을 통하여 밖으로 반영된다.

(3) 질병·질병 치료와 기의 조절

인체의 자아 조절 기능은 질병 과정에 반영되어 인체 자신이 가지고 있는 병사 제거, 손상 복원, 건강 회복 등의 자연 치유 능력으로 나타난다. 자연 치유력의 강약은 인체의 자아 조절 기능의 수준을 반영하

22) 肝藏筋膜之氣.
23) 心藏血脈之氣.
24) 脾藏肌肉之氣.
25) 腎藏骨髓之氣.

며, 인체의 치료 수단에 대한 반응능력과 질병의 전귀를 결정한다.

인체의 자연 치유력의 강약과 기의 성쇠 조화 여부는 밀접하게 관계한다. 『내경』에서 "정기가 안에 있으면 사기는 침범할 수 없다"26), "사기가 모이는 것은 그 기가 반드시 허하기 때문이다"27), "모든 병은 기에서 생한다"28)라고 하였는데, 문장 중에서 말한 기(정기)는 비록 다방면의 생리 기전을 포함하고 있지만, 총괄하면 인체의 기가 기본 요소중의 하나가 된다. 침구·방약 등의 치료 수단은 효과가 아니라 기의 감응 능력에 따라 결정된다. 장개빈(張介賓)은 『소문(素問)·탕액료례론(湯液醪醴論)』의 "형체가 여위고 기혈이 소진될 뿐 여전히 아무런 효과가 없는 자는 신기(神氣)가 작용하지 않기 때문이다"29)라는 문장에 주를 달아 말하기를 "병을 치료하는 방법은 침이나 약으로 사기를 공격하고, 신기(神氣)를 위한 약을 사용하며, …… 만약 약제로서 그 안을 치료하고자 할 때 장기가 불응하거나, 침이나 뜸으로 그 외부를 치료하고자 할 때 경기(經氣)가 불응하는 것은 신기(神氣)가 이미 사라졌기 때문으로 어찌할 수가 없으며 비록 힘을 다하여 치료할지라도 마침내 실패하게 된다"고 하였다. 질병을 결국 치료할 수 없게 되는 근본원인은 신기(神氣)가 없어지거나 생기(生氣)가 끊어지고, 그것이 두드러지게 나타나 기의 감응이 소실되고, 나아가서는 모든 조절 능력이 결여되었기 때문이다.

질병의 발생 발전과 전귀는 정과 사의 두 가지 방면에 의해서 결정된다. 그러나 결정적인 작용을 일으키는 것은 인체 자신의 정기(병사가 어떠한 상황인지 인식한다면 질병에 대하여 중요한 결정적인 작용을 일으킨다)이다. 현대 의학은 많은 질병의 발생과 변화는 인체의 면역 기능과 매우 밀접한 관계가 있으며, 면역은 주로 인체가 가지고 있는 자체를 보존하고 자기와 다른 것을 식별하여 그것과 투쟁하는 과정이라고 인식하고 있다. 기와 유관한 실질적인 연구에서는 "기가 면역

---

26) 正氣存內, 邪不可干.
27) 邪之所湊, 其氣必虛.
28) 百病皆生于氣.
29) 形弊血盡而功不立者, …… 神不使也.

력 형성의 물질적 기초가 될 수 있다"고 표명하고 있다. 실험으로 발견되었듯이 익기약(益氣藥)은 인체의 면역 능력을 증강시킨다. 기의 성쇠와 인체의 면역력의 강약은 직접적으로 유관하며 질병의 전귀를 결정한다. 그러므로 장경악(張景岳)이 지적하기를 "정기가 회복되지 않으면 사가 물러나지 않으며, 정기가 다하지 않으면 명이 위태롭지 않다"라고 하였다.

근년의 실험 연구에서는 보기약(補氣藥)이 자극에 저항하거나 인체의 저항력을 증강시키는 작용을 가지고 있다는 것을 발견하였다. 예를 들면, 인삼은 인체의 각종 유해 인소의 악영향에 대한 저항 능력을 높이고, 인체의 환경 변화에 대한 적응력과 인체의 면역력을 증강시켜 인체의 자연 치유력을 높인다. 인삼은 기를 보하는 좋은 약품으로 인체에서 주로 보기 작용을 하는데, 인삼 등의 보기약의 작용 효과에 대한 관찰은 인체의 기가 인체의 자연 치유력과 밀접한 관계가 있음을 제시한다.

인체 자신의 능력을 동원하거나 의지하여 질병을 예방하고 치료하는 것은 중의학의 중요한 특징이다. 방약·침구·기공·안마·양생 등의 방법은 모두 인체 자신의 조절 능력을 증강시키고 발휘시키는 수단으로, 기의 조화와 순응 여부를 파악하는 것이 우선이 된다. 그러므로 "기의 쓰임이 이르지 않는 곳이 없으며, 만약 조화롭지 못하면 병이 난다"고 하였다. 그러므로 장경악은 "병은 …… 그 본을 구하려 할 때 기에서 그치면 족히 다할 수 있다"라고 명확히 지적하여, 기의 작용이 매우 중요함을 알 수 있도록 하였다. 담음(痰飮)과 어혈(瘀血)의 치료를 예로 들면, 옛사람들이 제기하기를 "담을 잘 치료하는 자는 담을 치료하는 것이 아니라 기를 치료한다. 기가 순응하면 즉 일신의 진액 또한 기를 따라 순응한다"라고 하였고, "모든 혈증을 치료하려면 먼저 기를 치료해야 한다"라고 하였다.

침자(針刺)로 병을 치료할 때, 득기(得氣)라는 것은 침자 효과 여부의 관건이 된다. 『내경』에 있는 "침을 사용하는 법은 기를 조화시키는 데 있다"30)(『靈樞·刺節眞邪』), "기가 조절되는 것을 살핀다"31)(『靈

30) 用針之類, 在于調氣.

樞·官能』) 등의 논술은 침자는 기를 조절하여 마음을 쏠리게 하는 것이며, 또한 득기의 상황에 근거하여 치료 효과의 좋고 나쁨을 판단한다는 것을 명확하게 밝힌 것이다. "기가 이르면 효과가 있다"[32](『靈樞·九針十二原』), "기가 빨리 이르면 효과도 빠르고, 기가 느리게 이르면 효과도 느리다"[33]라는 견해가 있는데, 임상에서의 상황 또한 확실히 이와 같다.

기공이 몸을 강하게 하고 병을 예방하는 작용은 조기법(調氣法)의 광범위한 응용 범위를 나타낸다. 기공은 자아의 심신 단련을 통하여 인체의 기를 동원하거나 의식적으로 인도하여 인체의 기능 상태를 개선함으로써 인체의 건강을 촉진한다. 근래의 기공 방면에서 전개된 대량의 실험 연구는 인체의 기의 객관적 존재뿐만 아니라 기의 인체에 대한 양호한 조정(調整) 작용을 실증하였다. 기가 이르렀을 때의 인체 전체의 유서성(有序性) 증강은 기가 각 조직의 협조를 촉진시키는 기능을 가지고 있다는 것을 설명한다.

3. 기의 인체 자아 조절 중의 작용 특징

(1) 조절 통로의 다양성

인체의 기의 운행은 끊임이 없으며, 순환 또한 쉬지 않고 전신에 배포되어 이르지 않는 곳이 없다. 인체의 기의 운동 형식은 다양하여 장부조직간에 여러 가지 단계와 방법으로 관계를 구성하여 인체의 복잡한 생리 활동의 협조 통일을 위한 기초가 된다.

경락을 순행(循行)하는 것은 인체의 기운행의 기본 형식이다. 『소문(素問)·이합진사(離合眞邪)』에서 "진기는 경기다"[34]라고 한 것은 비록 경맥의 생리 기능이 진기를 물질적 기초로 한다는 것에 착안하였지만, 또한 진기가 경맥을 통로로 하여 전신으로 배포된다는 원리를 설명하

31) 審于調氣.
32) 氣至而有效.
33) 氣速至而速效, 氣遲至而遲效.
34) 眞氣者, 經氣也.

였다. 인체의 기의 경락 순행이라는 것은 두 가지 의미를 포괄하고 있다. 첫째는 맥 중의 기로서 혈이 싣고 다니며 경맥의 유주 순서에 따라서 전신에 배포한다. 둘째는 부분적인 맥 외의 기로서 경맥 분포와 상관되는 운동 규율을 지닌다. 맥 중의 기와 맥 외의 기는 상호 삼투, 융합하며 각각의 특징을 가지고 있으면서도 통일 협조한다.

산행(散行)과 유일(流溢)은 인체의 기의 또 하나의 운동 형식이다. 『영추·맥도』에서 "…… 흐르고 넘치는 기는 안으로 장부를 영양하고, 밖으로 피부나 기육을 윤택하게 한다"[35]라고 한 것은, 산행하는 기는 안에 있음을 포괄한다. 산행하는 기는 각 장부 조직 및 그 사이에 삼투되어 전신에 퍼져 이르지 않는 곳이 없게 된다.

인체의 기는 추향성(趨向性)과 집결성(集結性)의 특징을 가지고 있어서 항상 특수한 조절 통로의 형식을 통하여 운행한다. 『영추·구침십이원』의 정(井)·형(滎)·수(兪)·경(經)·합(合)은 맥기가 흐르는 규율이며, 『영추·위기』의 흉(胸)·복(腹)·두(頭)·경(脛)은 맥기의 네 가지 길이 되며, 『금궤요략(金匱要略)』에서 "주리는 삼초가 통해져 원진이 모이는 곳이다"[36]라고 한 것은 모두 이러한 특수한 조절 통로를 반영하고 있다. 기의 특수 조절 통로는 장부의 기전에서 더욱 많이 나타나는데, 예를 들면 신기(腎氣)는 간기에 의해서 올라가고, 심기는 폐기에 의해서 내려가며, 비위(脾胃)는 가운데 거하므로 일승일강(一昇一降)하여 중추적인 전체 조절을 하게 되는 것이다.

인체의 기의 조절 통로의 다양성을 근거로 하여 인체의 일련의 생리 병리 현상에 대하여 합리적인 해석을 할 수 있다. 예를 들면, 『영추·자절진사』에서 "허풍의 사기가 좌우 어느 반신에 들어가서 체내에 깊이 침입하면 내부에 있는 영기와 위기가 점점 쇠해지며 영위의 기가 쇠하다는 것은 그만큼 진기가 없어지는 것이므로 후에는 사기만이 머물러서 그 결과 반신불수의 증상이 나타난다"[37]라고 한 것은 영위의 기와

35) …… 其流溢之氣, 內慨臟腑, 外濡腠理.
36) 腠者, 三焦通會元眞之處.
37) 淫邪偏客于身半, 其入深, 內居營衛, 營衛稍衰, 則眞氣去, 邪氣獨留, 發爲偏枯.

진기, 그리고 병사의 기가 소장(消長)의 과정을 통하여 편고(偏枯)의 발병 기전을 설명한 것이다. 그러나 만약 기의 행합이 다양화된 특징을 가지고 있다는 것을 승인하지 않고 맥기의 유주 순서에 의하여 상술한 병변을 해석한다면 몸의 절반에 맥기가 불통하는 기전을 쉽게 설명할 수 없게 되어 사람들을 믿게 하는 것이 더욱 어렵게 될 것이다.

(2) 조절 기전의 복잡성

인체의 기의 조절 작용 기전은 매우 복잡한데, 직접 조절과 중개 조절, 전체 조절과 국부 조절의 통일로 표현된다.

직접 조절과 중개 조절의 방식은 인체의 기의 특성에 의해 결정된다. 직접 조절이란 인체의 기가 자신의 기능 활력에 의거하여 인체의 일련의 생리적 효능에 대하여 조절을 하는 것이다. 기와 혈의 관계를 예로 들면 기는 혈을 행하게 하고 혈을 다스리며, 기의 추동과 통제 작용의 통일 협조는 혈맥 조화와 끊임없는 순환의 기본적인 토대가 되므로 기가 혈의 인솔자라는 설이 있다. 다른 측면에서 볼 때 오장을 중심으로 하는 인체 기능 계통에서 기는 장부 활동의 산물이며 또한 장부 조절의 중개물로서 이러한 의미로 이야기한다면, 기의 조절 작용은 또한 조절 중개의 특징을 갖게 된다. 그러므로 혈액의 경맥 순행은 심기의 추동, 비기의 통제, 폐기의 선발, 간기의 소설 등에 의한 것으로서 장과 기 사이에는 주도와 중개의 관계가 구성된다. "기와 지(志)는 오장의 사후(使候)가 된다"라는 것은 이러한 관계에 대한 개괄이다.

기의 인체에 대한 전체 조절은 그 자신의 한 계열의 기능과 운동 특성의 종합이므로 운동하는 경향이 나타나면 서로 승강의 원인이 되고 서로 순차적으로 출입하며 진액과 혈액의 관계에서 추동과 고섭(固攝)을 위한 협조가 나타나며 기표(肌表)에서 또한 한공(汗孔)의 개합과 개폐를 맡고 있으며 상반상성(相反相成)의 특징이 나타난다. 그러므로 인체의 모든 부분과 생리 과정의 모든 부분에 대하여 기의 조절 작용은 각각의 특징을 가지게 된다. 『영추·사기장부병형』에 있는 "형혈은 바깥 경맥을 다스리고, 합혈은 안쪽 부를 다스린다"[38]라는 방법은 기의 국부 조절에 대한 특징을 파악하고 있음을 나타낸다. 기의 전체 조절과 국부 조절은 인체의 다른 단계의 생리 특성을 반영하고 있으며 둘의 상호 관계를 파악하는 것은 중국 의학, 기학 이론 연구의 전제가 된다.

(3) 조절 작용의 통제 가능성

기의 조절 능력은 변할 수 있는 것이다. 이러한 가변성은 거시적인 관점에서 볼 때 조절 능력의 강약 변화로 표현되며, 구체적으로 표현하면 전체 조절 능력의 저하, 국부 조절 능력의 저하, 전체 조절 기능의 문란, 국부 조절 기능의 문란으로 구별된다.

기는 인체로 하여금 환경의 변화에 적응하고 외사(外邪)를 방어하는 능력을 갖추게 하지만 이러한 능력 또한 일정한 한계가 있어 여러 가지 인소의 제약을 받는다. "정기가 안에 존재하면 사기가 침입하지 못한다"라고 한 것이 절대적인 것은 아니며, 기 조절 능력의 병변으로 인하여 감약(減弱)될 수 있고, 만약 병이 오랫동안 낫지 않으면 기의 조절 능력의 저하를 초래할 수 있다. 기허증(氣虛證)을 전형으로 하는 대표적인 증후는 이러한 특징을 가지고 있다.

기의 조절 능력은 또한 기의 운동하려는 경향과 운동 태세(態勢)의 제약을 받을 수 있다. 만약 기의 승강 출입이 잘 되지 않거나 장부의 기가 교통하지 못하고 혈기가 조화롭지 못하고 영위가 고르지 못하면 기의 조절 능력 또한 그에 따라 감약된다. 이러한 병변은 국부적으로 나타나는데, 즉 "오장이 손상된 경우는 정기를 회복시키면 안정된다"[39](『素問·病能論』)는 현상이 출현하고, 인체의 기가 한쪽으로만 모이게 되거나 한열허실(寒熱虛實)의 병이 생기고 각각 한 곳에 거하게 되는데, 인체의 복잡한 병변은 이러한 기전을 많이 함유하고 있다.

기의 조절 능력은 가변적이기 때문에 양생과 치료 등의 수단을 통하여 조정하고 통제할 수 있다. 왕리(王履)가 이르기를 "사람의 기는 굳

38) 榮兪治外經, 合治內腑.
39) 臟有所傷及, 精有所之寄.

거나 지나치게 되면 스스로 제약하지만 너무 지나치면 자제할 수 없게 되어 탕액·침석·도인의 방법으로 도와야 한다"라고 하였으며, 당용천(唐容川)이 이르기를 "만약 인신(人身)의 기가 너무 성하거나 쇠하게 되면 질병이 생기며 약물의 치우친 기를 빌어서 몸의 성쇠를 조절하여 화평하게 하면 병이 없게 된다"라고 하였다. 상술한 두 가지 이야기는 조기법(調氣法)에 대한 원칙적인 설명을 하고 있다.

조기법은 중의 치료법의 중요한 부분으로서 그 정화(精華)는 즉 결코 "성하면 사하고 허하면 보한다"라고 하는 것으로 다할 수 있는 것이 아니라, 기가 자아 조절 능력을 가지고 있으므로 치료하는 방법에 있어서 인체의 이러한 잠재 능력의 발휘에 주의하여야 한다는 것이다. 성허(盛虛)의 변화로 인한 기의 조절력 저하는 사(瀉)하거나 보하여야 하지만 보기(補氣) 방법은 기전의 순서에 따라야 하며 기전의 조정 또한 인체 기의 허손의 가능성을 파악하여야 한다.

4. 기의 조절 중개 작용의 의의

엥겔스가 이르기를 "생명은 일종의 자아 완성의 과정이다"라고 하였다. 생명운동 중의 자아 조절 통제 기전을 연구하는 것은 의학 이론 발전의 중요한 과제로서 임상 응용에 대하여 지도적인 의의가 있다. 통상적으로 인체의 기는 추동·온후(溫煦)·방어·고섭·기화 등의 다섯 가지 작용을 가지고 있다고 한다. 그러나 중의와 유관한 문헌을 근거로 분석해 보면 상술한 다섯 가지 기능 외에도 기는 발현될 수 있으며 조절과 중개 작용을 가지고 있으므로 이를 간과해서는 안 된다. 필자가 제기한 이러한 문제는 기로 인한 이러한 기능은 객관적으로 존재하는 것이며, 이러한 작용은 기초 이론 자체의 완성 및 기초 이론과 임상 과학의 결합에 대하여 모두 일정한 의의를 가지고 있다.

(1) 기의 조절, 중개 작용의 긍정은 중의학 기초 이론 자체의 완성에 유리하다

중의학 기초 이론은 매우 먼 고대에 형성되어 끊임없이 사람들로 하여금 감탄하게 하는 정밀한 견해이며 이론 체계로서 또한 독특한 점이 많다. 그러나 이러한 이론은 완성을 필요로 하지만 그 표현은 또한 통일되기 어렵다. 이것은 중의학의 보급과 발전에 있어 장애가 된다. 기의 조절 중개 작용에 대한 재인식은 중의학 이론 체계의 진일보한 완성에 도움이 된다. 『영추·맥도』에서 이르기를 "폐기는 입에 통하고, …… 신기는 귀에 통한다"[40]라고 하였다. 그러면 비의 기능활동은 구순(口脣)에 어떻게 반영되는 것일까? 폐기·신기의 물질 구조와 기능 특성은 어떻게 통일되는가? 이에 대하여 전통 이론에 근거하여 완전한 대답을 하기는 어렵지만, 기의 조절과 중개 작용에 근거하면 어려움과 의문이 풀리게 된다. 즉 인체를 흐르는 기는 인체의 각 장부조직의 정보를 가지고 있으며, 그것은 인체의 상하와 내외를 관계시키는 회로와 교량을 구성하며, 장부의 기능 활동은 이를 빌어서 밖으로 반영된다.

(2) 기의 조절과 중개 작용을 명확히 하는 것은 이론과 임상의 긴밀한 결합에 있어 많은 이익이 된다

중의학은 임상 치료 방면에서 독특한 점이 있으며 임상 치법과 치료 효과에 대하여 합리적인 해석을 하였으나 아직 완성된 사업은 아니다. 예를 들면, 『내경』에서 언급한 침자보사(針刺補瀉)의 두 가지 치법은 그 논리 방식은 대체적으로 사기는 내보내야 하고 진기는 남아 있어야 한다는 것이다. 「이합진사」에서는 사(瀉)는 곧 사기로 하여금 침공(針孔)으로부터 나가게 하는 것이며, 보(補)는 침공을 외부에서 폐하여 진기가 남아 있게 하는 것이라고 하였다. 현대 중의로서는 고인들에 대하여 물론 더 이상의 요구를 할 수는 없지만, 보사의 기전에 대하여 거듭 새로운 설명을 하여야 한다. 본문에서 논한 바를 근거로 하면 기가 가지고 있는 조절 작용은 인체의 장부 조직의 협조 활동을 실현할 수 있는 중요한 매개가 된다. 이에 근거한 침자보사에 대한 해석은 마땅한 것이다. 침구를 통한 자극은 기의 흐름으로 말하면 곧 하나의 정보를 부여하고 다음으로 자극을 준 후에 기가 흐르면서 정보를 수집하

---

40) 肺氣通于口, …… 腎氣通于耳.

여 병이 난 장부 조직에 작용하여 인체 자신의 조절 능력을 움직이게 하여 보사의 기능을 통하여 사기를 제거하고 정기를 회복하게 하는 것이다.

(3) 기의 조절과 중개 작용의 파악은 임상 치료학의 사고 개척에 유리하다

『소문·지진요대론』에서 “사기가 있으면 그 원인을 밝히고, 사기가 없어도 그 원인을 밝히며, 허실의 원인을 규명해야 한다. 반드시 먼저 오기의 편승편쇠를 분석한 후에 기혈을 조화시켜 순조롭게 소통되도록 함으로써 평형상태를 회복해야 한다”[41]라고 한 것은, 중의 치료 대법의 전면적인 개괄이라고 할 수 있는데, 그것은 하나의 정체로서 그 중 어떤 부분을 무시하는 것은 임상 효과의 저하를 야기할 수 있다. 임상에서 보이는 증상 중에서 폭음폭식(暴飮暴食), 부기실강(腑氣失降) 혹은 영양 실조, 정기부족 같은 전형적인 허실병의 예는 인체의 복잡한 병리 변화를 완전하게 개괄하지 못하면 인체 자신의 기능 실조로 야기되는 허증·실증·허실협잡증 등이 많이 나타나게 된다. 이러한 병변에 대한 치료를 단지 제거 혹은 보충에서만 착안하는 것은 명확히 부족하다. 병변 과정의 역전과 인체 손상의 회복은 반드시 인체 자신의 완성이어야 한다. 그러므로 인체 자신의 각종 조절 작용(기의 조절 작용을 포괄한다)을 충분히 발휘하는 것이 매우 중요하다. 『상한론』은 ‘음양자화(陰陽自和)’를 중시하였는데, 명청(明靑)으로부터 오늘날의 임상 대가들이 중시하고 있는 기기(氣機) 승강출입의 병 치료의 모든 과정 중의 작용은 모두 이에 근원을 두고 있다. 기가 인체에서 하는 조절 작용을 이해하고, 이러한 작용을 성숙하게 임상에 응용하는 것은 풍부한 임상 치료 수단에 대한 임상 효과를 높여주는데, 그 의의 자체도 과소 평가될 수는 없다.

역자 전석수 / 교정 박현식

41) 有者求之, 無者求之, 盛者責之, 虛者責之, 必先五勝, 疏其血氣, 令其條達, 而致和平.

원 저 : 산동중의학원학보 1990년 2기(90122002)
氣在人體自我調節中的作用

요 점 : 인체의 외계 환경 변화에 대한 적응, 인체 내의 각 장부 조직 기능의 협조와 통일, 인체의 병사제거(病邪除去), 손상복원(損傷復原), 건강 회복 및 방약(方藥)·침구(鍼灸)·기공(氣功) 등의 치료 효과를 발휘하는 것은 모두 기의 작용에 의지한다. 기의 조절 중개 작용은 조절 통로의 다양성, 조절 기전의 복잡성, 조절 작용의 통제 가능성 등의 특징이 있다.

주제어 : 기(氣) / 장부기능조절(臟腑機能調節) / 조절중개(調節仲介)

'장상'의 개념

北京中醫學院 王洪圖

'장상(藏象)'이라는 단어는 『내경(內經)』 중에 모두 2가지로 나타나는데, 곧 『소문(素問)·육절장상론(六節藏象論)』의 편명과 그 편 중의 "장상은 어떠합니까?"[1]라는 물음이다. '장(藏)'과 '상(象)' 두 자가 서로 관련되어 이루어진 문구(文句)는 『소문(素問)·경맥별론(經脈別論)』의 "태양장(太陽臟)은 무엇을 상(象)하였습니까?", "소양장(少陽臟)은 무엇을 상(象)하였습니까?", "양명장(陽明臟)은 무엇을 상(象)하였습니까?"[2]라는 등의 문구에서 볼 수 있다.

1. 자의(字意)에 관하여

藏(zang)은 藏(cang)으로 체내에 감추어진 장부(臟腑) 등의 장기를 가리키는 것으로, 그것을 칭하여 '장'이라 한다. 첫째로 그 주체가 내부에 감추어져 있어 밖으로 드러나지 않기 때문이며, 둘째로는 그 중 많은 장(藏)들이 정기(精氣)·혈액(血液) 혹은 수곡(水穀) 등의 물질을 축적하고 있기 때문이다. 상(象)은 징상(徵象), 또는 표현의 뜻으로 '상(象)'자와도 통한다. 『설문해자(說文解字)·상부(象部)』의 주에서는 "옛 책에서는 흔히 상(象)을 빌어 상(像)이라 했다. …… 상형(像形)으로 쓰여져야 한다", "여러 사람이 생각하는 바로는 모두 그것〔像〕을 상(象)

---

1) 藏象何如.(洪元植 譯, 『黃帝內經素問』 傳統文化硏究會, 1992년, pp.66~67) 이하 본문의 『素問』 인용구절은 모두 위의 책에서 국역을 인용함.

2) 太陽藏何象, 少陽藏何象, 陽明藏何象.(上同, p.142)

이라 했다. 옛날에 상(象)은 있었지만 상(像)은 없었고, 혹은 상(像)자가 만들어지기 전에 상(像)을 의미하는 뜻이 이미 있었다"[3]라고 하였다. '상'에 징상(徵象)·표현·형상·상상(想像)·상사(像似) 등의 뜻이 함축되어 있음을 알 수 있다. 때문에 왕빙(王冰)이 주를 단 『황제내경(黃帝內經)·소문(素問)』에 "상(象)은 이른바 밖으로 드러나 관찰할 수 있는 것이다"[4]라고 했고, 장지총(張志聰)의 『소문집주(素問集注)』에 "상(象)은 상(像)이다. 장부(臟腑)의 형상을 논하여 천지의 음양(陰陽)에 대응시켰다"[5]라고 하였다.

어떤 이는 장상(臟象)의 "장"이 음과 뜻이 모두 저장의 장과 같다고 지적하였다. 부우풍(符友豐)은 1989년 『흑룡강중의약(黑龍江中醫藥)』 제3·4기에 실은 글에서 『소문(素問)·육절장상론(六節藏象論)』의 "오기(五氣)는 비(鼻)로 입(入)하여 심폐(心肺)에 장(藏)하여 …… 오미(五味)는 구(口)로 입(入)하여 장위(腸胃)에 장(藏)하는데, 미(味)에는 장(藏)한 바가 있어서 써 오기(五氣)를 양(養)한다"[6]라는 것을 인용하여 "인체 혹은 장부(臟腑)의 기욕(嗜欲)이 같지 않으므로 이런 기미(氣味)를 받아 장(藏)함에 각각 편벽됨이 있다. 진일보된 논증으로 황제(黃帝)의 '장상이 무엇입니까?〔藏象何如〕'라는 물음은 장부(臟腑)가 기미(氣味)를 받아 저장한 후에 어떤 모양인가 라는 뜻이다"라고 인식하였다. 그 오장(五臟)의 사계(四季)의 기(氣)에 따른 화(華)·충(充)·통(通)이 모두 받아 저장한 기(氣)의 징상(徵象)이다. 이를 근거로 하여 부우풍은 장상(藏象)은 마땅히 'cáng xiàng'으로 읽어야 한다고 주장하였다.

장상학설의 개념에 대한 인식이 일찍이 통일되지 않아서 '장'자의 독음과 자의에 관하여 다양한 의견을 제기하는 사람들이 있었다. 근래의 몇십년간 출판, 발행된 글들 중에 비록 '장상(臟象)'과 '장상(藏象)'의 두 문자를 사용하였으나 국가 통일 조직 편사의 『내경(內經)』 교재 제

---

3) 古書多假象爲像. …… 當作像形. 諸人之所以意想者, 皆謂之象. 似古有象無像, 然像字未制以前, 想像之義已起.

4) 象, 謂所見于外, 可閱者也.

5) 象者, 像也. 論臟腑之形像, 以應天地之陰陽也.

6) 五氣入鼻, 藏于心肺. …… 五味入口, 藏于腸胃, 味有所藏, 以養五氣.(上同, pp.65~66)

5판(1984년 출판) 및 그와 동급의 교과 참고서인 『내경(內經)』(1987년 출판) 모두 '장상(藏象)'과 관련하여 '장(臟)'자를 사용하였는데, 그 사용의도는 학술적인 토론 여지가 있다. 그러나 독음과 자의는 여전히 장부(臟腑)의 '장(臟)'으로 사용되고 있다.

2. 장상의 개념 토론

근래 수십년간 중의이론계에서는 장상에 대하여 '장상학설(臟象學說)' 혹은 '장상학설(藏象學說)'이라 많이 칭하여 왔고, 아울러 그 개념에 대해 비교적 심도 있는 토론이 진행되었다. 비록 왕빙(王冰)의 주에 많이 찬성했지만 반대하는 사람 또한 있었다. 이를테면 풍가준(馮家駿)은 『북경중의학원학보(北京中醫學院學報)』 1986년 제2기에 실린 글에서 "왕빙(王冰)의 주와 그것에서 인용된 '장상(藏象)'의 정의와 『내경(內經)』의 본래의 뜻은 같지 않다"고 하여 "밖으로 볼 수 있는 것은 살펴 볼 수 있다", "일일이 대응하여 장부(臟腑)·경락(經絡)·생리·병리를 논술할 수 없다"고 인식하였다. 이것은 『소문(素問)·육절장상론(六節藏象論)』에서의 "모두가 현상의 배후에 은폐된, 본질 범주에 속하는 것들로 인체 내장(內藏)의 기능활동이 체표의 각종 현상으로 반영되는 것은 아니다"라는 장상에 관한 주요 내용에 기인한다. 풍가준은 장상의 '상'을 『설문해자(說文解字)』를 인용하여 상(象)을 빌어 상(像)으로 썼다고 인식하고, 장상은 "음양오행(陰陽五行) 철학사상의 지도하에서 장기간에 걸친 실천 중에 누적되어온 인체 생리 병리자료의 발전된 '상상(想像)'으로 발휘 창조되어 모든 형용을 본뜨고 그 물의(物宜)를 본떠서 형성된 뇌해(腦海) 속의 도상(圖像)을 '상(象)'을 써서 표시했다. 이를 곧 장상이라 한다"고 하였다.

왕빙(王冰)의 '상'에 관한 주석으로 돌아가 보면 '장상(藏象)'의 개념에 대해 보충과 수정을 더하였고, 당대의 많은 중의학 주가들의 관점이 있었다. 매우 큰 영향력을 가진 전국고등중의약원교(全國高等中醫藥院校)에서 사용되는 통편 『내경(內經)』 교재가 대표적이다. 그 중

'문혁(文革)'으로 정식으로 출판되지 못한 제3판을 제외하고 1960년 제1판『내경강의(內經講義)』에서는 "생활 중인 인체를 관찰하여 내장(內臟) 활동 규율을 연구하는 것을 장상이라 한다"고 하였다. 아울러 장상의 연구 범위가 경락(經絡)을 포괄한다고 지적했으나 별도의 전장(專章)에서 토론한다고 했다. 1964년 출판된 제2판『내경강의(內經講義)』에서는 "장상(臟象)은 인체 장부(臟腑)의 생리기능 및 병리변화와 그 상호관계를 연구하는 학설로 중국의학의 기본 이론 중 하나이다"라고 하였고, "내용은 오장(五臟)을 중심으로 삼은 것으로 장부(臟腑)의 생리 기능과 장부(臟腑)들 사이, 그리고 외부 조직기관과의 복잡한 관계, 더욱이 인간과 자연, 국부(局部)와 정체(整體) 사이에 진행된 유기적인 연계를 논술하였고 생리학과 병리학 중에서 체현되었다"고 했으며, 장상이 "병리변화"를 포괄하지만 '경락(經絡)'은 포괄하지 않는다고 인식하였다. 1978년 제4판 교재『내경선독(內經選讀)』에서는 장상의 해석에 대하여 왕빙(王冰)의 주를 빌어 "장상의 함축된 뜻은 인체 내장(內臟) 기능 활동이 체표(體表)에 각종 현상으로 반영되는 것으로 이러한 현상에 근거하여 내부에 있는 장부(臟腑)의 정황을 추정할 수 있다"고 설명하였다. 병리와 경락(經絡)은 그 함축된 뜻에 포함되지 않는다. 1984년 출판된『내경강의(內經講義)』제5판 교재에서는 "장상학설은 인체 장부(臟腑)의 생리기능 병리변화 및 그 상호 관계를 연구하는 학설로 중국의학 이론체계의 중요 구성부분이다", "장상학설의 내용으로는 주로 오장(五臟)·육부(六腑)·기항지부(奇恒之腑)·정(精)·기(氣)·신(神)·혈(血)·진액(津液) 등이 있고, 그 중에서도 오장(五臟)이 주체가 된다"고 하였다. 그 학설은 "오장(五臟)기능 계통을 밝히고 있다"는 것, 경락(經絡)은 장상에 속하지 않는다고 명확히 표시한 것 이외에도 '오장(五臟)기능 활동계통'을 밝혔다.

1960년부터 1984년까지 연속 출판된 각 판의『내경(內經)』교재 중에 구체적인 표술방법, 용어에 각각 다른 것이 있다는 것 이외에도 장상이 포함하고 있은 내용에 대한 불일치가 바로 병리(病理)와 경락(經絡)의 포함여부이다.

주편(主編)과 아울러 역대 『내경(內經)』교재를 참고하여 작업한 임응추(任應秋)와 정사덕(程士德) 두 사람이 교재 외에 발표한 문헌 중의 장상에 대한 인식은 역시 각기 다른 바가 있다. 『임응추논의집(任應秋論醫集)·중의학기초이론육강(中醫學基礎理論六講)』에서 "『내경(內經)』은 정체(整體)적인 관찰을 하여 인체 생리지식을 파악하고 '장상'이라 하였다"고 했으며 그 책의 「종내경담장상학설(從內經談藏象學說)」에서는 "장상(臟象)학설은 『내경(內經)』 저자가 생활하는 인체에 대해 일반적이고 직관적인 관찰을 하여 내장(內臟)의 활동 규율을 연구한 지식이다"라고 하였다. 같은 책의 「내경의 이론체계(內經的理論體系)」에는 "장상은 경락(經絡)을 포괄한다"라고 하였다. 임응추가 논술한 것과 제1판 교재는 기본적으로 일치하지만 용어가 많이 다르다. 제5판 『내경강의(內經講義)』 주편은 정사덕(程士德)이 1992년에 출판한 『내경강요(內經綱要)』 1책 중에서 "장상학설은 생명현상을 통하여 생명본질과 그 활동법칙을 연구하는 학설이다"라고 설명하였다. 아울러 해석해서 말하기를 "장상학설의 본질은 인체의 형태구성·생리기능·물질대사·병리변화 등에 관련된 고도의 개괄이며 하나의 종합적인 개념이다"라고 하였다. 이것과 주편의 제5판 교재에서는 장상에 대한 표시가 다른 부분이 많이 있다. 또 임(任)·정(程) 두 사람은 장상학설이 생명 혹은 내장(內臟)활동의 법칙에 관한 학설이라고 이야기했지만 임응추는 '생리지식'을 상세히 설명했고 정사덕은 '병리변화'를 이야기했다. 장상의 내용에 관련해 임응추는 "경락(經絡)을 포괄하였다"고 이야기했고, 정사덕은 저작 중에는 경락(經絡)을 포괄하지 않은 걸로 나타났다.

상해중의학원의 왕경기(王慶其) 등의 주편과 아울러 1987년 출판된 『중의장상학(中醫臟象學)』은 지방성 교재에 속한다. 그 책 중의 장상의 개념과 내용에 관한 논술과 작자의 다른 문장에서의 유관한 논술은 명확히 일치하지 못한다. 그 책에서는 장상을 '장상학(臟象學)'이라 칭할 뿐만 아니라 장상학(臟象學)의 성질은 "인체의 형체조직구성과 그 생리기능을 연구하는 학설이다"라고 하였다. "내용을 나누어 보면 기혈진액(氣血津液)·경락(經絡)·장부(臟腑)·형체관규(形體官竅)·체질(體質)의 다섯 부분으로 나누어진다." 명확히 표현하면 장상은 병리를 포괄하지 않고 체질을 포괄한다. 왕경기(王慶其)가 1986년 제4기 『상해중의약잡지(上海中醫藥雜誌)』에 실은 글에서는 "장상학설은 인체 각 장부(臟腑) 조직 기관의 생리기능·병리변화와 그 상호 연계를 연구하는 학설이다"라고 하였다. 그 저작과 문장이 발표되고 난 뒤 몇 개월 사이에 장상에 대한 인식에 상당한 변화가 있었다.

이밖에 『호북중의잡지(湖北中醫雜誌)』 1981년에 발표된 장육통(張六通) 등의 글에서는 "장상(臟象)은 본질상 말하면 인체 정체(整體) 기능의 분류에 대한 개괄이다"라고 하였다. 그것은 세 방면으로 오장(五臟) "상(象) 계통의 정체(整體) 기능"을 개괄한 것이다. 첫번째는 각 장(臟)의 중심 기능이고, 두번째는 각 장(臟)과 형체 기관의 연계, 세번째는 각 장(臟)의 속성과 자연과의 관계이다. 진이국(陳利國)이 『중의약학보(中醫藥學報)』 1991년 제5기에서 말하기를 "장상은 기화(氣化)과정 중의 구성과 기능의 통일로 인체의 생명활동 과정의 구조, 기능모형을 충분히 반영하기에 이르렀다"고 하였다. 앞에서 말한 '기화과정(氣化過程)'이 '생명활동 과정'에 속한다고 말한다면 장상은 간단히 '구조 기능 모형'이라고 할 수 있다.

위를 종합하면 장상에 대한 인식에는 고금을 막론하고 다양한 의견들이 존재한다. 이 중 논술방식 외에 내용에 대한 최대의 차이점은 경락(經絡)과 병리의 포괄여부이다. 장부(臟腑)는 해부학적인 장기(臟器)일 뿐만 아니라 '기능단위'까지 말하는 것이다.

3. 『황제내경(黃帝內經)』에서 장상과 관계 있는 기술

『내경(內經)』에서 장상과 관계 있는 기재는 장상의 내용을 확정하고 있다. 이것은 『내경(內經)』의 장상학설을 이해하는 기본 방법이다. 황원어(黃元御)는 『소령미온(素靈微蘊)』에서 이 방법을 이용하여 『장상각(藏象角)』을 지었다.

(1) 경락(經絡)은 장상의 내용 중 하나이다

『소문(素問)·조경론(調經論)』에서 "심(心)은 신(神)을 장(藏)하고, 폐(肺)는 기(氣)를 장(藏)하고, 간(肝)은 혈(血)을 장(藏)하고, 비(脾)는 육(肉)을 장(藏)하고, 신(腎)은 지(志)를 장(藏)하여, 이에 형(形)을 이룹니다. 지의(志意)가 통(通)하고 안으로 골수(骨髓)에 연(連)하여서 신형(身形)·오장(五臟)을 이룹니다. 오장(五臟)의 도(道)는 모두 경수(經隧)에서 출(出)함으로써 혈기(血氣)를 행(行)합니다"[7]라고 하였다. 오장(五臟)의 기능이 온몸에 연관되는 것은 모두 경락운행(經絡運行)과 기혈관통(氣血貫通)의 힘에 의존한다. 이로 인해 경수(經隧)를 "오장지도(五臟之道)"라고 칭한다. 그 글에서는 또 질병의 귀류각도에 따라 "오장(五臟)의 오맥(五脈)일 뿐이다"라 하였다.

『영추(靈樞)·경별(經別)』에서는 "사람은 천도(天道)에 합당하니 안으로는 오장(五臟)이 있어 이로써 음양(陰陽)·오색(五色)·오시(五時)·오미(五味)·오위(五位)에 응하고, 밖으로는 육부(六腑)가 있어 육률(六律)에 응한다. 육률(六律)은 음양(陰陽)의 모든 경(經)을 세우니 12월(月)·12진(辰)·12절(節)·12경수(經水)·12시(時)·12경맥(經脈)으로 합해진다. 이것이 오장육부(五臟六腑)가 천도(天道)에 응하는 바이다"[8]라고 하였다. 경맥(經脈)은 장부(臟腑)의 아래에 위치하니 오음(五音)·오색(五色)·12경수(經水) 등과 병렬된다.

『영추(靈樞)·경수(經水)』에서는 "경맥(經脈) 12가지는 밖으로는 12경수(經水)에 합해지고 안으로는 오장육부(五臟六腑)에 속한다. …… 오장(五臟)은 신기(神氣)·혼백(魂魄)을 합하여 장한다. 육부(六腑)는 수곡(水穀)을 받아 그것을 행하며 기(氣)를 받아 드러낸다. 경맥(經脈)은 혈(血)을 받아 영양한다"[9]라고 하였다. 경맥(經脈)이 오장육부(五臟六腑)

---

7) 心藏神, 肺藏氣, 肝藏血, 脾藏肉, 腎藏志, 而此成形. 志意通, 內連骨髓, 而成身形五臟, 五臟之道, 皆出于經隧, 以行血氣.(上同, pp.345~346)

8) 人之合于天道也, 內有五臟, 以應五音, 五色, 五時, 五味, 五位也. 外有六腑, 以應六律. 六律建陰陽諸經, 而合之十二月, 十二辰十二節, 十二經水, 十二時. 十二經脈者, 此五臟六腑之所以應天道.

9) 經脈十二者, 外合于十二經水, 而內屬于五臟六腑. …… 五臟者, 合神氣魂, 魄而藏之.

에 속하므로 그 기능 특징을 논술할 때 먼저 오장(五臟), 그 다음으로 육부(六腑), 마지막엔 경맥(經脈)으로 명확한 순서가 있다. 이러한 종속적인 관계를 볼 수 있다.

『소문(素問)·경맥별론(經脈別論)』에서는 "식기(食氣)가 위(胃)에 들어가면 탁기(濁氣)가 심(心)에 되돌아가서 정(精)을 맥(脈)에서 침습합니다. 맥기(脈氣)가 경락에 흘러가서 경기(經氣)가 폐(肺)에 되돌아가면 폐(肺)가 여러 맥을 거느리고, 정(精)을 피모(皮毛)에 연결시킵니다. 모(毛)와 맥(脈)이 정(精)을 합(合)하여 부(府)에 기(氣)를 행(行)하면 …… 음(飮)이 위(胃)에 입(入)하면, 정기(精氣)를 흘러 넘쳐서 위로 비(脾)에 연결하고, 비기(脾氣)는 정(精)을 흩뜨려서 위로 폐(肺)에 되돌아가며, 폐(肺)는 수도(水道)를 통조(通調)하고 아래로 방광(膀胱)에 연결합니다. 수진(水津)이 사포(四布)함에 오경(五經)이 병행(幷行)하니", "태양장(太陽藏)은 무엇을 상(象)하였습니까? …… 태음장(太陰藏)은 박(搏)하니, 복고(伏鼓)를 말함입니다. 이음(二陰)은 박지(搏至)하니, 신(腎)은 침(沈)하고 부(浮)하지 않습니다"10)라고 하였다. 비록 '경맥(經脈)'이라는 이름의 편이지만 내용은 장부(臟腑)를 떠나지 않는다. 수진(水津)이 몸의 사방으로 퍼지고, 아울러 오장(五臟)의 경맥(經脈)에 행한다. 비록 '태양(太陽)'·'양명(陽明)'·'태음(太陰)' 등 경맥(經脈)으로써 맥의 '상(象)'을 주로 논했지만 경맥(經脈)을 '장(臟)'으로 칭하였다. 그 '이음(二陰)'은 명확히 말해 '신(腎)'에 속한다.

『영추(靈樞)·경맥(經脈)』의 십이경맥(十二經脈)의 명명은 모두 장부(臟腑)를 처음으로 하였는데, 각 경(經)은 다른 장부(臟腑)에 나뉘어 배속되었다. 예를 들면 "폐수태양(肺手太陽)의 맥(脈)은 …… 폐(肺)에 속한다", "대장수양명(大腸手陽明)의 맥(脈)은 대장(大腸)에 속한다"11) 등

六腑者, 受水穀而行之, 受氣而揚之. 經脈者, 受血而營之.

10) 食氣入胃, 濁氣歸心, 淫精于脈. 脈氣流經, 經氣歸于肺, 肺朝百脈, 輸精于皮毛. 毛脈合精, 行氣于府, …… 飮入于胃, 游溢精氣, 上輸于脾, 脾氣散精, 上歸于肺, 通調水道, 下輸膀胱. 水津四布, 五經幷行. 太陽藏何象. …… 太陰藏搏, 言伏鼓也. 二陰搏至, 腎沈不浮也.(上同, pp.140~142)

11) 肺手太陰之脈, …… 歸肺, 大腸手陽明之脈, …… 屬大腸.

이다. 그러므로 경맥(經脈)은 장부(臟腑)에 종속된다고 할 수 있다.

상술한 경문(經文)으로써 이미 경맥(經脈)은 장부(臟腑)에 속한다고 할 수 있으므로 경락(經絡) 또한 당연히 '장상학설'에 속한다. 그러나 경락(經絡)학설이 상대적인 독립성을 가지고 있으며 이로 인해 고금 서적의 서술 방식상 경락(經絡)과 장상은 병렬적이라고 할 수 있다.

(2) 병리를 장상의 내용으로 보는 것은 옳지 않다

『내경(內經)』에서 장상을 논한 문장 중에 어떤 것은 단순히 생리기능 및 그 관계를 논하였다. 예를 들면 『소문(素問)·영란비전론(靈蘭秘典論)』 등은 적지 않은 편 중에서 장부경맥(臟腑經脈)의 생리를 논할 때 병리와 연계하여 장상에 대한 인식상의 하나의 불일치를 이끌어 내었다. 이에 대하여 양방면으로 분석을 시도하였다. 그 첫째는 경문(經文)에서는 생리와 병리를 함께 논술하였는데, 주로 고대 조건 및 인식 방법과 유관하다는 것으로, 즉 어느 정도 병리변화의 도움을 받아 비로소 생리기능을 비교적 명확하게 밝히었다는 것이다. 『소문(素問)·옥기진장론(玉機眞臟論)』에서 "선(善)함은 능히 얻어 볼 수 없으나, 악(惡)함은 능히 볼 수 있습니다"[12]라는 문장은 이러한 뜻을 품고 있다. 비록 생리기능을 논술하는 것이 어떤 때는 병리로서 '반증(反證)'하지만 그것은 주로 생리문제를 설명하는 것이다. 두번째는 『내경(內經)』중에는 그밖에 '병기(病機)'라는 말이 있는데 병리는 당연히 병기(病機)의 범주에 속한다. 이러한 점은 중의계에서 커다란 상이점이 없는 것처럼 보이게 하는데, 예를 들면 제2판 『내경강의(內經講義)』에서 장상은 병리를 포괄한다고 하였지만 '장상(藏象)' 중에는 병리에 대하여 매우 적게 논하고 있으며 '병인병기(病因病機)' 중에 '병리' 일장이 명확하게 전례되어 있다. 이와 마찬가지로 제5판 교재 또한 '장상'과 '병인병기(病因病機)' 이 두 가지 학설은 각각 한 장씩을 차지하고 있다. 이러한 '병리'를 동시에 두 가지 학설의 연구대상으로 간주하는 것은 당연히 타당성이 부족하다.

---

12) 善者不可得見, 惡者可見.(上同, pp.120~123)

(3)『황제내경(黃帝內經)』 중 장상을 토론한 편장(篇章)

장상의 내용은『내경(內經)』의 여러 편과 문장 중에 산재되어 있다. 『임응추론의집(任應秋論醫集)·종내경담장상학설(從內經談藏象學說)』에서는 비교적 명확하게 선택하고 기록하여 널리 참고할 수 있다.

『소문(素問)』 부분 : 「상고천진론(上古天眞論)」·「금궤진언론(金匱眞言論)」·「음양응상대론(陰陽應象大論)」·「영란비전론(靈蘭秘典論)」·「육절장상론(六節藏象論)」·「오장생성론(五臟生成論)」·「오장별론(五臟別論)」·「경맥별론(經脈別論)」·「장기법시론(臟氣法時論)」·「선명오기론(宣明五氣論)」·「태음양명론(太陰陽明論)」 등 모두 11편.

『영추(靈樞)』 부분 : 「본수(本輸)」·「사기장부병형(邪氣臟腑病形)」·「수요강유(壽夭剛柔)」·「본신(本神)」·「골도(骨度)」·「오십영(五十營)」·「영기(營氣)」·「맥도(脈度)」·「영위생회(營圍生會)」·「사전(師傳)」·「결기(決氣)」·「장위(腸胃)」·「평인절곡(平人絶穀)」·「해론(海論)」·「오륭진액별(五癃津液別)」·「오열오사(五閱五使)」·「음양청탁(陰陽淸濁)」·「본장(本臟)」·「오색(五色)」·「논용(論勇)」·「천년(天年)」·「오미(五味)」·「위기실상(圍氣失常)」·「오미론(五味論)」·「오음오미(五音五味)」·「위기행(圍氣行)」·「대혹론(大惑論)」 등 모두 28편.

(4) 장상을 토론한 여러 편의 주요 내용

오장(五臟)과 천지음양(天地陰陽)·사시(四時)는 서로 유관하다. 예를 들어『영추(靈樞)·본장(本臟)』에서는 “오장(五臟)은 천지(天地)와 연관되고 음양(陰陽)에 부합되며 사시(四時)에 연계되고 오절(五節)과 화(化)한다”[13]라고 하였다.

장부(臟腑)는 상합하고 음양(陰陽)을 분별하여 각 장부(臟腑)의 음양(陰陽)은 다소 차이가 있다. 이를테면『소문(素問)·금궤진언론(金匱眞言論)』에서는 “장(臟)은 음(陰)이 되고, 부(腑)는 양(陽)이 된다”[14]고 하였고,『영추(靈樞)·본수(本輸)』에서는 “폐(肺)는 대장(大腸)과 합(合)

---

13) 五臟者, 所以參天地, 副陰陽而連四時化五節者也.

14) 臟者爲陰, 腑者爲陽.(上同, pp.36~37)

하고, 심(心)은 소장(小腸)과 합하고, 간(肝)은 담(膽)과 합하고 비(脾)는 위(胃)와 합하고, 신(腎)은 방광(膀胱)·삼초(三焦)와 합한다"[15]고 하였다. 『영추(靈樞)·음양계일월(陰陽繫日月)』에서는 "심(心)은 양중태양(陽中太陽)이고 폐(肺)는 음중소음(陰中少陰)"이라고 하였으며, 「구침십이원(九鍼十二原)」에서는 "폐(肺)는 양중소음(陽中少陰), 간(肝)은 음중소양(陰中少陽), 비(脾)는 음중지음(陰中至陰), 신(腎)은 음중태음(陰中太陰)이다"[16]라고 하였다.

장부(臟腑)와 시간은 상응한다. 『소문(素問)·장기법시론(臟氣法時論)』에서는 "간(肝)은 춘(春)을 주(主)하고, 심(心)은 하(夏)를 주하고, 비(脾)는 장하(長夏)를 주하고, 폐(肺)는 추(秋)를 주하고, 신(腎)은 동(冬)을 주한다"[17]라 하였고, 『영추(靈樞)·순기일일분위사시(順氣一日分爲四時)』에서는 "조(朝)는 곧 춘(春)이고, 일중(日中)은 하(夏), 일입(日入)은 추(秋), 야반(夜半)은 동(冬)이다"[18]라 하였다. 간(肝)은 갑을일(甲乙日)에 응(應)하고, 심(心)은 병정일(丙丁日), 비(脾)는 무기일(戊己日), 폐(肺)는 경신일(庚辛日), 신(腎)은 임계일(壬癸日)에 응한다.

오장(五臟)으로 핵심을 삼고 오행(五行)학설을 이용하여 상관되는 사물에 대한 귀류연계를 진행하였다. 『소문(素問)·음양응상대론(陰陽應象大論)』, 『소문(素問)·금궤진언론(金匱眞言論)』 등 많은 편들에서 볼 수 있듯이 광범위하게 천(天)의 오시(五時)·오성(五星)·오기(五氣), 지(地)의 오방(五方)·오화(五化)·오미(五味)·오취(五臭)·오곡(五穀)·오색(五色)·오축(五畜)·오과(五果)·오채(五菜), 사람의 오관(五官)·오체(五體)·오화(五華)·오충(五充)·오신(五神)·오성(五聲)·오음(五音)·오액(五液)·오지(五志) 등을 연관시켰다.

오장(五臟)·육부(六腑) 및 기항지부(奇恒之腑)의 기능과 상호관계, 오장육부(五臟六腑)의 기능은 다수의 장상과 관련된 편들 중에서 볼 수

---

15) 肺合大腸, 心合小腸, 肝合膽, 脾合胃, 腎合膀胱與三焦.

16) 心爲陽中之太陽, 肺爲陰中之少陰. 肺爲陽中之少陰, 肝爲陰中之少陽, 脾爲陰中之至陰, 腎爲陰中之太陰.

17) 肝主春, 心主夏, 脾主長夏, 肺主秋, 腎主冬.(上同, pp.143~144)

18) 朝則爲春, 日中爲夏, 日入爲秋, 夜半爲冬.

있고, 기항지부(奇恒之腑)의 기능 특징은 『소문(素問)·오장별론(五臟別論)』에서, 셋의 상호관계는 『소문(素問)·영란비전론(靈蘭秘典論)』에서 가장 많이 볼 수 있다.

해부적 지식은 『영추(靈樞)·경수(經水)』, 『영추(靈樞)·평인절곡(平人絶穀)』, 『영추(靈樞)·사전(師傳)』, 『소문(素問)·태음양명론(太陰陽明論)』 등 여러 편에서 보인다.

4. 장상의 개념 확정

『내경(內經)』과 유관한 문장으로부터 장상과 관계 있는 내용이 음양(陰陽)·오행(五行)·오장(五臟)·육부(六腑)·기항지부(奇恒之腑)·경맥(經脈)·정기신(精氣神)·형체(形體)·제규(諸竅)〔해부지식 포괄〕·인체와 천지사시(天地四時) 등의 항목을 포괄하고 있다는 것을 알 수 있다. 각 항목간의 상호관계와 상호관계의 기초 상에서 오장(五臟)을 핵심으로 하여 인체의 국부(局部)와 정체(整體)의 생리기능을 전면적으로 토론하였다.

그러나 '개념'의 확정은 반드시 '대상(對象)' 특유의 속성으로부터 이끌어내야 한다. 구체적으로 말해서 장상학설 특유의 속성을 반영하는 동시에 『내경(內經)』의 기타학설의 속성을 반영할 수는 없다. 그러므로 상술한 음양(陰陽)·오행(五行) 두 가지는 『내경(內經)』 이론체계의 전반부에 걸쳐 일관되어 있기 때문에 장상의 특유 속성이 될 수는 없다. 인체와 천지사시(天地四時)의 대응도 역시 『내경(內經)』의 이론 체계의 특징이므로 장상학설에만 있는 것은 아니다.

상술한 논술에 근거하여 '장상학설'에 대하여 다음과 같은 인식을 이끌어 낼 수 있다.

장상은 장부(臟腑)·경맥(經脈)·형체(形體)·관규(官竅)의 형태 구성, 생리활동 법칙 및 그 상호 연계를 연구하는 학설이며, 이는 『내경』의 한 구성부분으로 또한 중의이론의 기본 내용이다.

형태구성은 『내경(內經)』 중의 해부지식을 가리키는 것이다. 생리활동 법칙은 이 학설의 중심으로 그것은 오장(五臟)을 핵심으로 삼고 여러 부(腑)·경맥(經脈)·형체(形體)·관규(官竅)의 간(肝)·심(心)·비(脾)·폐(肺)·신(腎) 다섯 계통의 생리활동과 연관된다. 이 다섯 계통은 모두 천지사시(天地四時)·음양(陰陽)의 영향을 받을 뿐만 아니라 동시에 긴밀한 관계가 있어서 인체의 부분과 정체(整體)의 생리활동법칙을 이룬다.

장상학설의 내용은 오장(五臟)·육부(六腑)·기항지부(奇恒之腑)·경맥(經脈)·형체(形體)·관규(官竅)·정기신(精氣神)이다.

비록 경맥(經脈)과 정기신(精氣神)이 장부(臟腑)가 아니고, 형체관규(形體官竅)는 더욱 "안에서 장(藏)하고", "밖으로 드러나는 것"이 아니지만 이 몇 가지는 장상학설 중에서 장부(臟腑)에 속할 뿐만 아니라 또 '상(象)'이며 '볼 수 있다(可閱).' 때문에 모두 장상학설의 '개념'과 '내용' 중에 들어가며 위치는 마땅히 장부(臟腑)의 뒤에 있다.

역자 두리내리 4기 / 교정 구용만

원 저 : 중국의약학보 1993년 1기(93260111)
'藏象'的概念

요 점 : 장상학설은 『황제내경(黃帝內經)』 이론체계의 중요한 구성 부분으로 당대(唐代) 이래로 이 개념에 대한 의가들의 인식은 일치되지 못한 점이 많다. 본문은 『내경(內經)』 중 관련되는 부분들을 기초로 삼아 역대의 차이점들을 분별하고 고금의 연구 성과를 종합하여 장상의 자의(字意), 내용, 특징 등의 다방면에 걸쳐 논증을 하여 장상학설의 개념을 새롭게 정의하고자 한다. 장상은 장부(臟腑), 경맥(經脈), 형체(形體), 관규(官竅)의 형태 조직, 생리활동의 규율 및 그 상호 연계를 연구하는 학설로 이는 『내경(內經)』 이론체계의 하나의 구성부분이다.

주제어 : 『황제내경(黃帝內經)』의 장상 개념

장상학의 학습법

中基教研室 鄭紅斌

『중의기초이론(中醫基礎理論)』의 학과 학습에 대하여 말한다면 장상학설은 중요하고 또 비교적 내용 파악이 어려우므로 그것을 잘 학습하는 것은 중의 기초 자체를 이해하고 파악하는 것과 관계 있을 뿐만 아니라, 지금 이후의 중의학의 학습 전체에도 영향을 미친다. 그러므로 반드시 성실하게 대처하고 능통하게 이해하여야 한다. 필자는 아래 세 방면으로 단계를 나누어 학습을 진행하는 것이 당연하다고 여긴다.

1. 전면적으로 이해하되 책을 근본으로 한다

현재 가르치고 배우는 장상학설은 대부분 『중의기초이론』 교재 제5판을 채택하여 사용하는데, 학습 중에 이를 원본으로 삼아 자구(字句)에 따라 자세히 연구하여 기본개념·원류(源流)·기능작용과 특성의 의의 등의 내용을 이해하며, 종횡(縱橫) 두 방면에서 주의하여 파악한다.

세로 방향의 연구는 교재 배열 순서를 참고하여 이해하여야 하며, 하나 하나 격파(擊破)하여 장부분류(臟腑分類)에서부터 생리기능, 병리표현, 임상의의 등을 충분히 이해하여야 한다. 심(心)을 예로 들면, 해부적 형상, 역대 저술 중에 있는 총체적 개념뿐만 아니라, 심주혈맥(心主血脈)·주신명(主神明)의 2대 생리기능을 중점적으로 파악하여야 하고, 심주혈맥에 있어서는 또한 주혈(主血)·주맥(主脈)의 2대 부분을 이해하여야만 한다. 동시에 심기(心氣)·심혈(心血)·맥도(脈道) 3대 전제조건의 작용이 발휘되는 것을 알아야 하고, 인체 내에 있어서 혈액을 수송하여 장부를 영양하는 기관 조직의 작용 등 일련의 내용으로부터 시작하여 이해하고 기억하기 편리한 순차적 요점의 이치에 맞아야 한다. 나머지 오장육부에 있어서도 장부의 주요 생리 기능을 이것에 의거하여 세로 방향의 방법으로 교재 내용을 전면적으로 이해할 수 있으며 가르치고 배우는 대강의 요구를 이룰 수 있다.

가로 방향의 연계는 책을 통해 깊이 연구하는 데 있어서의 주의사항과 음양오행(陰陽五行) 장절(章節)간의 연계 및 본 장절(章節)간의 연계인데, 민첩하게 배운 내용을 파악하고 인상을 더욱 깊이 하는 것이다. 심(心)을 예로 들면, 심은 상초(上焦)에 있어서 양장(陽臟)이 되고, 그 기능은 추동혈행(推動血行)을 위주(爲主)로 하는데 곧 양기(陽氣)가 하는 바이며, 심양(心陽)은 군화(君火)에 속하므로 심은 '군주지관(君主之官)'이 되고 양(陽) 중의 양장(陽臟)이 된다. 심주혈맥은 심기추동(心氣推動), 심혈(心血)운행에 의지하며, 기혈(氣血)간에는 일음 일양이 상호 의존하여 작용하니 음양의 대립·통일·평형·협조는 주혈맥의 이러한 기능 발휘를 보증한다. 장부 기능상에 있어서 분석하면 심주혈맥은 심장 기능 자체에만 관련되어 있는 것이 아니라 폐(肺)의 상부(相傅), 간(肝)의 소설(疏泄), 비(脾)의 운화통섭(運化統攝) 및 신정생화(腎精生化) 등에도 필수적으로 관련되어 있다. 연계기제(聯系機制)를 분별 이해하고, 전면적 이해의 목적에 도달하며, 교재의 내용에 깊이 들어가서 견실한 기초를 다지면 책을 근본으로 하여 책을 벗어날 수 있다.

2. 책을 벗어나서 깊이 있게 연구한다

독서에서 기존의 설(說)에 얽매이지 않고 깊이 있게 연구하는 것을 귀중하게 여기는 것과 마찬가지로 장상이론을 학습하는 것도 교재의 내용만을 이해하고 깊이 있게 파고들지 않는 것에 만족하지 말고 교재를 단서로 하여 문제를 제기하고 연구하는 것을 중시하여야 한다. 이렇게 함으로써 종횡 두 방면으로 깊이 있게 파악할 수 있다.

예를 들면, 신주신명은 심에 정신(情神, 情志) 즉, 의식사유활동을 주로 담당하는 기능이 있다는 것을 가리킨다. 그렇다면 과연 정지(情志)·의식(意識)·사유(思惟) 삼자는 구별이 없으며, 중의학은 심신(心神)과 오장신(五臟神), 오지(五志)의 관계를 또한 어떻게 인식하겠는가? 이러한 문제를 해결함으로써 비로소 심주신명의 개념을 깊이 있게 파악할 수 있게 된다. 중의(中醫) 정지에 있는 희노우사비공량(喜怒憂思悲恐驚), 즉 간칭하여 칠정(七情)이라고 하는 것은 인체의 객관적 외계 사물에 대한 다른 정서 반응이다. 의식이 유의식과 무의식 두 가지로 나뉘는 것은 인체의 객관적 현실에 대한 반응인데, 고인은 전자를 혼(魂), 후자를 백(魄)이라고 칭하였으며 간과 폐, 두 장이 장납(藏納)하는 것으로 나누어 귀속시켰으므로 '간장혼(肝藏魂)', '폐장백(肺藏魄)'이라는 설이 있다. 사유는 즉 '심(心)'의 객관적 사물에 대한 개괄적인 반응으로서 '심(心)'이 물질적 기초가 되고 의지사려지(意志思慮智)의 일정한 순서가 있는데, 『영추(靈樞)·본신(本神)』에서 상세하게 볼 수 있다. 이상의 다른 내포(內包)된 의미를 명확히 한 후에 심신이 오장의 신경을 통솔하고 정신·정지는 심에 의하여 주관된다는 것을 더욱 깊이 있게 이해하여 '신명지심(神明之心)'의 심층적인 함축 의의를 파악하게 된다.

이른바 횡적으로 깊게 들어간다는 것은 교재 내용 자체의 대조 연구를 주로 중시하여야 하는 것으로서 이론을 이끌어 내는 데 있어서 통일시킬 수 없으며, 심지어는 상호 모순의 부분까지 이르게 되는 것이다. 비주운화(脾主運化)를 예로 들면 교재의 인식은 수곡(음식물)을 소화하여 정미(精微)가 되게 하고, 아울러 정미물질을 전신에 수송하는 작용을 가리킨다. 이와 같이 수곡을 운화하는 것이 곧 음식물을 운화하여 정미로 만드는 것을 말한다면 아래의 문장에서 말하는 수액 운화는 또한 어떻게 그 흡수, 전수(轉輸), 포산(布散) 작용을 나타내겠는가? 또한 수곡 두 자는 수와 곡에 응하는 것이지 단지 음식물의 수곡을 가리키는 것은 아니다. 진일보하여 비주승청(脾主升淸)의 연계는 수곡정미 등의 영양물질의 흡수와 심폐두목(心肺頭目)으로 상전(上轉)하여 기혈을 화생(化生)하는 작용을 가리키는데, 즉 승청의 정미는 음식물의 정미 이외에 몇 종의 영양물질이 흡수되어 상전되는지를 알 방법이 없으며 승청과 운화작용은 어떠한 구별이 있는지 이해할 수가 없다. 운화는 정미를 전수(轉輸)하는 기능이 있으며, 승청은 정미를 승수(升輸)하는 작용이 있는데, 이들 둘은 이름은 다르되 실제로는 같으면서도 모호하다. 그러므로 깊이 연구하고 유관한 자료를 조사하면 비의 승청은 곧 운화 기능의 특성을 말하는 것으로 비에 속하여 승을 관건으로 삼는 특징을 말한다는 것을 알 수 있다. 운화와 승청은 하나는 기능, 하나는 특성이 되는데 이와 같이 한계의 구분이 비교적 분명하면 이해하는 데 있어서도 교재에 비하여 더욱 깊이 들어갈 수 있으며 아울러 더욱 잘 둘의 관계를 파악하게 된다.

당연히 종횡으로 연계하여 깊이 들어가는 방법은 종합적으로 운용하여야 하는데, 각종 원인으로부터 교재 중의 문제를 제기하여 의문을 갖고 해(解)를 구해야 하는 부분이 매우 많으며, 장부기능론, 즉 폐는 선발숙상(宣發肅降)과 통조수도(通調水道)를 주관하며, 치절(治節)을 주관하고 백맥(百脈)을 조(朝)한다, 간은 소설을 주관하고 기기(氣機)를 조창(調暢)시키며 정지를 조절하고 운화를 촉진시킨다, 신은 선천의 정과 후천의 정을 저장한다는 등의 이론은 모두 깊이 있게 토론할 만한 가치가 있다. 이러한 문제를 해결하여 학습 중에 기존의 설에 얽매이지 말고 대담하게 의문을 갖고 종횡으로 연계하여야 비로소 깊이 있고 투명하게 배울 수 있으며 나아가서는 교재를 심화시키고 중의 이론을 발전시켜 책에서 벗어나 책을 뛰어넘을 수 있게 된다.

3. 충실히 제고(提高)하여 책을 뛰어넘는다

전면적으로 이해하고 깊이 있게 연구하는 동시에 우리들은 의문이 있는 어려운 문제의 해결에 노력하여야 한다. 광범위하게 자료를 조사, 열람하고 성실하게 고찰한 후에 자기의 견해를 제출하고 교재의 내용을 충실하게 하여 최종적으로 자기의 이론 수준을 제고하여야 한다. 이렇게 함으로써 우리들의 학습 연구의 목적에 도달한다.

장상(藏象) 두 자를 예로 들면 교재의 단서에 근거하여 『소문(素問)·육절장상론(六節藏象論)』을 조사하면 그 원래 출처가 황제와 기백의 문답이라는 것을 알 수 있다. "황제가 묻기를, 장의 형상은 어떠합니까? 기백이 답하길, 심(心)이라는 것은 생의 근본이며 신(神)의 변화입니다. 그 영화(榮華)가 얼굴에 있고, 그 충만함은 혈맥에 있어서 양(陽) 중의 태양(太陽)이 되고 하기(夏氣)에 통하며 …… "[1]라는 경문의 뜻을 고찰하여 그것이 인체의 생기(生機)가 천지 자연의 이치에 근본을 두고 있음을 제시한다는 것을 알 수 있게 되며, 내장의 생리·병리 현상 이외에도 또한 자연 기후와의 상(象)의 비교 연계를 중시하고, 또 장상의 내원(來源)을 조사하여 고대의 해부 지식과는 불가분의 관계이며 『내경(內經)』『난경(難經)』에도 모두 이에 대한 논술이 있다는 것을 알 수 있다. 그러므로 '상'의 함축적인 의미를 명확히 하여 생리·병리 표현 이외에도 항상 해부 형상과 자연과의 상의 비교, 이 두 가지 종류의 함축적인 의미를 포괄하여야 한다. 그리고 '장(藏)' 자는 인체 내의 장부 기관에 저장되는 것을 가리킬 뿐만 아니라, 또한 정혈진액(精血津液) 등의 모든 물질의 장납(藏納)을 포함하며 내부 장부 활동의 규율을 모두 가리킨다. 위의 사항을 종합 분석하여 교재 각론이 포함하여 논술한 해부·생리·병리·지(志)·액(液)·규(竅) 등의 내용에 대한 연구를 반증(反證)하고, 교재 중의 장상학설 개념에 대하여 거듭 새로운 정리를 함으로써 자기의 견해를 제출해야 한다. 가장 간단한 정의는 아래와 같이 내릴 수 있다. "상의 변화를 통하여 장의 변화 규율을 연구하는 학설이다." 반복하여 개괄하면 다음과 같다. "인체 장부 해부 형태, 생리 병리 현상 및 인체와 자연 관계에 대한 관찰을 통하여 체내의 각 장부 활동 규율을 연구하는 학설이다." 이와 같이 부단히 또한 전면적으로 장상학설의 내용을 개괄하고, 또한 개념을 더욱 과학적으로 정확히 하여 학습을 파악하고 깊이 제고하여 목적에 도달하게 된다.

---

1) 黃帝問曰, 藏象何如? 岐伯對曰, 心者, 生之本, 神之變也. 其華在面, 其充在血脈, 爲陽中之太陽, 通于夏氣. ……

총결하면 우리들은 오직 순서에 따라 점차적으로 나아가고 성실하게 본서(本書), 출서(出書), 장서(長書)의 삼 단계의 학습을 함으로써 장상 이론을 너욱 잘 이해하고 파악하고 장상학설을 학습하여 중의 학습을 위한 견실한 이론적 기초를 쌓아야 한다.

역자 전석수 강석우 김현구 서영찬 / 교정 구용만

원　저 : 절강중의학원학보 1992년 6기(92236032)
如何學習藏象學

요　점 : 본문은 장상학설(藏象學說)을 어떻게 하면 잘 학습할 수 있을 것인가를 교재에 근거하여 제출하였으며, 교재를 전제 조건으로 본서(本書), 출서(出書), 장서(長書)의 삼단계의 학습 연구 방법으로 심화시켰는데, 즉 전면적으로 이해하되 책을 근본으로 한다, 깊이 있게 연구하여 책에서 벗어난다, 충실하게 제고(提高)하여야 책을 뛰어 넘는다는 것이다. 글 중의 각 단계는 또한 분별하여 종횡연계(縱橫聯繫), 종합운용(綜合運用) 등의 방면에서 실례를 들어 명백히 논술하였다.

주제어 : 장상학설 / 학습방법

장상학의 오장과 해부학의 오장에 대한 구분

1994年級研究生 田進文

어떠한 학술 연구라도 정확한 개념이 없다면 반드시 혼란스럽고 질서가 없는 논리에 빠지게 될 것이다. 중의학은 이 문제에 있어서 결함이 있다. 수천 년 동안 논리형식이 결핍되어 한 단어가 여러 뜻을 가지거나, 여러 단어가 하나의 뜻을 나타내거나 중의학과 현대 생리·해부학의 개념이 혼동되는 현상이 발생하였다. 이러한 것들은 중의(中醫)의 발전에 매우 좋지 않은 영향을 끼쳤다. 중의 용어(中醫用語)를 정리하는 것은 중의학이 진정한 과학으로 성립되기 위해서 필수적인 동시에 이 문제의 해결이 중의학의 학문적 장애를 없앤다고 깊게 인식했다. 이 글은 계통론적 관점에 따라 오장(五藏)의 본질 및 그 기본 개념에 대해 토론을 하고 있다.

1. 중서의(中西醫) 개념의 적용 및 그 학술 오류

중의 기초 이론의 현대적 연구 방법 중 하나의 잘못된 구분은 바로 해부 개념과 장상 개념이 섞여서 분명하지 못하게 심(心)·간(肝)·비(脾)·폐(肺)·신(腎)의 다섯 자가 중서(中西) 두 의학의 학술 체계의 교류 가운데에 남용되고 있다는 것이다. 예를 들어, "간주소설장혈(肝主疏泄藏血)"을 해부학적 간장(肝臟)이 소설(疏泄)을 주관하고 혈(血)을 저장한다고 잘못 이해했다. 중의장상학설(中醫藏象學說) 중에서 한 장부의 생리 기능은 현대 해부 생리학 중 몇 개 장기의 생리 기능을 표현할 수 있다. 그런데 현대 해부 생리학 중의 한 장기의 생리 기능은 또한 장상학설에서의 몇몇 장부의 생리 기능의 일부로 나눌 수 있다. 이런 종류의 인식은 단지 하나의 보조적인 설명일 뿐, 더욱 발전되어 중의 과학 사상 원칙이 되지는 못했다. 실제 작업 중에서도 계속해서 장상(藏象)개념과 해부(解剖)개념을 명확하게 구분해 오지는 못했다. 예컨대 『중의기초이론(中醫基礎理論)』 교재 중에서 심(心)·간(肝)·비(脾)·폐(肺)·신(腎)은 모두 명확한 해부 위치를 나타내고 또한 동명(同名)의 해부 장기의 위치에 상용하여 사상의 혼란을 이루었다. 중서의(中西醫) 장부 명칭의 상동(相同)은 서의동점(西醫東漸)시에 용어의 번역으로부터 조성되었고, 이러한 착오는 대대로 중의 연구자들에게 선입관을 유발시켰다. 해부학의 심(心)·간(肝)·비(脾)·폐(肺)·신(腎)은 대응하는 장상학의 심(心)·간(肝)·비(脾)·폐(肺)·신(腎)과 관계가 밀접하고, 심지어 동등하게 취급되었다. 이러한 인식은 일찍이 중서회통학파(中西匯通學派)에서 이미 처음으로 단서를 이룬다. 예를 들면 주패문(朱沛文)은 "통할 수 있는 것만을 통하게 하는 것은 그것과 서로 다른 것이 있으니 억지로 통하게 하지는 않는다"[1]라는 원칙에 근본 하여 통용하기 시작했지만 중서의(中西醫) 개념 적용의 착오를 범하였다. 『화양장상약찬(華洋藏象約纂)』의 "비통혈(脾統血)"을 논한 데에서 "비에는 점점 커지는 맥관이 들어 있는데 그 속에는 위에서 시작하여 간에 들어가는 돌아가는 혈관이 있다. 비의 공용은 사람은 알지 못하지만 대략적으로 잉여분의 혈이 왕래하도록 수취하여서 동맥을 조절하여 장부를 확보한다. 질이 매우 연약하여 혈을 많이 받으면 커지고, 혈을 작게 받으면 작아진다"[2]라고 씌어 있다. 이에 근거하여 "양의(洋醫)학설에 있어서 통혈의 뜻이 더욱 분명하다"고 결론을 얻었다. 여기에는 장상학적 비장(脾臟)과 해부학적 비장(脾臟)이 혼동된 하나의 예이다. 그 후 오늘날까지 상술한 사상은 이미 상당한 규모의 연구 방향을 이루었다고 인식되어 많은 새로운 성과와 인식을 낳았다. 예를 들면

1) 通其可通, 存其互異, 不求强通.

2) 脾中有稍壯發脈管入之, 其內有回血管由胃后入肝. 脾之功用, 人所未知, 大約收聚往來余剩之血, 以寬閉動脈而保擴臟腑. 質甚軟, 接血多時則大, 接血小時則小.

비타민 A를 통해 간(肝)과 눈의 관계를 논증하여 중의(中醫)의 "간개규어목(肝開竅於目)" 이론에 하나의 근거가 되었고, 골격과 칼슘 대사에 참여하는 조절물을 통해 중의(中醫)의 "신지합골야(腎之合骨也)"를 분명히 논증했다. 그런데 이러한 유형의 연구는 중의(中醫)의 간신본질(肝腎本質)은 모르고 명칭이 같다는 데에서 출발하여 서의(西醫)해부학의 간(肝)과 안(眼), 신(腎)과 골(骨)의 관계가 간장(肝臟)과 안(眼), 신장(腎臟)과 골(骨)의 관계라고 한 것이다. 어떤 사람은 심지어 간신복합증(肝腎複合證) 등의 병증은 중의(中醫)의 간신동원(肝腎同源) 이론의 병리적인 면으로 하나의 믿을 만한 근거라고 생각했다. 이런 형이상학(形而上學)적인 곳에 현대 생리학적인 지식을 이용하여 중의로 보는 연구 방식은 결코 중의 이론을 계통적으로 드러낼 수 없으며 이것은 정상적 과학 사상의 발전에 장애가 되었다.

2. 중의(中醫) 오장의 계통질(系統質) 속성

계통 사유 방법은 우리들에게 상술한 혼란을 피하고 다방면의 고찰을 통하여 오장(五藏)의 본질이 계통적인 데에 속하고 해부학적인 것이 아님을 나타낸다. 계통질(系統質)은 다만 계통적인 유기체 수준에서의 속성·기능·행위에 있다. 해부질(解剖質)은 해부 수단을 통하여 관찰한 생물체의 형태 구조를 가리킨다. 중의학의 장상이론은 그 산생(産生) 근원을 따라서 세 가지 방면의 기초가 있다. 첫째는 고대의 해부지식이고, 두번째는 장기간의 인체 생리 병리 현상의 관찰이며, 셋째는 반복적인 의료 실적으로 병리 현상과 치료 효과의 대응을 통해서 유기체의 여러 가지 생리 기능을 분석하고 반증한다. 역사의 발전과 더불어 중의학의 고대 해부 용어는 그 해부학적인 의의에 있어서 점차 약화되었고, 그로 인해 중의학은 몇 천년의 발전 과정 중에 또한 해부학 발전의 과정을 따라서 발전하지 못하고 주로 뒤의 두 가지의 지배하에 사외췌내(司外揣內), 원물비류(援物比類)와 경험 반증 등의 방법을 통해서 끊임없이 원래 있던 해부 용어에 새로운 내용이 증가하게 되어 점차 오늘날의 서양 의학의 형연부동(迥然不同)한 의학 체계를 성립했다. 그것의 인체에 대한 인식은 결국 기능적인 것이지 해부적인 것은 아니다. 그러한 발전은 모두 유기체 활동에 대한 관찰과 사고에서 근본을 삼고, 반복적인 의료 경험으로써 표준을 삼은 끊임없는 경험과 발전이다. 중의(中醫) 해부 방면의 내용과 장상 이론의 본질은 상당히 멀리 떨어져 있다. 중의(中醫)의 보신(補腎)은 절대적으로 신장 비뇨 기능을 개선하는 것이 아니라 소간(疏肝)함으로써 다른 해부 장기들이 변화하도록 하는 것으로, 간장(肝臟)과는 특수한 관계가 있지는 않다. 구체적으로 매우 깊은 사유 형태가 있는 중의학 이론이 어떻게 현대 생명 과학과 서로 통일되는가? 필자는 바로 오장(五藏)이라고 여기고 필수적으로 오장(五藏)의 본질 속성을 분명히 하고 그 본질성의 내용을 밝히고 발전시켰다. 시스템적인 생명관에서 인체는 하나의 나눌 수 없고 환원할 수 없는 어떤 단계적인 계통정체(系統整體)이다. 중의 장상 이론은 바로 인체의 분할이 아니고 '유저내필형서외(有諸內必形諸外)'의 사고 방향에 근거하여 사람이 유기적 전체임을 인식했다. 이것은 오장(五藏)으로써 중심을 삼는 정체 관념으로 오장(五藏)간의 관계를 강조하는데, 예를 들면, 심신상교(心腎相交), 토득목이달(土得木而達), 폐주호기(肺主呼氣), 신주납기(腎主納氣) 등등이다. 이것은 "전체는 부분과의 조화를 이루어 커진다"는 논단에 바로 부합되니 정체 곧 유기체는 심신상교(心腎上交), 토득목이달(土得木而達), 폐주호기(肺主呼氣), 신주납기(腎主納氣) 등 이러한 부분간의 관계를 포함하는 전체이다. 계통 운동은 일종의 관계되는 운동으로 장상 이론 중에 있어서 음양 오행 학설 자체를 관통하여 계통 운동의 정체성(整體性)·연계성(聯系性)·유서성(有序性)·동태성(動態性)을 드러냈다. 오장 기능은 반드시 음평양비(陰平陽秘), 생극유도(生克有度)에 두고 비로소 건강을 생각할 수 있다. 병리는 간비부조(肝脾不調), 심신불교(心腎不交), 수불함목(水不涵木) 등의 대량 운동을 통과하는 기능 관계에서 드러나기 시작했다. 중의오장(中醫五藏)은 실제로 인체에 다섯 가지 방면의 기능의 개괄이고 이런 기능 변화는 유기적이어서 그것은 다만 사유하는 가운데에 구분하기 시작할 수 있으며 서의학(西醫學)이 나타내는 해부에 의해 분리할 수 없으므로 곧 "의자의야(醫者意也)"라고 하여 서의학(西醫學) 내의 장기의 기능 해부와는 다르다. 계통론에서는 이러한 종류의 정체로부터 분할할 수 없는 것을 '개념단원'이라는 소계통이라고 하였다.

중의 오장은 곧 다섯 개의 개념 단원으로 그것의 본질은 기능적이고, 사람의 하나의 계통질(系統質)이다. 장상(藏象)이론은 모두 기능론을 따라 오장(五藏)계통을 서술한 것으로 예를 들면 간주소설장혈(肝主疏泄藏血), 비주운화통혈(脾主運化統血) 등이다. 소설(疏泄)·장혈(藏血)의 기능을 빼고는 간(肝)을 논할 수 없고, 운화(運化)·통혈(統血)의 기능을 빼고는 비(脾)를 논할 수 없다. 중의적인 시각에서 보면 죽은 사람은 오장(五藏)이 없다. 소설·장혈·운화·통혈 등은 오장(五藏)의 기능으로부터 나온 것뿐만 아니라 오장(五藏)기능 자체에 있어서 바로 오장(五藏) 자신이기도 하다. 중의 이론은 초기의 해부질의 내용을 따라 발전하여 현재의 계통질의 내용이 되어 "형태가 활동성이 있는 것으로 만들어져서 실제적으로는 과정이다"[3]는 이론에 대해 생동감 있게 나타냈다. 중의 장상이론은 초기 형성 과정 중에 있어서 심(心)·간(肝)·비(脾)·폐(肺)·신(腎)은 모두 해부학 상의 의의를 갖추고 있다. 다만 근래에 중의(中醫)의 심(心)·간(肝)·비(脾)·폐(肺)·신(腎) 오장(五藏)의 명칭은 겨우 고대 해부학의 잔재가 내려온 하나의 언어 흔적일 뿐이다. 그 내용은 이미 해부 범위를 아주 벗어났고, 그것들은 실제적으로 기능의 대명사로 되어 각종 기능 분류의 하나의 줄임말이지 해부 구조물이 아니다. 예를 들어 고인(古人)이 표현상 사용한 심·간·비·폐·신에서 한 가지를 잡아서 기능적 구조에서 독립됨을 억지로 구한다면 우리들은 개념에 혼란이 오게 되고, 또한 장차 중의(中醫)의 진정한 정화를 잃어버리게 될 것이다.

---

3) 形態作爲活着的東西, 實質上就是過程.

3. 오장(五藏) 개념을 더욱 새롭게 규정하고 표현함

근대 서양 의학이 중국에 전입되었을 때 심·간·비·폐·신의 중의(中醫)개념은 서양 의학적 내용을 가탁하여 표현하게 되어 오장 명칭의 의미가 주로 서의학의 해부·생리의 내용으로 바뀌게 되었다. 일찍이 중의 장상이론의 기본 개념과 사유요소로 여겼던 심·간·비·폐·신은 이미 중의학 고유의 뜻을 회복하는 것은 상당히 어렵다고 생각하고 심지어는 설명하기가 불가능하다고 생각한다. 그래서 개념이 분명하지 않음을 피하고 사유를 분명하고 명확하게 하기 위하여 동시에 중의 오장(五藏) 내용의 본질적 속성을 반영하기 위해 다시 믿을 만한 지도 연구 작업을 위해서 여기에서는 의학 이론과 실천면에서 제의하여 장차 중의 장상학설의 오장(五藏)과 해부학상의 오장(五臟)을 명사 용어상에서 명확하게 구분될 수 있도록 했다. 즉 심장(心藏)·간장(肝藏)·비장(脾藏)·폐장(肺藏)·신장(腎藏)을 사용하여 중의의 전통적인 심·간·비·폐·신의 개념을 표현하고, 심장(心臟)·간장(肝臟)·비장(脾臟)·폐장(肺臟)·신장(腎臟)을 사용하여 해부학상의 심·간·비·폐·신의 개념을 표현했다. 또한 뒤의 것은 간체자로 쓸 수 있지만 중의 오장은 간체자로 쓸 수 없다. 인식의 출발점에 있어서 간장(肝藏)과 간의 관계는 결코 간장(肝藏)과 기타 4장부의 관계가 밀접한 것에 비교할 수 없다. 만약 미래의 작업 중에서 간장(肝藏)과 간 사이에 어떤 관계가 존재함을 명확히 증명하지 않은 상태라면 결코 그 명칭으로 인하여 간(肝) 자(字)를 공유하는 필연적인 결과는 아니다. 아직 현대적 의의에서 장상(藏象)의 본질을 분명하게 알지 못하는 상태에서 심장(心臟)의 나트륨 원소가 신장(腎臟)에서 강렬한 이뇨작용을 나타낸다고 간단하게 이해하는 것은 중의(中醫) 심신상교(心腎相交) 이론의 하나의 근거로는 절대적으로 부적당하다. 이런 종류의 연구는 다만 생리학상의 한 단계 발전으로 생각해야지 그것을 중의 이론의 과학적인 증명으로 여겨서는 안 된다. 글자의 사용이 서로 비슷한 데에서 진행된 중의 개념의 단순한 적용은 중의 장상이론의 현대적 연구가 상당히 표면화되도록 하였다.

4. 계통적 사유를 구체화하는 것은 중의 이론의 관건이다

몇몇의 의식 있는 학자들은 이미 중의 오장(五藏)의 계통질과 해부질의 구분에 관심을 기울이기 시작했다. 예를 들어 신장(腎臟)의 본질 연구에 대하여 신장은 시상하수·뇌하수체·부신피질의 기능축이고 갑상선·성선의 기능에 영향을 미친다고 이해했다. 새로운 개념이 학술적으로 구체화되는 데 있어서의 진정한 발전이다. 방법론적 연구가 의학 자신의 발전을 대체할 수는 없지만, 중의학 발전에는 중의 연구 방법에서 계통적 사유를 구체화하는 것이 요구된다. 과학 연구는 철학적 용어를 대신하여 사용할 수 없지만 철학적 사유가 아니고서는 안 된다. 마찬가지로 중의학의 연구에도 반드시 일정한 현대 계통론의 용어를 사용하는 것은 아니지만 계통적인 사유가 아니면 안 된다.

5. 결어

필자는 중의학 개념을 새롭게 정하는 것이 최근의 가장 중요한 일로 생각한다. 개념을 명확히 하고 내용의 속성을 분명히 이해하는 것은 매우 중요하다. 장상학적 오장(五藏)과 해부학적 오장(五臟)을 명확히 구별하기 시작하여 사유 요소의 명확한 분석에 이르도록 하였고, 또한 실제적으로 중의학의 특징을 반영했다. 간장(肝藏)은 주소설(主疏泄), 장혈(藏血)하는 인체 기능의 자(子)계통인데 반하여 간장(肝臟)은 인체에서 가장 큰 소화선과 해독 기관이라는 중서의(中西醫) 각각의 확립된 인식에 기반을 둔다면 진정한 중서의(中西醫)의 결합에 이로울 것이다.

역자 우현수 / 교정 구용만

원 저 : 산동중의학원학보 1995년 4기(95124221)
應區分藏象學五藏與解剖學五臟

요 점 : 최근의 중의 연구 방면에서 개념이 분명하지 못함으로 인해 야기된 중의 장상 이론의 인식 착오 및 이로 인하여 진행된 일련의 착오를 제기했다. 또한 계통적인 관점을 따라서 "오장의 기능은 바로 오장 자신이다"라는 의의를 나타내었다. 마땅히 중서 개념 혼동을 피하고 장상학적 오장(五藏)[4]과 해부학적 오장(五臟)[5]을 명확히 구분하여 오장(五藏) 개념에 다시 오장(五藏) 내용을 상당히 반영하도록 했다.

주제어 : 계통질(系統質) / 해부질(解剖質) / 오장(五藏 - 藏象學) / 오장(五臟 - 解剖學) / 이론 연구(理論研究)

4) 오장(五藏) : 심장(心藏), 간장(肝藏), 비장(脾藏), 폐장(肺藏), 신장(腎藏).
5) 오장(五臟) : 심장(心臟), 간장(肝臟), 비장(脾臟), 폐장(肺臟), 신장(腎臟).

장부의 기는 모두 승강출입이 있다

中醫診斷教研室 劉家義

중의학 중의 승강출입은 주로 장부 기의 운동 형식을 가리킨다. 그것은 인체 생명 활동의 기본 조건이며, 중의학 이론의 중요한 구성 부분이다. 역대 의가(醫家)는 이 이론을 비교적 중시했는데, 어떤 이는 좌승우강(左升右降)을 따라서 학설을 이루었다. 예를 들면 "간은 왼쪽에서 생기고 폐는 오른쪽에서 저장한다"[1]하므로, 간은 승을 주(主)하고 폐는 강을 주한다는 것이다. 어떤 이는 하승상강(下升上降)으로써 학설을 이루었는데, 예를 들면 간신(肝腎)은 아래에 있어 그 기(氣)는 상승〔升〕을 주관하고, 심폐(心肺)는 위에 위치하여 그 기(氣)는 하강〔降〕을 주관한다는 것이다. 어떤 이는 수승화강(水升火降)에 의하여 학설을 이루었는데, 예를 들면 심(心)은 화(火)에 속하여 마땅히 강(降)하고, 신(腎)은 수(水)에 속하여 마땅히 승(升)한다는 것이다. 어떤 이는 오행(五行) 특성에 근거하여 학설을 이루었는데, 예를 들면 목성(木性)은 생발조달(生發條達)이므로 간기(肝氣)는 승(升)을 주(主)하며, 금성(金性)은 청숙수렴(淸肅收斂)이므로 폐기(肺氣)는 강(降)을 주(主)한다. 어떤 이는 경락(經絡) 순환 규율에 근거하여 학설을 이루었는데, 심·폐·심포의 기는 강을 주하고, 대장·소장·삼초의 기는 승을 주하고, 위·담·방광의 기는 강을 주하고, 간·비·신의 기는 승을 주한다고 인식했다. 아울러 장부 표리 관계에 근거하여 "무릇 장의 기가 하강적이면 서로 표리적인 부의 기는 상승하며, 무릇 장의 기가 상승적이면 표리

---

1) 肝生于左, 肺藏于右.

적인 부의 기는 하강한다"[2]라고 제시하였다.

상술한 모든 이론은 다른 각도에 따라 장부의 기가 승강출입(升降出入)하는 기본 형식을 명백히 밝힌 것인데, 구체적으로 간·비·신·대장·소장·삼초의 기는 모두 승을 주하고, 심·폐·위·담·방광의 기는 모두 강을 주한다고 개괄할 수 있다. 이러한 인식은 대부분 일정한 이론 근거가 있어서 임상에 있어서도 지도(指導)하는 의의가 있다. 그러나 각 장부의 기화(氣化) 형식은 승이나 강에 얽매이는 것이 아니라, 마땅히 승강출입의 네 가지 면을 포괄해야 하는 즉 임의의 하나의 장부에 승강이 없을 수 없고, 출입도 없을 수 없다고 조심스럽게 생각한다.

1. 승강출입의 관계는 장부 기가 모두 승강출입이 있음을 결정했다

승강과 출입은 모두 두 가지의 상대적 개념이며, 사물의 상호 대립적인 두 종류의 운동 추향(趨向)과 속성에 대한 개괄이다. 장부의 승강출입은 바로 장부 기의 운동 형식에 대한 개괄이다. 승강의 기화 활동은 상반적이고 또 상성적이다. 바로 장개빈(張介賓)이 『유경(類經)』 중에서 "하늘에 땅의 기운이 상승하지 않으면 하강하지도 못하고, 땅에 하늘의 기운이 하강하지 않으면 상승하지도 못한다"[3]라고 하였으므로, 『소문(素問)·육미지대론(六微至大論)』에서 "기의 승강은 천지의 기운이 번갈아가면서 쓰이는 것이다"[4]라고 한 것과 같다. 또 승강의 발전이 일정 단계에 도달하고 일정한 조건하에서는 또한 각자 상반적인 운동 방향으로 전화(轉化)할 수 있다. 예를 들면 "청양(淸陽)은 하늘이 되고 탁음(濁陰)은 땅이 되며 지기(地氣)는 상승하여 구름이 되고 천기(天氣)는 하강하여 비가 되며 비는 지기(地氣)를 나게 하고 구름은 천기(天氣)를 나게 한다"[5]는, 즉 운우(雲雨)의 상호 변화로 승과 강이 서로

2) 凡是臟氣下降的, 他相表裏的腑氣則上升, 凡是臟氣上升的, 他相表裏的腑氣則下降.
3) 天無地之升, 則不能降, 地無天之降, 則不能升.
4) 氣之升降, 天地之更用也.
5) 淸陽爲天, 濁陰爲地, 地氣上爲雲, 天氣下爲雨, 雨出地氣, 雲出天氣.

인과(因果)와 상호 전화(轉化)됨을 설명한 것이다.

출(出)과 입(入) 역시 상반 상성적이어서 출(出)은 입(入)에 인(因)하고 입(入)은 출(出)에서 이루어진다. 출(出)이 없으면 입(入)할 수 없고, 입(入)이 없으면 출(出)이 없다. 호흡(呼吸)도 바로 기의 출입 운동인데, 기출(氣出)이 호(呼)이고 기입(氣入)이 흡(吸)이다. 호출(呼出)과 흡입(吸入)은 질서있게 교체하고 진행하여 정상적 호흡을 유지한다. 만약에 호다흡소(呼多吸少) 혹은 호소흡다(呼少吸多)라면 모두 기의 출입이 정상을 잃은 표현이다.

승강과 출입은 되풀이해서 서로 조건이 되며, 나눌 수 없는 것이다. 주학해(周學海)의 『독의수필(讀醫隨筆)』 중에 정밀한 논술이 있는데, 그는 "승강은 수직이며 출입은 수평이다", "승강이 없으면 출입도 할 수 없으니 승강출입은 서로 그 지도리〔樞〕가 되는 것이다", "승강을 말하려면 반드시 출입을 말해야 한다"[6]라 하고, 만약에 "승강을 논하기를 그치면 출입도 논하지 않는 것이니 그것은 하나를 얻고도 하나를 잃은 것이다"[7]라 하여, 승강과 출입은 상호 쓰임이 되고, 서로 선결조건이 되는 긴밀한 관계가 존재함을 명확히 제시했다.

실제로 인체 기기(氣機) 승강출입의 운동 과정은 동시에 진행하는 것이어서, 출입에는 반드시 승강이 있고 승강 역시 출입을 안에 포함하고 있다. 예를 들어 기의 호출(呼出)은 바로 출(出)과 승(升)의 양면을 함유하고, 기의 흡입(吸入)이라면 입(入)과 강(降)의 두 가지 면을 포함한다. 또한 승(升)과 출(出)이 있어야 비로소 입(入)과 강(降)을 얻으며, 입(入)과 강(降)이 있어야 승(升)과 출(出)이 있다.

이러한 종류의 상반 상성적인 일반 규율은 정체에 체현될 수 있고 또한 국부에 체현될 수 있는데, 장부 사이에 체현될 수도 있고 또한 하나의 장 혹은 하나의 부에서 체현될 수도 있다. 정체로 말한다면 위에 있는 것은 하강하고 아래에 있는 것은 상승하며, 국부로 말한다면

---

6) 升降直而出入横, 無升降則無以爲出入, 無出入則無以爲升降, 升降出入, 互爲其樞者也, 言升降, 而必言出入.

7) 止論升降, 不論出入, 是已得一而遺一.

위에는 위의 승강이 있고 아래에는 아래의 승강이 있다. 장부 사이에서 본다면 간신은 상승을 주관하고 심폐는 하강을 주관하며, 구체적으로 각 장기에 이르면 각기 승강이 있는데, 예를 들면 간에는 간의 승강이 있고, 신에는 신의 승강이 있고, 폐에는 폐의 승강이 있고, 심에는 심의 승강이 있다. 그러므로 『소문(素問)·육미지대론(六微至大論)』에서 "승강출입은 물체가 없으면 불가하다"[8]라고 명확히 제시하였다.

총괄하면 승강출입은 서로 선결 조건이며, 상반 상성적이며, 분할할 수 없는 것이다. 정체(整體)에는 정체(整體)의 승강출입(升降出入)이 있으며, 국부(局部)에는 국부(局部)의 승강출입(升降出入)이 있다. 승(升)을 말하면 반드시 강(降)을 말해야 하며, 강(降)을 말하면 반드시 승(升)을 말해야 하며, 승강(升降)을 말하면 반드시 출입(出入)을 말해야 한다. 이것은 "장부의 기는 모두 승강출입이 있다"[9]라는 근거의 하나이다.

2. 장부의 생리, 병리는 장부 기가 모두 승강출입이 있음을 체현했다

장부의 기화(氣化)는 주로 승강출입에서 체현된다. 이로 인해 장부의 승강출입 규율을 연구 토론하는데, 관건은 또한 장부 기능 활동 형식과 그 병리 특성을 정리하는 데에 있다.

폐(肺)는 금(金)에 속하고, 장부의 위에 위치하므로 대부분 폐는 오로지 강(降)을 주관한다고 인식한다. 그 실제로 폐는 강(降)을 주관할 뿐만 아니라, 승·출·입을 주관한다. 폐의 호흡 운동은 바로 승강출입의 네 가지 면을 포괄한다. 폐의 선발(宣發)은 폐의 기화를 통하여 체내 탁기(濁氣)를 제거하며, 둘째는 수곡정미(水穀精微)를 전신에 퍼트리고, 밖으로는 피모(皮毛)에 전달하며, 셋째는 위기(衛氣)를 선발하여 주리(腠理)의 개합(開闔)을 조절한다. 이것들은 모두 폐기의 승강출입을 거

8) 升降出入, 無器不有.
9) 臟腑之氣皆有升降出入.

쳐서 실현되는 것이고, 오직 폐기의 강(降)하는 것으로 완성하기는 힘든 것이다. 폐의 병변은 주로 선발〔宣〕과 하강〔降〕의 이상이고, 전자는 승(升)과 출(出)의 장애를 포괄하고 후자는 입(入)과 강(降)의 이상을 포괄한다. 그래서 폐병을 치료하는 약물은 승발선산(升發宣散)하며 또한 강기수렴(降氣收斂)한다. 이상은 모두 폐의 기화가 승강출입의 모든 방면을 포괄하며, 단지 강(降)만 주관하지 않음을 설명한다.

간(肝)은 좌(左)에서 생(生)하며, 목(木)에 속하므로 일반적으로 그 기(氣)는 승(升)을 주관한다고 인식한다. 간이 승발(升發)을 주관한다는 것은 간의 생리 특성의 하나이나, 아울러 간기는 단지 승(升)만 할 수 있고 강(降)할 수 없음을 말하는 것은 아니다. 간기의 강(降)은 네 가지 면에서 표현되는데, 첫째는 신기의 소설(疏泄) 작용을 도와 신정(腎精)이 봉장(封藏)함에 정도가 있게 하며, 소변배설(小便排泄)을 원활하게 하므로, "간은 소설을 주관하여 신이 기를 행하게 한다"[10]라는 말이 있다. 둘째는 흡입한 기를 폐를 거쳐 신에 들어가게 하는데, 장석순(張錫純)이 "흡입한 기는 심(心)에 하달되어 심(心)으로 인하여 간(肝)에 도달하고 간(肝)으로 인하여 충임(衝任)·교회(交會)의 바깥에 이르러서 신(腎)에 도달한다"[11]라 말한 것과 같다. 셋째는 간혈(肝血)을 신(腎)에 행(行)하게 하는 것인데, "신정(腎精)과 화합하고 변하여 정(精)이 된다"[12]이다. 넷째는 심화(心火)를 아래로 이끌어 신(腎)에 들어가게 함으로써 신수(腎水)를 따뜻하게 하는 것이다. 만약 간기(肝氣)가 하행(下行)함을 잃게 되면, 변하여 여러 증을 생할 수 있는데, 어떤 것은 간기가 상역(上逆)하고, 어떤 것은 신기울폐(腎氣鬱閉), 이변불통(二便不通), 사정불능(射精不能) 등이다. '융폐(癃閉)'·'관격(關格)'·'불사정(不射精)' 등의 병증은 간(肝)을 따라 논치하면 효과를 얻을 수 있는데, 그 기리(機理)는 바로 간의 소설(疏泄) 기능을 증강하는 것을 거침으로써 아래로 신기를 도와 신이 막힘을 푸는 것이다. 별도로 간기가 비위

10) 肝主疏泄爲腎行氣.

11) 吸入之氣, 下達于心, 由心及肝, 由肝至冲任交會之外, 以及于腎.

12) 與腎精化合而變爲精.

를 소설시킴으로써 운화(運化)를 도운다면 간기(肝氣)의 가로 운동의 체현이다. 간병을 치료하는 약물은 어떤 것은 승산(升散)하고, 어떤 것은 강렴(降斂)한다. 상술한 바에서 간기(肝氣)가 이미 승(升)하고 강(降)하며, 승강(升降) 중에 출입(出入)이 있음을 볼 수 있다.

심(心)에서 말하면, 일반적으로 심(心)이 상초(上焦)에 위치하여 화장(火臟)에 속한다는 것을 근거로 심(心)은 강(降)을 주관한다고 인식한다. 그 실제는 단지 심화(心火)가 신(腎)에 하강하여 신수(腎水)가 차갑지 않도록 하는 하나의 현상에 대한 설명이다. 심(心)의 더 중요한 기능이라면, 심기가 혈액을 추동하여 온몸 상하 내외로 순행함으로써 내장(內臟)과 지체(肢體)를 영양하는 데에 있다. 혈은 기의 행함에 의뢰하니, 혈이 이르는 곳은 기가 이르지 않는 곳이 없다. 이로 인해 심기와 혈은 인체의 내외 상하에 동행하여 이르지 않는 곳이 없다. "심개규어설(心開竅於舌)"과 "기화재면(其華在面)"은 바로 심의 기혈 상승의 매우 좋은 설명이고, "심부우표(心部于表)"와 "한위심액(汗爲心液)"이라면, 바로 심의 기혈이 밖으로 출하는 구체적 체현이다. 심(心)의 강(降)을 말하고 심(心)의 승(升)과 출입을 말하지 않는 것은 사실 단편적인 의심임을 볼 수 있다.

신(腎)은 하초(下焦)에 위치하므로 일반적으로 신기(腎氣)는 승(升)을 주관함을 강조하고, 하강과 출입을 말하지 않는다. 신양(腎陽)이 수(水)를 증(蒸)하고 기로 화(化)하여, 청(淸)한 것을 상승시키고 탁(濁)한 것은 하강시킨다는 것은 바로 신의 승과 강의 두 가지 면을 체현한 것이다. 인체의 호흡 기능은 비록 폐가 주관하나, 반드시 신의 납기(納氣) 작용에 의뢰하여야 흡입한 기를 신에 하달시키는데, 이것은 신의 '입(入)'하는 한 가지 면이다. 신의 '출(出)'은 주로 승강하는 중에 존재한다. 예를 들면 신음(腎陰)·신양(腎陽)은 위로 행하고 아래로 강(降)하여 장부와 지체를 온양하는데, 바로 '출(出)'의 의의를 함유한 것이다. 이것들은 모두 신이 오직 승을 주할 뿐만 아니라 또한 강·출·입을 주관함을 나타낸다.

비위는 같이 중초(中焦)에 위치하여 비는 승함을 주관하고 위는 강을 주관 하는데, 이것은 많은 사람들이 널리 아는 바이다. 그렇지만 실제로는 비의 승함 중에 강함이 있고 위의 강함 중에 승함이 있다. 비기의 강함은 첫째로 중초가 화생하는 수곡정미를 신으로 내려보냄으로써 신정을 이루며, 둘째는 폐가 내리는 수액을 신과 방광에 전수하며, 셋째는 비통혈(脾統血)하여 혈의 운행은 오로지 비기에 의뢰하는데, 그 중의 혈의 하행은 비기가 아래로 강함을 안에 함유하고 있다. 별도로 비가 중주(中州)에 위치하여 사방을 주관(主灌)하고 밖으로 기육에 합(合)한다면, 비기의 '출'의 체현이다. 위기의 승은 주로 수곡정미를 비에 상수(上輸)하는 과정 중에 체현된다. "음식이 위에 들어와서 정기를 넘치게 하고 위로는 비에 운송된다"와 "곡식이 처음에 위에 들어와서 그 정미한 것이 먼저 위의 양초에서 나와서 오장으로 흘러 들어간다"13)는 바로 위기가 위로 승하는 기능의 개괄이다. 위기가 승하지 않으면, 수곡정미가 위로 전하는 것이 장애를 받아 아래로 흘러 설사를 이루고, 또한 위체하수(胃體下垂), 복부타창(腹部墮脹)을 이룬다. 통상 말하는 "중기하함(中氣下陷)"은 실제로 비기하함(脾氣下陷)과 위기하함(胃氣下陷)이 안에 있음을 포괄한다. 보중익기탕(補中益氣湯) 중의 승마(升麻)는 바로 위경(胃經)에 들어가고, 양기(陽氣)를 승거(升擧)하는 것을 설명하는데, 또한 위양(胃陽)·위기(胃氣)를 포괄한다. 총괄하면 위에는 승(升)이 있고 강(降)이 있는데, 위기(胃氣)의 강(降)함은 탁(濁)한 것을 강(降)하는 것을 말하며, 위기의 승함은 청(淸)한 것을 승하는 것을 말한다. 비위는 상대적으로 말해 비는 승을 주로 하고, 위는 강을 주로 한다.

담(膽)은 사람들이 강(降)을 주관한다고 인식하는데, 그 중요한 근거는 첫째로 담과 간은 표리가 되어 간기가 승을 주관한다면 담은 바로 강을 주하며, 둘째로 족소양담경(足少陽膽經)은 종두주족(從頭走足)하여 그 기가 경(經)을 따라 하행한다. 그러나 "담은 승을 주할 뿐만 아니라, 또한 승을 주로 하는데" 그 이유는 세 가지가 있다. 첫째로 중의학 운기(運氣) 학설에서는 담을 오운육기(五運六氣)의 처음에 배열하

13) 飮入于胃, 游溢精氣, 上輸于脾 , 穀始入于胃, 其精微者, 先出于胃之兩焦, 以漑五臟.

여, 일년 내에서는 봄을 주하며, 하루 내에서는 야반(夜半) 자시(子時)에 응(應)한다. 봄은 양기가 승발(升發)하는 계절이고, 야반은 양기가 시맹(始萌)하는 때이니, 담기는 자연히 또한 천(天)의 양기를 승발한다. 『경악전서(景岳全書)』에서 "담은 간에 붙에서 소양(少陽) 춘생(春生)의 기를 주관하고 생함이 있으면 생하고 생함이 없으면 죽게 된다. 그러므로 경(經)에서 말하기를 십일장은 모두 간에서 쾌함을 취한다"[14]라 말한 것과 같다. 둘째로 담은 상화(相火)에 기대고 아울러 삼초(三焦)에 포산(布散)함으로써 온몸을 온후(溫煦)한다. 상화(相火)의 포산(布散)은 담기의 승발에 의뢰하는데, 만약 담기가 승하지 않는다면 상화는 울폐(鬱閉)되어, 구고(口苦)·인건(咽乾)·목현(目眩) 등의 소양병증(少陽病證)을 볼 수 있다. 셋째로 소양담경은 반표반리(半表半裏)에 위치하여, 안으로는 음경(陰經)에 도달하여 장부와 통하고, 밖으로는 양경(陽經)과 통하여 기표(肌表)에 도달하니, 기기(氣機) 승강출입의 추기전운(樞機轉運)의 기능이 있다. 상술한 여러 관점은 담이 승을 주로 하며 또한 강·출·입이 있음을 증명할 수 있다.

방광(膀胱)은 가장 아래에 위치하고, 소변을 장축(藏蓄)하고 배설하므로 대부분 방광이 오로지 강(降)을 주관한다고 인식한다. 그 실제는 방광 또한 승(升)이 있고, 출(出)이 있고, 입(入)이 있다. 먼저 방광의 경맥은 체표에 분포하여 위양(衛陽)을 통솔한다. 신 중의 양기는 방광경맥을 거쳐서 아래로부터 오르고, 안으로부터 밖으로 체표에 포산한다. 다음의 진액이 밖으로 기표에 도달하여 땀이 되는 것 또한 족태양방광경(足太陽膀胱經)의 재운(載運)을 거쳐서 실현되는 것이다. 예를 들어 『혈증론(血證論)』에서, "방광의 기는 진액을 이고 상행하여 밖으로 도달되고 나가서 땀이 된다. 즉 구름이 비가 되는 형상이라 할 수 있다"[15]라 하고 『의경정의(醫經精義)』에서는 "사람들은 방광이 소변을 주관한다는 것은 알면서 수액(水液)이 방광으로 들어가서 기로 화하여 상행하면 진액(津液)이 되고 그 나머지 질은 아래로 나가서 소변이 되

14) 膽附于肝主少陽春生之氣, 有生則生, 無生則死, 故經曰, 十一臟皆取決于膽.
15) 謂膀胱之氣載津液上行外達, 出而爲汗, 則有云行雨施之象.

는 것은 알지 못한다"16)라고 하였는데, 이 모두는 방광의 기화(氣化)가 승강출입을 포괄하고 있는 것에 대한 매우 좋은 설명이다.

대장(大腸)·소장(小腸)·삼초(三焦)의 기 모두는 승을 주관한다는 인식에 이를 것 같으면 또한 단편적이다. 대장의 중요한 생리 기능은 조박(糟粕)을 전화(傳化)하여 분변(糞便)을 형성하고 아울러 체외로 배출하는데, 이것은 분명히 하강하는 것이다. 소장은 위의 아래에 위치하여 위중(胃中)의 수곡을 받아 청탁(淸濁)을 분별하고, 청(淸)한 것은 위로 비폐(脾肺)로 승하고, 탁(濁)한 것은 아래로 전(前)·후음(後陰)으로 강(降)한다. 소장 또한 승(升)만 하고 강(降)하지 않는 것이 아님을 볼 수 있다. 삼초의 중요한 기능은 모든 기를 주지(主持)하고, 수도(水道)를 통행(通行)한다. 기나 수를 막론하고, 운행(運行)에는 모두 승강출입의 네 방면이 있어, 단지 승하고 강하지 않는 것은 불가능하며, 또한 단지 승강만 하고 출입하지 않는 것은 불가능하다.

상술한 것을 종합해 보면, 승강출입의 변증 관계는 말할 것도 없이, 또한 장부의 생리·병리 등은 대부분 장부의 기가 모두 승강출입의 운동 형식이 있다고 설명하지 않은 것이 없다. 단지 승이나 강의 한 면만 말하는 것은 실제로 하나를 얻고 모든 것을 잃은 것에 속한다. 이로 인해 "장부의 기는 모두 승강출입이 있다"17)의 제시와 논증은 비교적 전면적으로 장부 기기의 운동 규율을 제시하였고, 장부의 기화 활동을 정확히 이해하고 인식하는 것과 장부 변증의 진단과 치료를 연구하는 것에 대해 의심할 것 없이 대부분 중요한 의의를 갖고 있다.

역자 김영진 / 교정 구용만

원 저 : 산동중의학원학보 1992년 3기(92123006)
論臟腑之氣皆有升降出入

요 점 : 어떤 장부(臟腑) 기(氣)의 운동 형식은 모두 승(升)이나 강(降)의 한 면에 얽매이지 않고, 승강출입(升降出入)의 네 방면을 포괄한다. 장부 기의

16) 人但知膀胱主溺, 而不知水入膀胱, 化氣上行, 則爲津液, 其剩余質, 乃下出爲溺.
17) 臟腑之氣皆有升降出入.

이런 운동 규율은 곧 정체(整體)로 체현(體現)될 수 있고 또한 국부(局部)로도 체현될 수 있으며, 장부의 사이에서 체현될 수 있고 또한 한 장 혹은 한 부에 체현될 수도 있다.

주제어 : 장부(臟腑) / 기기(氣機) / 승강출입 / 기초 이론

오장은 저장하고 사하지 않는다는 변론에 대한 분석

山東省東阿縣人民醫院 王惠民

오장은 정기(精氣)를 저장하는 것을 그 주요 생리기능으로 삼는데, 예를 들어 『내경(內經)』에는 "오장은 정기를 저장하나 사하지 않는다"1)는 말이 있다. 그러나 오장이 정을 저장하는 기능만을 가지면서 배설기능이 없을 수 있겠는가? 필자는 짧은 지식으로 다음과 같이 나누어 서술해 보기로 한다.

1. 정기의 운송(運送)은 곧 '사(瀉)'이다

오장이 저장하는 바 "간(肝)은 혈(血)을 장하고, 비(脾)는 영(營)을 장하고, 심(心)은 맥(脈)을 장하고, 폐(肺)는 기(氣)를 장하고, 신(腎)은 정(精)을 장한다."2) 정을 저장하는 상황에서 본다면, 실제상은 일련의 끊임없는 생성·운송·배출의 변화 과정이고 또한 유출·유입의 신진대사 중에서 이야기되는 것이다.

심이 맥계(脈系)를 저장한다는 것은 혈맥(血脈)을 주관하는 기능을 가리켜서 한 말이다. 혈은 인체를 유양(濡養)하는 중요한 정미(精微)물질 중의 하나이고, 그 유양 작용의 발휘는 필수적으로 심양(心陽)의 추동(推動)에 의뢰함이 있고, 맥(脈) 중에 운행하여 전신에까지 운반함으로써 인체의 수요를 충당시킨다. 폐가 저장하는 기는 곧 흡입한 자연

1) 五臟者, 藏精氣而不瀉也.
2) 肝藏血, 脾藏營, 心藏脈, 肺藏氣, 腎藏精.

계의 청기와 비(脾)가 운송하여 온 수곡정기이다. 폐는 선발을 주관하는데, 폐의 선발을 통하여 장차 이러한 정기가 전신에 퍼지고 피모에까지 이른다. 비(脾)는 영(營)을 저장하고 운화를 주관한다. 음식물이 위에 들어가면 필수적으로 비(脾)의 운화에 의존하여 비로소 수곡이 화생하여 영양작용을 가진 정미 물질이 되고, 아울러 비(脾)의 전수(轉輸)와 산정(散精)에 의존하여 정미를 사방에 주입하고 전신에 퍼지게 한다. 간은 혈(血)을 장하고 소설(疏泄)을 주(主)한다. 생리 기능 활동〔機氣〕을 조창(調暢)하는 기능(혈액 운행을 추동하는 기능)이 있다. 사람이 누우면 혈(血)은 간에 돌아가고, 인체 활동이 극렬할 때에는 간에 저장되었던 혈액이 간(肝) 밖으로 운반되어 인체에 사용된다는 것을 알았다. 『소문(素問)·상고천진론(上古天眞論)』에서 "신은 수를 주관하며 오장육부의 정을 받아서 저장한다"[3]고 했다. 이것은 오장의 정이 모두 신에 보내어질 수 있다는 것을 설명했다. 신도 마찬가지로 저장한 정을 기다 장부 조직까지 운반하고, 신의 수가 위로 운반되어 심화를 조절하게 하며, 간음을 영양한다. 신양의 증등(蒸騰 : 김이 무럭무럭 나다. 열기가 오르다)은 기화를 돕고, 비토(脾土)를 따뜻하게 해준다. 신의 정은 골수를 생성하고, 골을 충만하게 하며, 뇌를 영양함으로써 눈과 귀의 총명함과 인체생장 발육을 도우며, 이러한 것들은 신정의 수출(輸出)에 의존하여 완성되는 것이다.

2. 오장의 정(精)을 체외로 사(瀉)할 수 있다

장정(藏精)은 체내에서 상호 수송, 배출될 뿐만 아니라 체외에도 분비될 수 있다. 『소문(素問)·상고천진론(上古天眞論)』에서 "남자는 16세(二八)에 신기가 성하고, 천계가 이르며, 정기가 넘쳐흘러 사(瀉)하게 되어, 음양이 조화되면 자식을 낳을 수 있다"고 했으며, 또 "오장이 성하면서 곧 사(瀉)할 수 있다"[4]고 하였다. 인체 발육이 일정한 단계에

3) 腎者主水, 受五臟六腑之精而藏之.
4) 丈夫 …… 二八, 腎氣盛, 天癸至, 精氣溢瀉, 陰陽和, 故能有子. 五臟盛乃能瀉.

이르면, 신기가 왕성해지고 정이 가득 차서 비로소 체외로 넘쳐 사(瀉)하게 되어, 이때 남녀의 정이 서로 합해지면 새로운 생명을 낳을 수 있게 되며, 정기가 넘쳐 사(瀉)한다는 것은 인류가 생식 번영할 수 있는 전제 조건이다.

오액은 모두 오장정기가 변화되어서 구멍〔孔竅〕으로 배설된다. 만약 정상적인 상황이라면 콧물은 콧구멍을 윤택하게 하고, 눈물은 양 눈을 적셔주고 청결하게 하며, 타액은 구강을 보호하고 윤택하게 하여서 물건을 삼키는 것과 소화에 도움을 주며, 침은 입속의 액〔口津〕인데 그것을 삼키면 신정을 영양할 수 있다. 유즙의 분비는 정기 외사(外瀉)의 범주에 속한다. 장경악은 『부인규』 중에서 "부인의 유즙은 곧 충임 기혈(氣血)이 변화되어서 내려가면 경이 되고, 올라가면 젖〔乳〕이 된다"[5]고 하였다. 이외에 근육과 피부, 모발의 윤택 또한 오장정미가 경맥과 기화작용을 거치고 기표(肌表)에 외사(外瀉)되어 발휘된 작용의 표현이다.

3. 오장은 또 탁기를 사(瀉)할 수 있다

폐는 상초에 위치하고 수도를 통주(通週)한다. 비(脾)는 중초에 위치하고 수액을 운화한다. 신은 하초에 위치하고 수액을 증화(蒸化)한다. 수곡은 위의 부숙(腐熟)을 거치고, 비(脾)의 전수를 거쳐(위의 부숙과 비의 전수를 거친) 상행되고, 폐의 통조하강(通調下降), 신의 증등(蒸騰) 개합(開合)되어 수액의 흡수·운행·배출의 일련 과정을 함께 이루어낸다. 말하지 않아도 알 수 있는 것은 비·폐·신, 세 장 모두 수액을 배설하는 생리기능이 있다는 것이다. 폐는 호흡을 맡고 있는데, 자연계의 청기를 들이마시고 체내의 탁기를 내놓는다. 탁기를 내뱉는다는 것은, 곧 폐장이 탁기를 사(瀉)한다는 표현이다. 땀은 심(心)의 액이 되고 폐는 피모(皮毛)를 주관하는데, 인체 활동량의 증가 혹은 기후적 원인으로 땀이 나는 것도 모두 마찬가지로 심폐가 쓸모 없는 탁기를 함께 배

5) 婦人乳汁乃沖任氣血所化, 故下則爲經, 上則爲乳.

출하는 한 측면이다. 대변의 배설도 오장과 상관된다. 『경악전서』에서 “신은 위의 관문이 되며, 2음에 개규하므로 이변(二便)의 개폐는 모두 신장이 주관하는 바다”[6]라고 하였다. 설사(배설)의 본은 비위(脾胃)가 원인이 아닌 것이 없다. 그리고 조박(糟粕)의 정상배설여부는 실제로 신·비 및 폐의 숙강과 간의 소설과 밀접하게 상관되어 『내경(內經)』 중에 “백문(항문) 또한 오장이 다스린다”[7]는 설법이 있다.

종합하면 오장이 탁기를 사하는 2종류의 형식이 있다. 하나는 오장이 스스로 체외로 탁기를 사하는 것이고, 다른 하나는 탁기가 육부로 배출되고, 다시 육부에서 배출되는 것이다. 또 『내경(內經)』에서 “이것은 오장의 탁기를 받는 것인데, 이름은 전화지부라 하며, 오래 머무를 수 없이 배출되는 것이다”[8]라고 하였다.

4. 육부의 사(瀉)는 대부분 오장(五臟)에 취결(取決)한다

육부는 전화[9] 수사[10]를 중요 생리기능으로 삼는데, 그 기능의 정상적인 발휘는 또한 오장에서 결정된다. 오장의 정기를 수송함으로써 육부를 영양하고, 육부는 비로소 배설하는 것을 할 수 있게 된다. 폐는 숙강을 주하고 대장과 서로 표리관계이다. 당용천은 “폐기가 하달(아래로 내려가기)되기 때문에 전도할 수 있다”[11]고 했다. 신과 방광은 서로 표리가 된다. 방광이 뇨를 저장하고 배출하는 기능은 전적으로 신장의 기화에 의존한다. 방광이란 것은 “기화하면 (안에서 밖으로) 나갈 수 있다”[12]고 했는데, 실제상은 신의 증등기화에 예속한다. 비위(脾胃)는 경락에서 서로 연계되는데, 비는 위를 위해 그 진액을 위에 보

---

6) 腎爲胃之關, 開竅二陰, 所以二便之開閉, 皆腎臟之所主.
7) 魄門亦爲五臟便.
8) 此受五臟之濁氣, 名曰傳化之腑, 此不能久留, 輸瀉者也.
9) 음식물을 소화하여 영양물질을 흡수하고 쓸모 없는 것은 몸 밖으로 내보내는 생리적 과정.
10) 운송하여 내보내는 것.
11) 肺氣下達, 故能傳導.
12) 氣化則能出矣.

낸다. 『의편』에서 "맑은 것은 오르지 않고, 탁한 것은 내려가지 않는다"13)고 했다. 비기가 위로 움직여 수곡정미가 수포(輸布)하면, 위기가 비로소 하강할 수 있고, 수곡 및 조박이 비로소 하행(아래로 내려감)할 수 있다. 담은 간에 붙어 있고, 담즙은 간의 여기(餘氣)에 근원하며, 담즙이 정상적인 배설을 할 수 있는 것과 그 작용을 발휘할 수 있는 이유 역시 간의 소설에 의지한다. 이 외에 간의 소설과 위·대장·소장의 전도 배출, 폐의 통조숙강, 비의 운화와 방광의 배뇨, 폐·비·신 세 장과 삼초의 결독행수(決瀆行水) 기능의 정상적 발휘는 모두 지극히 중요한 영향을 가진다.

서술한 바를 종합하면 오장이 비록 정기를 저장하는 것을 중요한 생리기능으로 삼지만, 정기를 전수(수송) 배출하고 조박(糟粕)을 배출해서 제거하는 기능도 있으며, 육부의 전도(수송) 배출기능의 발휘 또한 오장에서 대부분 결정된다. 그러므로 "오장은 정기를 장하나 사하지 않는다"는 한 마디에 대해 실제와 결합하여 전면적으로 이해해야 한다.

역자 김혜선 김준현 / 교정 구용만

원 저 : 호북중의잡지 1993년 3기(93483033)
五臟藏而不瀉辨析

요 점 : 오장은 정(精)을 장하는 기능만을 하는 것이 아니라 또 장하는 기능 외에 사(瀉)하는 기능이 있다. 장정(藏精)은 인체 내에서의 전수(傳輸) 즉, '사(瀉)'의 하나의 형식이며, 정은 또한 체외에 배출할 수 있으며, 탁한 것을 사하고 육부(六腑)가 사한 많은 것은 오장(五臟)에 모인다.

주제어 : 오장(五臟) / 배설(排泄)기능

13) 淸不升而濁不降.

장부경락의 표리상합은 삼음삼양 시공축대칭으로 결정된다

鄆城縣程屯鎭衛生院 楊玉英

장부경락의 표리상합은 폐합대장(肺合大腸), 심합소장(心合小腸), 간합담(肝合膽), 비합위(脾合胃), 신합방광(腎合膀胱), 심포락합삼초(心包絡合三焦) 및 이와 서로 일치하는 십이경맥(十二經脈)의 태양(太陽)과 소음(少陰) 표리(表裏), 소양(少陽)과 궐음(厥陰) 표리, 양명(陽明)과 태음(太陰) 표리이다. 그것은 인체 생명활동의 하나의 중요한 규율이다. 필자는 장부경락의 표리상합은 삼음삼양 시공축대칭[1]으로 결정된다는 것을 발견하게 되었다.

1. 장부경락과 삼음삼양의 내재관계

장부경락 표리상합이 삼음삼양 시공축대칭으로 결정된다는 것을 설명하기 위하여 우선 본 절에서 장부경락과 삼음삼양의 내재 관계를 기술하기로 한다.

해부(解剖)는 일찍이 중의학에서 인체 구조를 탐구하는 주요 수단이었다. 그러나 중국의 길고 긴 봉건사회에서의 윤리도덕은 인체 해부를 심하게 기피하였으며 해부의 기술 조건 또한 대단히 조잡하여 해부를 통하여 인체에 대한 인식을 부단히 심화시키기는 불가능하였다. 중의학의 창시자들은 중국 고대의 특정한 과학 문화의 영향을 깊이 받아서

1) 시간과 공간을 축으로 하는 대칭.(譯註)

천인상응(天人相應)을 강조하였으며 '외취(外揣)'[2]의 논리 방법을 채용하여 중의학으로 하여금 인체 구조에 대한 인식을 점차적으로 해부에서 크게 이탈하도록 하였다. 음양은 천지의 도(道)이다. 천인상응의 기본 증거는 인체의 모든 기관 기구 및 조직의 기능 활동이 정도는 다르지만 천지간의 삼음삼양의 생화(生化) 방식에 대한 모방이라는 점이다. 중의학이 묘술(描述)하고 있는 오장육부·십이경맥은 이러한 종류의 모방 현상을 중점적으로 관찰하여 알 수 있게 된 인체 구조이다. 그것이 반드시 해부를 통하여 단독으로 박리(剝離)·적출(摘出)하여 낼 수 있는 어떤 한 기관이나 기구 조직과 일치하는 것은 아니다. 그것은 모방 활동의 각각의 부분이 모두 하나의 특정한 기관 기구 조직이 단독으로 완성되기에는 매우 어려우며 항상 많은 기관 기구 조직이 공동으로 참여하기 때문이다. 오장육부(五臟六腑)·십이경락(十二經絡) 중의 각 장부경맥의 형상은 인체의 외계 삼음삼양 생화 방식에 대한 모방 중에서 다종(多種)의 기관 기구 조직의 동일 유형의 모방 내용과 서로 결합되어 나온 것이다. 장부경락과 삼음삼양의 이러한 내재 관계를 이해하고 삼음삼양을 확실히 이해하게 된다면 장부경락 표리상합의 유래를 밝히는데 도움이 될 것이다.

2. 삼음삼양의 시공 배치 및 실제 의의

해는 다른 시간에 다른 공간 방위를 운행하면서 지구 세계의 음양 승강출입(昇降出入)을 유발하고 있다. 해는 운행하여 항상 새로운 시공 영역에 진입하고 승강출입은 새로운 경도(傾度)에 도달하며 음양기의 다소(多少) 및 그들이 발휘하는 작용 또한 이에 따라 변화한다. 이러한 상황은 음양기(氣) 각각의 다소에 따른 상이한 용도가 있음을 초래하고 이것은 곧 일음일양(一陰一陽)이 분화하여 삼음삼양이 되는 것이다. 그러므로 삼음삼양은 각자(各自) 해 운행의 특정한 시공 영역의 특징을 나타내게 되며 승강출입의 특정 경도를 대표하게 된다.

---

2) 밖에서 안을 추측하다.(譯註)

태양(太陽)은 해가 대지 상공의 남방을 운행할 때의 시공 영역의 특징을 나타낸다. 그것은 일광 조사(照射)가 가장 충분하게 되면서 출현하기 때문에 승(升)과 출(出)의 최대 한도를 대표한다. 이때의 양은 화기(化氣)의 범위(範圍)와 규모가 최대이며 화기의 정도 또한 가장 밝아서 "태(太)"라는 이름을 얻게 되었다. 수(水)는 음한(陰寒)의 성(性)이 가장 강하며 수곡(水穀)은 매우 무겁고 탁하여 태양을 얻어야만 비로소 완전하게 소화될 수 있다. 그러므로 인체에 있어서 방광은 화기행수(化氣行水)[3]하고 소장은 수곡을 받아서 소화하게 되는데, 이것은 모두 태양의 기화 작용이다. 그러므로 태양경은 방광과 소장에 속하게 된다.

양명(陽明)은 해가 대지상공의 서방을 운행할 때의 시공 영역의 특징을 나타낸다. 그것은 해가 서쪽으로 하향(下向)하면서 출현하므로 강(降)과 입(入)의 제일(第一) 경도를 대표한다. 그 화기의 범위와 규모는 이미 수렴(收斂)을 향하여 돌게 되므로 그 양(陽)은 태양보다 적다. 『영추(靈樞)·음양계일월(陰陽繫日月)』 및 『소문(素問)·지진요대론(至眞要大論)』에서는 양명을 양양합명(兩陽合明)이라 칭하였다. 양양은 소양(少陽)과 태양을 가리킨다. 양기가 적은 것에서 큰 것으로 연속적으로 커지게 되는데, 그 누적량이 이(陽明)에 누적되므로 합(合)이라고 하는 것이다. 이 양양(兩陽)의 합은 또한 강과 입이 토(土)의 위치에 접근하여 양으로부터 화(化)한 토의 기운이 일어나서 그것을 도우므로 화기의 실제 힘이 가장 강하고 양기가 성(盛)하고 밝아서 명(明)이라고 하게 되었다. 양명은 강(降)을 주(主)한다. 그러므로 인체에서 양명경은 강탁(降濁)을 주하는 위와 대장에 속하게 된다.

태음(太陰)은 해가 대지 후면의 서방을 운행할 때의 시공 영역의 특징을 나타낸다. 그것은 해가 처음 서산으로 지면서 출현하므로 강과 입의 제이(第二) 경도를 대표한다. 강과 입이 태음에 이르게 되면 자연계에서는 중토(中土)의 위치에 도달하는데, 즉 지하의 비교적 얕은 곳으로서 인체에 있어서는 음경(陰經)과 오장의 얕은 단계에 도달한 것

3) 기를 화하게 하고 수를 행하게 한다.(譯註)

이다. 또한 태음은 자연계에서는 물이 풍부한 곳에 위치하며 인체에서는 비(脾) 폐(肺)와 응하여 대량의 수곡정미(水穀精微)가 있으므로 태음은 생물의 형체을 가장 크게 장양(長養)할 수 있으므로(卽陰成形)[4] '태(太)'라는 이름을 얻게 되었다. 태음은 토를 주한다.[5] 인체에서는 비는 토를 주하며[6] 비위(脾胃)의 수곡정미는 폐(肺)로 말미암아 포산(布散)되므로 태음경은 비와 폐에 속하게 된다.

소음(少陰)은 해가 대지 후면의 북방을 운행할 때의 시공 영역의 특징을 나타낸다. 그것은 대지가 해를 등지는 것이 가장 심하게 되면서 출현하므로 강과 입의 제삼(第三) 경도와 그 최대 한도를 대표한다. 강과 입이 소음에 이르게 되면 자연계에서는 지하의 깊은 샘의 수위(水位)에 도달한 것이다. 이곳은 가장 깊이 감추어지고 은폐(隱蔽)된 곳이므로 정(精)의 잠칩봉장(潛蟄封藏)[7]을 주한다. 소음의 정은 형체화육(形體化育)의 기초를 마련하거나 핵심 작용을 하게 되는데, 단지 그 수량은 태음이 물질을 영양하는 것보다는 적다. 그러므로 소음이 형을 이루는 정도가 태양보다는 작기 때문에 '소(少)'라는 이름을 얻게 된 것이다. 인체에서 소음의 정은 아래로는 신에 저장되고 위로는 심으로 주(注)하여 신(神)으로 화(化)하므로[8] 소음경은 신과 심에 속하게 된다.

궐음(厥陰)은 해가 대지 후면의 동방을 운행할 때의 시공 영역의 특징을 나타낸다. 그것은 일출에 접근하게 됨에 따라 출현하므로 승과 출의 제일(第一) 경도를 대표한다. 우선 궐음이라는 명사를 만든 사람이 무엇 때문에 궐자를 이용하였는지를 고증할 필요가 있는데, 『영추(靈樞)·음양계일월(陰陽繫日月)』 및 『소문(素問)·지진요대론(至眞要大論)』에서는 궐음을 양음교진(兩陰交盡)이라 칭하여 궐음의 성질을 설명하였다. 양음(兩陰)은 태음과 소음을 가리키며 교(交)는 양음정기(兩陰精氣)가 함께 궐음에서 넘치게 되어 교봉(交逢)·회합(滙合)[9]하는 것

4) 陰은 形을 이룬다.(譯註)
5) 太陰主土.
6) 脾主土.
7) 개구리가 겨울잠을 자듯이 잠복하여 거두어 감추는 것.(譯註)
8) 化神.

을 가리키며 진(盡)은 생화활동의 옛 주기가 궐음에 이르면 이미 끝에 도달한 것이라는 것을 말하는 것이다. 그러므로 궐음에서는 승과 출이 대지를 뚫고 올라오려고 하며, 풍목(風木)의 기가 행하여 열고 동(動)하여 소설하며, 생명물질이 음을 체로, 양을 용으로[10] 하고 안으로는 상화(相火)에 의지하므로 신생의 양을 배육(培育)하는 요람(搖籃)이라고 칭할 만하다. 인체에서 이러한 종류의 현상은 간과 심포(心包)에서 나타나므로 궐음경은 간과 심포에 속하게 된다.

소양(少陽)은 해가 대지 상공의 동방을 운행할 때의 시공 영역의 특징을 나타낸다. 그것은 막 솟아오른 태양이 동쪽으로 오를 때 출현하므로 승과 출의 제이(第二) 경도를 대표한다. 소양에 이르면 양기가 지상에서 생동한다. 소양은 신생유소(新生幼少)[11], 조기봉발(朝氣蓬勃)[12], 약약욕시(躍躍欲試)[13]하여 상하 내외 각 부분으로 유행(游行)하게 되므로 또한 '유부(游部)'라고 칭하여지기도 하지만 그 실제 힘은 항상 적으므로 '소(少)'라는 이름을 얻게 되었다. 인체에서는 담과 삼초가 소양에 대응되므로 소양경은 담과 삼초에 속하게 된다.

이상에서 서술한 삼음삼양의 시공배치는 다음의 평면기하학(平面幾何學)의 특징을 가지고 있다. 음양에는 하나의 분계선(分界線)이 존재하며 이 선은 지평면의 축소판이다. 선 상방(上方)은 삼양이다. 태양은 가운데 있으며 선에서 가장 멀리 떨어져 있다.(즉, 남쪽에 있다.) 소양은 왼쪽(東)에, 양명은 오른쪽(西)에 있으며 그것들은 모두 태양에 비하여 선 가까이에 있다. 선 하방(下方)은 삼음이다. 소음은 가운데 있으며 선에서 가장 멀리 떨어져 있다.(즉, 북쪽에 있다.) 궐음은 왼쪽(東)에, 태음은 오른쪽(西)에 있으며 그것들은 모두 소음에 비하여 선 가까이에 있다. 그러므로 왼쪽에는 소양과 궐음, 가운데에는 태양과 소음, 오른쪽에는 양명과 태음이 있는 것이다. 이러한 음양에 대한 세 가

9) 물줄기가 모이다.(譯註)
10) 體陰用陽.
11) 새롭게 생겨나서 어리고 적다.(譯註)
12) 아침기운이 왕성하거나 활기 있는 모양.(譯註)
13) 무엇인가를 하고 싶어 안달하다.(『중한사전』 고려대학교민족문화연구원 p.2974)(譯註)

지의 쌍방은 음양 분계선 상하에 서로 우뚝 솟아 있으며 그 선에서의 거리가 서로 같으며 위치하는 연결선과 그 선이 서로 수직, 즉 음양 분계선이 대칭축이 되어 시공축 대칭을 나타내게 된다.

삼음삼양에는 또한 기타 시(時)에 응하는 방식이 있다. 그 밖의 시에 응하는 방식은 음양장부경락표리상합의 유래에 대하여 토론의 여지가 있지만 본문에서 토론해야 할 범주에는 속하지 않는다.

3. 삼음삼양의 시공축 대칭은 장부경락 표리상합의 유래이다

음양은 각각 하나가 나뉘어 셋이 되어 서로 대응되므로 삼음삼양의 시공축 대칭이 있게 된다. 대칭 관계가 있는 음양은 표리상합의 장부경락을 적절하게 대표하고 있다. 그러나 삼음삼양의 시공축 대칭이 장부경락 표리상합의 유래라는 가설을 세울 수 있다. 다음에서 음양 수직 상관 법칙을 이용하여 이 가설을 실증해 보기로 한다.

청양(淸陽)은 해에 응하므로 하늘로 올라가고 탁음(濁陰)은 지구인력으로 인하여 땅으로 돌아간다. 청양은 하늘로 올라가므로 탁음을 견제하여 탁음이 지나치게 내려가는 것을 방지할 수 있으며, 탁음은 땅으로 돌아가므로 청양을 견제하여 청양이 지나치게 올라가는 것을 방지할 수 있다. 이것은 음양의 상반호제(相反互制)이다. 청양상천(淸陽上天)[14], 탁음귀지(濁陰歸地)[15]는 지평면과 서로 수직인 방향을 취하게 된다. 이 두 가지는 통상적으로 상대방이 태과하는 것을 제약하며 쌍방의 세력이 대체로 대등하여야 한다는 것을 표명하고 있다. 『소문(素問)·생기통천론(生氣通天論)』에서는 "음은 정을 장함으로써 이에 응하여 발생하고 양은 외부를 지켜 견고하게 된다"[16]라고 하였다. 이것은 음양의 상성호용(相成互用)이다. 하늘을 이고 땅에 실려서 만물이 바야흐로 생하게 된다.[17] 지면의 아래는 정기를 칩장(蟄藏)하여 음처(陰處)

14) 청양은 하늘로 올라간다.(譯註)
15) 탁음은 땅으로 돌아간다.(譯註)
16) 陰者藏精而起亟也, 陽者衛外而爲固也.
17) 天復地載, 萬物方生.

가 되고, 지면의 위는 일광이 풍부하여 양위(陽位)가 된다. 양위의 일광이 음처의 정을 따듯하게 비추면 정이 곧 일어나서 일(日)에 응한다. 정은 한편으로는 변화하여 생물의 형체가 지면 위에서 싹이 나거나 성장하게 하고, 다른 한편으로는 변화하여 생물체의 양기가 된다. 정으로부터 생성된 이러한 양기는 형체 맹생(萌生)과 성장의 직접적인 동력이며 동시에 형체 맹생과 성장과는 상반되는 방향을 향하여 정에 대하여 밖을 지켜서 견고하게 한다. 이것은 음이 정을 장함으로써 이에 응하여 발생하고 양이 외부를 지켜 굳게 하는 전형적인 표현이다. 때와 장소 및 일광이 어느 방향에서 비추는가를 막론하고 만물의 싹이 생하고 성장하는 대다수의 상황과 대체적인 경향성으로 볼 때 모두 지평면과 수직으로 위를 향한다. 양기는 정이 밖을 지켜서 굳게 하는 것에 대하여 모두가 지평면과 수직으로 아래를 향하려는 경향이 있다. 음양의 상성호용은 모두 지평면, 즉 음양 경계면과 서로 수직이 된다는 것을 일 수 있다. 음양 쌍방의 상성호용은 각각 상대방을 부족하거나 남음이 없는 수평 상태로 유지하려는 것이 기준이 되며 쌍방의 세력이 거의 대등하다는 것을 나타낸다.

이상에서 설명한 음양의 상반상성, 호제호용(互制互用)은 음양 경계면과 서로 수직 방향을 취하며 쌍방의 세력이 거의 대등하다는 것을 나타낸다. 이 글에서는 이러한 상황을 간략하게 음양 수직 상관 법칙이라고 칭한다. 일체의 음양에 대하여 말한다면 음양은 직관으로 볼 수 있는 경계면이 있는 것이 아니며 그 상반상성, 호제호용 또한 직관으로 볼 수 있는 방향과 그 경계면이 서로 수직이 되는 것은 더욱 아니다. 다만 음양 수직 상관 법칙은 해와 땅의 음양에 의거하여 나온 것이며 해와 땅의 음양은 모든 음양의 근원이다. 그러므로 상당히 많은 음양이 그 쌍방의 상반상성과 호제호용 중에서 반영되어 이러한 법칙이 나오게 된 것이다.

음양 수직 상관 법칙의 기하학적 표현 방식은 분명히 축대칭이다. 그러므로 시공축대칭 관계를 가지고 있는 음양장부경락은 반드시 음양 수직 상관규칙에 따른 일련의 구체적 연계를 가지고 있다. 이러한 연계는 양은 표(表)를 주하고, 음은 리(裏)를 주하므로[18] 통상적으로 표리상합이라 칭하여진다. 그러므로 삼음삼양 시공축대칭은 장부경락 표리상합의 유래가 된다.

4. 장부경락 표리상합의 실질

위의 문장에 근거하면 삼음삼양 시공축대칭이 음양 수직 상관 법칙을 통하여 결정된 장부경락 표리상합은 그 실질이 음양의 상반상성, 호제호용이 아닌 것이 없다는 것을 알 수 있다. 다음에서는 상반호제(相反互制)에 대하여 구체적으로 설명하기로 한다.

소양·궐음 장부경락의 표리상합 중에서 소양은 양분(陽分 - 삼양시공영역)의 시작이며, 궐음은 음분(陰分 - 삼음시공영역)의 끝이다. 이러한 양의 시작과 음의 끝에서는 항상 음양 한열(寒熱)의 왕래와 승복(勝復)과 대항(對抗)이 발생하게 된다. 소양의 양은 조기봉발, 약약욕시하지만 그 실제 힘은 항상 적다. 궐음의 간은 내수(內守)하여 대량으로 혈을 장할 수 있으며, 또한 소설을 주하며 음의 내수 기능은 궐음에 이르면 상실되어 다하게 된다. 소양의 승선외발(升宣外發)은 양분 정상방(正上方)의 태양의 통솔 및 양명의 양분 우측에서의 수곡정미의 흡수에 의하여 소양에게 제공되는 실제 힘이다. 궐음의 간이 혈을 장하는 것은 음분 정하방의 소음의 추기(樞機[19] - 소음은 삼음의 문지도리) 내전(內轉) 및 태음 비(脾)의 음분 우측에서의 통혈(統血)에 의하여 궐음과 상보적인 관계가 된다. 태양·소음 장부경락의 표리상합 중에서 태양이 양의 외발을 대표하는 최대한도는 양분의 최외층이다. 소양이 음의 내수를 대표하는 최대한도는 음분의 최내층이다. 양명·태음 장부경락의 표리상합에서 양명은 양분의 가장 깊은 층이며 태음은 음분의 가장 얕은 층이다. 양명은 스스로 승선외발을 행할 수 없으며 반대로 강탁(降濁)을 주한다. 태음은 순수한 침잠(沈潛) 내수가 아니며

---

18) 陽主表, 陰主裏.
19) 문지도리와 쇠뇌의 발사장치 또는 사물의 관건.(譯註)

반대로 승청(升淸)·선발(宣發)을 주한다. 양명은 음분의 종심(縱深)[20]까지 도달하여 종근(宗筋)을 윤택하게 하며, 수태음폐(手太陰肺)는 양분의 지극히 얕은 곳에서 피모(皮毛)를 주한다. 양명의 실열(實熱)이 심하면 음분 정하방의 소음을 급습하여 상하게 하거나 음분 좌측의 궐음을 강제로 공격하기도 한다. 태양은 외감온열병(外感溫熱病)의 초기에 양분 정상방의 태양 대신에 수태음(手太陰) 위분표증(衛分表證)이 나타나기도 하며 외감습열병(外感濕熱病) 중에서는 종종 습이 모여서 양분 좌측의 소양 삼초를 울체(鬱滯)되게 하여 막기도 한다.

역자 전석수 / 교정 구용만

원 저 : 산동중의학원학보 1993년 4기(93124006)
臟腑經絡表裏相合取決于三陰三陽時空軸對稱

요 점 : 장부경락과 삼음삼양의 내재관계(內在關係), 삼음삼양의 시공간 배치 및 실제 의의를 설명하고 음양수직상관법칙(陰陽垂直相關定律)을 이용하여 삼음삼양 시공축대칭이 장부경락 표리상합의 유래라는 것을 증명하였다. 장부경락 표리상합의 실질은 음양의 상반상성(相反相成)과 호제호용(互制互用)이라 하였다.

주제어 : 장부경락 / 표리상합 / 삼음삼양 / 시공축대칭

20) 전선에 배치된 군대의 최전선에서 후방까지의 세로선.(譯註)

"간은 파극지본이다"에 대한 견해

汶上縣人民醫院 高峰

"간(肝)은 파극(罷極)의 본(本)이다"[1]는 『소문(素問)·육절장상론(六節藏象論)』에서 나온 말이다. 이에 대해 고금 의가들의 주석이 완전하게 일치하지는 않는다. 주요 차이점은 '파(罷)'자의 서로 다른 이해에 있다. 세밀하게 원문의 본뜻을 연구하여 필자의 좁은 소견이나마 아래와 같이 밝혀 본다.

① 파(罷)는 음과 뜻이 '피(疲)'와 같다. 많은 의가들이 이러한 관점을 견지하고 있다. 이를테면 장지총(張志聰)은 "동작이 매우 피로한 것, 그것을 파(罷)라 한다"[2]라고 하였다. 요지암(姚止庵) 역시 "파(罷)와 피(疲)는 통한다. 간(肝)은 근(筋)을 주하고 과로하면 운용이 모자라고 피곤하여 졸리게 된다"[3]라 하였고, 고사종(高士宗)은 '파(罷)'를 '비(羆)'로 고치고 '웅·비(熊·羆 : 곰)가 고생을 마다하지 않는 것과 같다"고 주를 달았다. 이상의 모든 해설은 자의(字義)가 서로 통할 수 있다는 것에 집착한 것으로 본절 전체 문맥의 흐름에 맞지 않는다. 이를테면 본절의 전체 문장에서는 공히 오장(五臟)의 생리 특성을 말하고 있는데, 오직 간(肝)을 언급할 때에만 병리 현상으로 했다. 간이 인체의

1) 肝者, 罷極之本.(洪元植, 『黃帝內經素問』 傳統文化硏究會, 1992년, pp.66~67)
※이하 이 글의 『황제내경소문』의 인용구절의 국역은 위의 책에서 그대로 인용한다.(譯註)

2) 動作勞甚謂之罷.

3) 罷與疲通, 肝主筋, 過勞則運用乏竭而困倦矣.

피로, 노곤의 근본이 됨을 말하는 것이다. 이금용(李今庸)이 "즉 간이 인체에 대해 유해한 물질을 이루게 된다"4)고 설명한 것과 같다.

② 파(罷)는 '능(能, nài)'과 통한다. 이러한 관점을 지지하는 의가들은 '파극(罷極)'의 '파(罷)'자가 마땅히 '능(能)'이 되어야 한다고 인식했고 내(耐)로 읽었다. '파극지본(罷極之本)'은 곧 피로를 참아내는 근본이다. 이러한 해석은 비록 경문의 뜻과 매우 근접했으나 '파(罷)'를 '능(能)'으로 볼 수 있는 예가 많지 않고 또한 '파(罷)'자를 연구하는 후인들이 머리 위에 첨가된 '망(罒)'자를 조사할 근거자료가 별로 없다. 이러한 이유로 현대 의학자들은 믿고 따르지 않는다. 필자도 또한 취할 수 없다고 생각한다.

③ 파(罷, ba)는 그만두다, 정지하다의 뜻이 있다. '극(極)'은 지치다, 피곤하다의 뜻이다. 이러한 관점을 견지하는 사람들은 '파극지본(罷極之本)'은 즉 피로를 없애 주는 근본이라고 인식한다. 간(肝)은 혈(血)을 상(藏)하고 근(筋)을 주(主)하여 지체(肢體)의 운동을 지지할 수 있으며 피로감을 해소해 줄 수 있다. 때문에 '파극지본(罷極之本)'이라 한다. 『내경』 본래의 뜻을 세밀히 연구하면 '극(極)'이 결코 피곤에 국한되지 않는 것 같다.

그밖에 일본인 단파원견(丹波元堅)은 『소문소식(素問紹識)』 중에서 또 설명하길 "파극(罷極)은 사극(四極)으로 간주한다. 사극(四極)은 즉 사지(四肢)이다. 간(肝)의 그 충만함은 근(筋)에 있으므로 '사극지본(四極之本)'이라 한다"5)고 했다. 이러한 설명은 충분한 이론적 근거가 없다. 단지 자의적으로 해석한 것에 불과할 뿐이다.

필자는 파(罷)는 마땅히 'ba'로 읽고, 정지·완결의 뜻이 있다고 인식했다. 이를테면 『사기(史記)·진시황본기(秦始皇本紀)』에서 "진이 출병하자 다섯 나라는 군사를 거두었다"6)라 하였다. 극(極)은 말단·극점의

---

4) 則肝就成爲對人體有害的東西了.
5) 罷極當作四極, 四極卽四肢, 肝其充在筋, 故云四極之本.
6) 秦出兵, 五國兵罷.

뜻이 있다. 이를테면 『소문(素問)·육원정기대론(六元正紀大論)』에서 "동(動)이 복(復)하면 정(靜)하고, 양(陽)이 극(極)하면 도리어 음(陰)이 된다"7)라고 하였다. 장부(臟腑) 기능이 태과(太過)와 불급(不及)의 상태가 되면 모두 병이 되며 이러한 태과와 불급은 곧 '극(極)'이다. 이에 의거하여 필자는 "간은 파극지본이다"라는 문장을 다음과 같이 해석하였다. 즉 간(肝)은 장부기혈(臟腑氣血) 기능의 문란을 조절, 제지하며 정상적인 생리 기능을 회복하는 근본이다. 그 이유는 아래와 같다. 간(肝)은 오행(五行) 중에 목(木)에 속한다. 기능상 곡직(曲直)·강유(剛柔)의 특성이 있어 이른바 "목(木)은 조리 정연한 것을 좋아한다"라고 한다. 즉 목(木)은 그 자연에 순응하고 그 성능(性能)을 이루며 정상적인 생리 활동 규율을 위배할 수 없다는 말이다. 간(肝)은 소설(疏泄)을 주(主)한다. 이것은 간(肝)이 승발(升發)·투설(透泄)의 기능을 갖추고 있음을 가리키며, 간(肝)의 소설(疏泄) 기능은 장부기기(臟腑氣機)의 정상과 변화에 직접적인 영향을 준다. 간(肝)은 파극지본(罷極之本)이 된다. 이것은 간(肝)이 소설기능(疏泄機能)을 조절하는 근본이라는 것을 설명한다.

역자 김민수 / 교정 구용만

원 저 : 산동중의잡지 1990년 1기(90111010)
"肝者罷極之本"之我釋
주제어 : 간(肝) / 파극지본(罷極之本)

7) 動復則靜, 陽極反陰.(홍원식, 위의 책 p.460)

제 III 편

병리학
진단학

'정사'와 '허사' 변별

上海中醫藥大學內經教硏室 莊燕鴻

1. '정사'와 '허사'의 개념 구별

무엇을 '정사'라 하고, 무엇을 '허사'라고 하는가? 이에 대해, 『내경(內經)』에서는 세밀한 논술을 하였다. 『소문(素問)·팔정신명론(八正神明論)』에서 "허사라는 것은 팔정이 허한 것을 사기라고 한다"1), "정사라는 것은 몸의 형태가 마치 힘을 쓰는 것과 같아, 주리가 땀이 나고 주리가 열려 허풍을 만나게 된다"2)(주 : 여기의 허풍은 정풍으로 허사가 아니다.3)), "그것이 인체에 적중하되 약하여 그 형을 알 수 없다"4) 라고 제시하였고, 『영추(靈樞)·자절진사론(刺節眞邪論)』에도 유사한 논술이 있는데 "정기란 정풍이다. 한 방향에서 오므로 허풍이 아니다"5) (주 : 여기의 허풍은 허사적풍이다.6)), "사기는 허풍이다. 허풍은 사람을 상하게 한다. 그것이 사람을 적중시킴은 심하여서 스스로 없어지지 않는다. 정풍(正風)은 사람을 적중시킴이 가벼워서 스스로 없어진다. 그 기가 유약하여 진기를 이길 수 없는 고로 스스로 없어지는 것이다"7)라고 하였다. 이른바 '정사'와 '허사'를 『내경(內經)』에서는 인체의

---

1) 虛邪者, 八正之虛邪氣也.
2) 正邪者, 身形若用力, 汗出腠理開, 逢虛風.
3) 此虛風爲正風, 非虛邪.(筆者)
4) 其中人也微, 故莫知其形.
5) 正氣者, 正風也, 從一方來, 非虛風也,
6) 此虛風卽虛邪賊風.(筆者)
7) 邪氣者, 虛風也, 虛風之賊傷人也, 其中人也深, 不能自去. 正風者, 其中人也淺, 合而自

외감 질병을 야기하는 두 종류의 기후 인소의 다른 개념을 호칭하는 것임을 알 수 있다. '정사'는 팔방의 '정기'로 또한 '정풍'인데, 자연계가 사람이나 다른 만물에게 제공하는 정상적인 기후 환경으로, 이런 기후 환경은 일년 중에 봄은 따뜻하고 여름은 덥고 가을은 서늘하고 겨울은 추운 규칙성으로 나타나서 물후(物候)의 생장수장에 영향을 주며, 인류에 대해서 말하면 없어서는 안될 환경이다. 그렇지만 체질이 허약한 사람에게 있어서는 이러한 기후 인소도 또한 치병 인소가 될 수 있다. 예를 들면 양허(陽虛)한 사람은 겨울을 견딜 수 없고, 음허(陰虛)한 사람은 여름을 견딜 수가 없다. 이러한 치병 인소는 인체 체질의 상대적인 허약을 조건으로 하는 조건성 치병 인소임을 알 수 있다. '허사'는 팔정의 허사기(虛邪氣)로 곧 팔방으로부터 오는 비정상적인 허사적풍이며, 시령에 부합되지 않는 비정상적 기후여서 "이월 축일에 바람이 불지 않는다"[8], "삼월 술일에 따뜻하지 않다"[9], "사월 사일에 덥지 않다"[10], "시월 신일에 춥지 않다"[11](『靈樞·歲露』)는 것과 같이 이르러야 하는데 이르지 않는 기후로 나타나거나, "기화의 운행이 천기보다 앞선다"[12](『素問·六元正紀大論』), "이르지 않을 때 이른다"[13](『素問·六節藏象論』)는 현상, 즉 겨울에 여름의 시령이 나타나거나 이르는 데 태과한 현상, 즉 "모두 집을 뽑고, 나무를 꺾고, 모래와 돌을 날리고, 털을 서게 하고, 주리가 서게 하는 것이다"(『靈樞·歲露』)는 것과 같은 재난성 기후로 나타난다. 이런 기후 인소는 인체에 질병을 야기하는 중요한 인소로 외부 환경이 실상(失常)된 소치이다.

2. '정사'와 '허사'의 병후 변별

『내경(內經)』에서는 '정사'를 인체가 허약하여 주리가 성글고 위표

去, 其氣來柔弱, 不能勝眞氣, 故自去.
8) 二月丑不風.
9) 三月戌不溫.
10) 四月巳不暑.
11) 十月申不寒.
12) 氣化運行先天.
13) 未至而至.

(衛表)가 고밀하지 못한 조건에서의 상대적인 육음(六淫)의 사라고 인식하였기 때문에 사기 도래시 유약하면 또한 발병 강도도 약하기 때문에 병도 가벼운데, 정사의 상쟁(相爭)이 비교적 가벼워서 증상도 명확하지 않아 표허증(表虛證)을 위주로 한다. 『영추(靈樞)·사기장부병형(邪氣臟腑病形)』에서는 "정사가 사람에게 적중하는 것은 약하여 먼저 색으로 나타나고, 몸에서 알지 못하니 있는 것 같기도 하고 없는 것 같기도 하고, 없어진 것 같기도 하고 존재하는 것 같기도 하고 형체가 있는 듯 하기도 하고 없는 듯하기도 하여 저 정황을 알 수 없다"[14]라고 하였다. 그러나 '허사'는 비정상적인 기후로, 그 기후 도래시 급격하며 세차고 또한 치병 강도도 높아서 사람을 손상시킬 때 정사의 상쟁이 극렬하기 때문에 병이 위중하고 증후도 확실하게 나타난다. 『영추(靈樞)·자절진사론(刺節眞邪論)』에서는 "허사가 사람에게 적중함에 부르르 형체를 떨게 하고 털을 서게 하고 주리를 서게 하며, 그것이 깊이 들어가면 골에 침입하여 골비가 된다. 육이 근을 침입하면 근련이 된다. 맥중을 침입하면 혈이 막혀 통하지 않게 되어 옹이 된다. 안에 침입하면 위기와 상박하여 양이 성한 사람은 열이 되고 음이 성한 사람은 차갑게 되니, 차가우면 진기가 사라지고, 진기가 사라지면 허하게 되고, 허하게 되면 차가워진다. 피부 사이를 침입하면 그 기가 밖으로 나가서 주리가 열리고 털이 흔들리고 기가 와서 움직여 가렵게 되고, 머물러 제거되지 않으면 막히게 되는데, 위기가 다닐 수 없어서 감각이 없게 된다"[15]라고 하여, 허사가 인체를 손상시킬 때 증상이 복잡하고 많은 종류의 병이 되어 다 셀 수가 없음을 알 수 있다. 또한 그것이 깊게 들어갈수록, 비록 초기에는 실증을 위주로 하지만 만약 사가 머물러 제거되지 않고 영위 기혈의 운행이 장애를 받아 진기가 손상되어 사기가 승(勝)하고 정기가 물러나면 허실이 같이 나타나서 병형은

14) 正邪之中人也微, 先見于色, 不知于身, 若有若無, 若亡若存, 有形無形, 莫知其情.

15) 虛邪之中人也, 洒然動形, 起毫毛而發腠理, 其入深, 內搏于骨, 則爲骨痺. 肉搏于筋, 則爲筋攣. 搏于脈中, 則爲血閉不通, 則爲癰. 搏于內, 與衛氣相搏, 陽勝者則爲熱, 陰勝者則爲寒, 寒則眞氣去, 去則虛, 虛則寒. 搏于皮膚之間, 其氣外發, 腠理開, 毫毛搖, 氣往來行, 則爲痒, 留而不去則痺, 衛氣不行, 則爲不仁.

위중하게 된다. 『영추(靈樞)·자절진사론(刺節眞邪論)』에서 말하는 "허사가 치우쳐 몸의 한쪽으로 침입하면 그 침입이 깊어 안으로 영위에 머무르는데, 영위가 조금이라도 쇠약하면 기가 사라지고 사기가 홀로 머무르게 된다"[16], 혹은 "맺힌 바가 있다. …… 사기가 그 사이에 머물러서 뒤집어지지 않는다"[17]는 것이 '근류(筋瘤)'·'장류(腸瘤)'·'골류(骨瘤)'·'육류(肉瘤)'의 제 증상을 야기하는 것과 같다.

3. 외감병에 대한 치료 대책에 대한 토론

'허사', '정사'로 야기된 병은 증후가 하나가 아니어서 예후도 다르기 때문에 예방 치료상에서도 마땅히 편중된 바가 있어 대대를 구별하여야 한다. 『영추(靈樞)·소침해(小鍼解)』에서 "그 사와 정을 알려는 자는 허사와 정사의 바람을 논할 줄 알아야 한다"[18]라고 하였는데, '정사'와 '허사' 두 종류의 다른 원인을 명백히 하는 것이 외감병을 예방 치료하는 데에도 매우 중요하다는 것을 알 수 있다. 『내경(內經)』에서는 '정사'로 된 병의 관건은 정기 부족에 있는데, 정사는 일년의 정상적인 기후로 사계절에 존재하며 피할 수 없기 때문이라고 인식한다. 그것의 침습을 예방하는 것은 오직 진기를 보전하는 데에 있다. 때문에 단지 우리들이 생활 기거에 주의하고 욕심이 과도한 것을 피하고 진원(眞元)의 기를 보존하거나, 적당한 단련이나 옥병풍산(玉屛風散) 등의 알맞은 약물이나 음식으로 조절 보충하여 자연 환경에 적응할 수 있는 능력을 높인다면 쉽게 사기를 감수하지 않을 수 있고, 설령 감수하더라도 또한 사기가 "진기를 이길 수 없으므로 저절로 제거된다"[19](『靈樞·刺節眞邪論』)고 하였다. 그러나 '허사'로 된 병의 관건은 사기의 항성에 있으므로, 다만 인체의 일반 기후 조건에 대한 적응력에 의존하는 것은 아무런 소용이 없어 사가 "저절로 제거되지 않는다."[20](『靈樞·

16) 虛邪偏客于身半, 其入深, 內居營衛, 營衛稍衰則氣去, 邪氣獨留.
17) 有所結. …… 邪氣居其間而不反.
18) 知其邪正者, 知論虛邪與正邪之風也.
19) 不能勝眞氣故自去.

刺節眞邪論』) 그렇기 때문에 치료도 마땅히 거사(祛邪)하여야 사가 제거되고 정기가 편안해진다. 허사는 비정상적인 기후로 일년의 정상적인 기후가 아니어서 아직 병이 되지 않았을 때 사기를 피하는 것으로 예방할 수 있다. 『영추(靈樞)·세론(世論)』에서 동짓날에 풍우가 남쪽으로부터 오는 것은 허풍이라고 언급하였으나, 만약 "그것이 야반이 되어 이르면, 만민이 모두 잠이 들어 범할 수 없게 되므로 그 해의 백성은 병이 적다"21)라고 한 것과는 반대로 만약 사기를 피하지 않으면 "그것이 낮에 이르면 만민이 나태하여 허풍에 적중되니, 만민이 병이 많다"22)라고 하였는데, 능동적으로 사기를 피하여 외감병을 예방하는 것이 유효한 수단임을 알 수 있다. 당연히 '허사'로 야기되는 병을 방지함에 있어서는 위기(衛氣)의 개합 작용을 강화하거나 항병 능력을 높이는 것 또한 매우 중요하다. 『영추(靈樞)·백병시생(百病始生)』에서 "갑자기 빠른 바람과 심한 비를 만났어도 병이 나지 않는 사람은 대개 허한 것이 없어서 사기가 홀로 그 사람을 상하게 할 수 없는 것이다"23)라고 하였는데, 또한 동시에 허사가 질병을 야기함에도 정기의 강약 및 사기의 심입(深入) 정도에 따라 경중(輕重)으로 나타난 예를 들면 『영추(靈樞)·세로(歲露)』에서 "적풍사기가 사람에게 적중하는 것은 그 시기를 타지 않아도 반드시 그 열린 것을 따르면, 그것이 깊이 들어가서 그 안에 심각한 병이 되고, 그 병인 또한 갑자기 아프다. 그 닫힌 것을 따르면 침입이 얕으면서도 머물게 되어 그 병이 느리게 진전된다"24)라고 말한 바와 같다. 그러나 이것은 정기가 강하다는 것을 아울러 말한 것은 아니고, 바로 유여(有餘)함만을 지나치게 자신하여 근심 걱정이 없는 것이다.

---

20) 不能自去.

21) 其以夜半至者, 萬民皆臥而弗犯也, 故其歲民少病.

22) 其以晝至者, 萬民懈惰而皆中于虛風, 故萬民多病.

23) 卒然逢疾風暴雨而不病者, 蓋無虛, 故邪不能獨傷人.

24) 賊風邪氣之中人也, 不得以時, 然必因其開也, 其入深, 其內極病, 其病人也卒暴. 因其閉也, 其入淺以留, 其病也, 徐以遲.

4. 내외 상응 및 변증 사상에 대한 논술

『내경(內經)』의 '허사'와 '정사'에 대한 천술은 『내경(內經)』이 외감 질병의 발생 발전 변화 및 예방 치료에서의 전면적인 인식을 반영한다. 『내경(內經)』에서는 '허사'나 '정사'가 질병을 야기하는 것을 외부 환경과 인체에 내재한 진기가 상호 작용한 결과라고 인식하였다. 이러한 작용 과정 중에서, 내외 두 종류의 힘의 정도에 따른 대비를 거쳐 사람과 자연간의 매우 밀접한 상응 관계를 반영하였다. 일반적인 상황에서는, 예를 들어 『영추(靈樞)·세로(歲露)』에서 "세의 화평으로 인해 적풍이 적으면 백성도 적게 아프고 적게 죽는다. 세의 적풍사기가 많으면 차가운 것과 따뜻한 것이 조화롭지 못하여 백성이 많이 병들고 많이 죽는다"[25]라고 말한 바는, 허사적풍은 자연계 기후의 변화로 사기가 강경폭려(强勁暴厲)하고 인체의 일반적인 조절 능력과 항병 능력이 이미 저항할 수 있는 방법이 없기 때문에 허사가 질병을 야기하는 것은 일정하지만 정사는 자연계 기후의 정상적인 기후로 정사가 질병을 야기하는 것은 곧 변화인데, 개체의 진기가 부족하여 외계 환경에 적응할 수 없는 소치이다. 정사가 병이 되지 않는 것은 정상적인데, 왜냐하면 일반적으로 사람들 모두는 자연 환경에 적응할 수 있는 본능이 있어서이고, 허사가 병을 야기하지 않는 것은 변화인데, 개체의 진기가 유여한 소치이다. 총괄하면, 발병하는가 안하는가는 우리들이 자연 환경에 적응하는 상황에 따라 결정되는 것으로, 이는 내외 상응의 발병관을 구체화하였다.

『내경(內經)』의 '허사'와 '정사'로 야기된 질병 증후에 대한 인식은 많은 사실의 관찰과 분석에서 얻어진 것에 기초하기 때문에 외감병의 실증과 허증의 양대 증형 및 일반 변화 규율을 명시하였다. 곧 '허사'가 병이 됨은 사성(邪盛)이 위주여서 실증이 대부분을 차지하고, '정사'가 병이 됨은 정허(正虛)가 원인이 되어 허증이 위주가 된다. 그러나

---

25) 因歲之和, 而少賊風者民少病而少死. 歲多賊風邪氣, 寒溫不和, 則民多病而多死.

어떤 개체에 대해서 말하면, '허사'와 '정사'의 다른 병인을 명백히 하고, 또한 사기의 강약, 정기의 성쇠를 분명히 하는 것은 임상시의 예방 치료 및 예후 판단에 있어 매우 중요하다. 『내경』의 작자는 사정 양방면의 주차 관계를 분석하여 정기의 중요성을 강조하였고, 정기의 강약은 질병의 발생·변화 및 예후에 대해 모두 상당(相當)하는 작용을 하기 때문에 진기를 보존하여야 한다고 인식하였고, 다른 한 방면으로는 『내경』은 절대로 사기를 경시(輕視)하지 말아야 한다고 인식하였는데, 사기의 폭려(暴厲)는 바로 위중한 질병의 소홀히 할 수 없는 인소이며, 또한 사기가 깊게 들어가서 진기를 휴핍(虧乏)하거나 심지어 모갈(耗竭)할 수 있기 때문에 치료시에 정기와 사기에 대해 반드시 전면적으로 분석하여야 지피지기(知彼知己)할 수 있고 목표를 정확히 하여 화살을 쏠 수가 있다. 예방에서는 진기를 보양하는 것은 곧 사기에 대항하는 수단이며, 그 사기를 피하는 것은 곧 진기를 온전히 하는 수단이어서 두 가지는 한쪽이라도 버릴 수가 없는 것으로, 변증법 사상을 구체화한 것이다.

역자 문기영 / 교정 서정민

원　저 : 상해중의약잡지 1995년 9기(95139005)
　　　　'正邪' '虛邪'辨

요　점 : 『내경(內經)』의 '정사', '허사'와 유관한 논술을 전면적으로 탐구 토론하여, '정사'는 팔방사시(八方四時)의 정상적인 기후로 인체 체질을 허약 조건으로 한 조건성 기후 발병 인소가 될 수 있으며, '허사'라면 시령(時令)에 부합하지 않는 비정상적인 기후로 비교적 높게 발병하는 성질이 있음을 제시하였다. 두 가지가 병이 되면 증후의 경중(輕重)이 다르고 예후도 달라서 내외가 상응하는 발병관을 반영하는데, 예방 치료시에도 사정의 두 방면에서 벗어나지 말고 대대(對待)를 구별하여야 하는 변증 사상을 구현하였다.

주제어 : 정사 / 허사 / 내경 / 외감병 / 기후인소

습과 어의 관계에 대한 논의

北京中醫藥大學第二附屬醫院 夏樹

'습'은 육음 중의 하나이며 그 성질은 중탁점니(重濁粘膩)하므로 습사로 병이 된 경우 대부분은 병에 사로잡힌 채 낫기가 어렵다. 필자가 다년간의 진찰을 통하여 '습'과 '어'는 매우 밀접한 관계가 있음을 발견하였는데, 그 병리상에서의 상호 영향은 습증(濕證)이 병이 된 채 낫기 어렵게 하는 관건을 조성하였다. 그러므로 습증을 진찰하여 치료할 때 활혈화어약을 합리적으로 가하여 습증의 완전한 치유를 가속화할 수 있다. 지금은 단지 이 문제를 탐구 토론하여 동료 의사들에게 잘못을 바로잡아 줄 것을 부탁한다.

1. 습어병존론(濕瘀竝存論)

일반적으로 인식하기를 습사가 병이 된 대부분은 비허와 관련이 있다. 이를테면 『내경(內經)』에서는 "모든 습과 붓고 더부룩한 것은 모두 비에 속한다"[1]라 하였고, 우재경(尤在涇)은 『금궤요략심전(金匱要略心典)·경습갈병(痙濕暍病)』 중에서 "습에 적중된 사람은 또한 반드시 먼저 안에 습이 있은 이후에 외습을 감수한 것이므로, 그 사람은 평상시에 토의 덕이 모자라 습이 중초에서 동하여 이 기화가 빠르지 못한 것을 말미암아 습이 밖에서 침입한 것이다"[2]라고 말하였다. 이는 습병은

1) 諸濕腫滿, 皆屬于脾.
2) 中濕者, 亦必先有內濕, 而后感外濕, 故其人平日土德不及而濕動于中, 由是氣化不速而濕侵于外.

모두 비허에 달려 있으며 습병의 원인은 주로 기화실사(氣化失司)라는 것을 설명한다. 이로 인해 전통적인 습증 치료법은 중요함이 중초 비위를 위주로 삼은 삼초 기기를 통창하는 데에 있으므로, "습을 잘 치료하는 사람은 습을 치료하지 않고 단지 기를 치료한다"[3]라는 설이 있다. 경험으로 보면 임상에서 확실한 치료 효과가 있지만 아직도 습증 병리 과정에 얽매인 병세를 해결할 수 없다. 이것은 왜냐하면 습증의 발생은 비허 및 기화실사와 관련이 있을 뿐만 아니라 또 혈의 운화실상과도 관련이 있기 때문이다.

기는 양에 속하고 혈과 수는 음에 속하는데, 기혈·수화·음양은 상호 의존하고 상호 자생하므로 정상적인 생리 상황하에서는 평형 상태에 처한다. 혈액 수액의 정상 운행은 모두 기의 작용에 의뢰하며, 바로 "기는 혈의 장수이다"[4], "기가 움직이면 혈도 움직인다"[5], "기가 움직이면 수도 움직인다"[6]의 관계인 것이다. 만약 기의 기능이 실상되고 추동하는 힘이 부족하다면 이미 혈행 어체를 형성하였고 또한 수액 정취까지 일으킬 수 있는 이것이 바로 수습과 어혈이 공존할 수 있는 가능성을 야기시켰다.

『혈증론(血證論)·유정(遺精)』 중에 "혈과 수는 아래위, 안팎으로 서로 보충되면서 운행된다"[7]라고 말하였다. 혈과 수는 모두 음에 속하며 양자는 상호 삼투하고 상호 전화하므로 혈과 수 관계의 밀접함을 알 수 있다. 이로 인해 일단 혈 혹은 수 한 방면에 병변이 발생하면 앞으로 다른 방면에도 반드시 영향을 준다. 만약 수 운행의 실상으로 정취를 일으키면 반드시 혈의 정상적인 순행에 영향을 주어 혈행 어체를 일으켜 수습과 어혈이 공존하는 병증을 형성한다.

그 사실은 일찍이 『내경(內經)』 중에 수습과 어혈간의 관계에 관한 논술이 있었는데, 예를 들면 『영추(靈樞)·백병시생(百病始生)』에 "온기

3) 善治濕者, 不治濕但治氣.
4) 氣爲血之師.
5) 氣行卽血行.
6) 氣行水亦行.
7) 血與水, 上下內外, 皆相濟而行.

가 행하지 않으면 혈이 엉겨 안에 쌓여서 쉽게 흩어지지 않고 진액이 잘 유통되지 않고 새며, 머물러 제거되지 않으면 적이 생긴다"[8]라 하였고, 『영추(靈樞)·자절진사(刺節眞邪)』에도 또한 "혈도가 통하지 않고 눈을 크게 뜨고 쉬지 않으며 구부리고 펴는 것이 불편하고 달릴 수 없는 것, 이 병은 반드시 수가 있다"[9]라고 명확히 제시하였다. 이 두 단락의 경문은 모두 혈어로 인해서 수습이 정취되어 습증을 일으키게 되는 병리 과정을 묘사하였다. 청 당용천(唐容川)은 『혈증론(血證論)』 중에서 "무릇 수화기혈은 진실로 대칭되는 말이나 또한 상호 연루되어 있으니 수병에 혈이 쌓이고, 혈병에 기가 쌓인다"[10], "토혈과 해혈은 반드시 담과 응하고, 출혈이 있는 사람은 왕왕 수종을 겸하고, 어혈은 수로 변하여 또한 수종을 발하니, 이는 혈병에 수종을 겸한 것이다. 혈병은 수병(水病)이 없고 수병(水病)은 혈병이 없다"[11]라 하였다. 이러한 논술은 모두 습체와 어혈 양자가 공존하는 관계를 긍정하였다.

이상의 논술을 통하여 우리들은 습체와 어혈이 공존하는 병리 기제를 다음과 같이 귀납시켰다. 인체 삼초 기기의 승강이 실조되어 수액 운행이 저해를 받을 때 습탁은 즉시 생성될 수 있다. 습은 음사이고 그 성질은 점체중탁(粘滯重濁)하여 혈의 순조로운 통행에 영향을 주어 혈행이 막히거나 습체가 락을 손상시키면 정체되어 어를 만들 수 있다. 더러는 비허로 인하여 습이 막혀서 비의 운행에 장애가 있고 기허로 혈을 통섭할 수 없어 경을 떠난 혈이 어를 이루게 되면 습으로 인하여 어를 생기게 한 증상을 나타낸다. 그러므로 어혈은 또 수액의 대사에 영향을 줄 수 있고 어로 인해 습을 생기게 하는 증상을 이끌 수 있어서 양자간에 서로 인과가 된다. 이로부터 습저와 어혈의 공존은 서로 인과가 되어 습병에 사로잡힌 채 신속한 효과를 기대하기 어려운 병리 기초를 만든다.

---

8) 溫氣不行, 凝血蘊里易不散, 津液澁滲, 著而不去, 而積皆成矣.
9) 血道不通, 目大不休, 俯仰不便, 趨翔不能, 此病營然有水.
10) 夫水火氣血, 固是對子, 然亦互相維系, 故水病卽累血, 血病卽累氣.
11) 吐血咳血必兼痰應, 失血家往往水腫, 瘀血化水, 亦發水腫, 是血病兼水腫也. 病血者, 未嘗不病水, 病水者, 未嘗不病血.

종합하여 서술하면 습증의 형성은 폐의 통조실조, 비의 건운실조, 신의 개합실조 및 삼초 결독의 무권 등 병리 요인과 관계가 있을 뿐 아니라 동시에 어혈과도 밀접한 관계가 있다. 즉 습증은 습저와 혈어 공존의 특징을 갖추고 있다. 이로 인하여 습병을 치료할 때에는 행기거습(行氣袪濕)을 중요시하고 또 활혈화어(活血化瘀)도 마땅한데, 이와 같은 처방은 더 좋은 임상 치료 효과를 획득할 수 있다.

2. 습어동치법(濕瘀同治法)

습어동치법으로 습병을 치료하는 관점에 관하여 일찍이 『내경(內經)』 중에 논술이 있었는데, "땀구멍을 열어서 부를 깨끗하게 하여 울체되고 오래된 찌꺼기를 제거한다"[12]와 같이 수종을 치료하는 치료원칙 중에 "거울진좌(去宛陳莝)"는 곧 리습화어법(利濕化瘀法)을 포함하고 있다. 『소문(素問)·침해(鍼解)』에 "울체되어 오래된 것을 제거한다는 것은 나쁜 피를 제거한다는 것이다"[13]라고 명확히 제시하였다. 『내경(內經)』 이래로 역대 의가들은 또 일련의 활혈화어법으로 습병을 치료하는 방약을 제시하였다. 이를테면 장중경(張仲景)의 『금궤요략(金匱要略)』 중의 포회산은 소변 불리를 잘 치료하는데, 방약 중에 활석으로써 청열리습하며 그 중의 포황의 생용은 활혈제습을 위해서 구성한 것이다. 호역양농(狐蜮釀膿) 증치를 논술한 가운데 적소두당귀산방을 일찍이 사용하였는데, 그 중의 적소두로써 삼습청열, 해독배농하며 당귀를 사용한 것은 활혈거어 생신(生新)의 용도가 되는 것이다. 주단계(朱丹溪)는 『단계심법(丹溪心法)』에서 습열하주(濕熱下注), 하지위비(下肢萎痺)를 주치하는 가미이묘환방약 중에 청열제습하는 창출·황백·비해·방기를 사용하였으며, 이외에 귀미·우슬을 사용한 것도 활혈행어통락제습의 용도가 되는 것이다. 장개빈(張介賓)은 『경악전서(景岳全書)』 중에 "수종을 치료함에 마땅히 허실을 변별해야 하는데

12) 開鬼門, 結淨府, 去宛陳莝.
13) 宛陳則除之者, 去惡血也.

혈도의 불통으로 인해 발병한 것은 마땅히 그 혈을 차갑게 해야 한다"[14]라고 하였고, 섭천사(葉天士)는 『임증지남의안(臨證指南醫案)』에서 황달병의 치료를 논술할 때 또한 "기혈이 행하지 않으면 황달이 발생하는데 잘 치료하는 자는 대개 화어약 한두 종류를 사용하는 바, 예를 들어 도인·홍화·천초·단삼 등의 종류이다. 이미 파괴된 혈은 근원을 순환하지 못하므로 반드시 그것을 조화시켜야 한다"[15]라고 하였는데, 황달병은 습열 혹은 한습에 관계없이 모두 습저가 있어서 섭천사는 습을 치료하는 동시에 활혈화어약물을 가용하는 치법을 제출하였고, 의가들은 이미 습증 가운데 습어가 공존한다는 것까지 인식함으로써 습어동치법으로 습증을 치료하는 것이 더욱 좋은 치료 효과를 획득할 수 있다는 것을 설명하였다.

종합적으로 서술하면 습어동치법은 습증을 변증 치료하는 기초 위에 활혈화어약물, 예를 들면 단삼·적작·홍화·택란·단피·도인·지유·삼칠 등을 가용하거나 활혈화어방제와 합용하면 처방이 두 가지 작용을 갖추고 있어서 수습의 운행과 대사를 직접 개선할 수 있을 뿐만 아니라 또 어체의 소제(消除)를 수반함으로써 어로 인하여 습에 이르는 재순환을 막아 습병의 완전한 치유를 촉진하였다.

3. 경험의안

예1) 려모. 여 34세. 1978년 7월 16일 초진. 환자는 1년 전 여름에 피부 구진을 나타내었으며 점점 스며들어 편을 이루었고 소양증은 야간에 극심하였으며 이묘환 및 비해분청음 등의 약을 일찍이 복용했지만 치료 효과는 좋지 않고, 병세가 호전되었다가 악화되고 반복 발작하였다. 근래에 피진이 급성으로 발작하여 융합하여 편(片)을 이루었고 짓물러 물이 흐르며 소양이 그치지 않았다. 대변은 처음에는 건조하나 후에는 묽고 소변은 황색이 아니었다. 권태무력(倦怠無力), 위완창만

---

14) 治腫當辨虛實, 因血道不通而致者, 當專淸其血也.

15) 氣血不行卽發黃, 善治者蓋用化瘀之品一二味, 如挑仁紅花茜草丹參之類, 爲其已槐之血不能還原, 必須化之.

(胃脘滿脹), 납식불량(納食欠佳)을 수반하였다. 설은 암홍색이고 설태는 약간 황색이며 후니(厚膩)하였고 맥은 유(濡)하고 완(緩)하였다. 증은 내에 습이 쌓여 있으나 또한 풍사에 감촉한 것에 속하므로 치료는 리습소풍청열이 마땅하였다. 처방으로 형계·고삼·적복령·택사·의이인·차전초·활석·진피·적작·단피·홍화를 물에 달여 복용케 하였다. 약 6첩을 복용하여 짓무른 곳이 아물고 회복되어 물이 흐르는 것이 그치고, 소양증도 가벼워졌으며 또 연속해서 약 15첩을 복용했더니 마침내 완전히 나았으며 1년이 지났지만 재발하지 않았다.

예2) 염모. 남 58세. 1986년 11월 15일 초진. 환자는 만성 설사를 앓은 지 6년이 되었고, 대변은 묽어서 형태를 이루지 못하였으며 대체로 매일 2~3차례 있었으며 조금이라도 조심하지 않으면 매일 3~5번까지도 이르렀으며 복부 급통을 수반하였고, 변을 본 후 배가 창만하여 편안하지 않았다. 대변을 검사하니 평소에 소량의 점액 및 고름을 볼 수 있었고 징경 검시로 결장에 부분 수종, 충혈이 있음을 발견했지만 아직 궤양이 되지는 않았다. 진단은 만성결장염이었다. 많은 처방으로 치료를 했지만 효과가 현저하지 않고 반복되며 낫기 어려웠다. 진단상 면색위황(面色萎黃)하고 신피핍력(神疲乏力), 납소복창(納少腹脹)하며 설태는 백황후니(白黃厚膩)하였고 설은 암청홍색이었고, 설주변에는 치흔이 있었으며 맥은 침(沈)·세(細)·완(緩)하였다. 이 증은 비허로 습을 생하여 습이 울체하여 열이 생기고 오랫동안 정체되어 어저가 된 것이다. 오매환방(烏梅丸方)에 지유·삼칠을 가하여 구복케 하였다. 동시에 중약을 이용해 관장을 보류시켰는데, 약은 고삼·황백·오배자·단삼·홍화로 매일 1첩을 복용케 하였다. 약을 복용한 지 1주일 후 대변이 형태를 이루었으며 매일 1~2차례 있었고 다른 증상도 호전이 되었다. 계속해서 삼령백출산방에 지유·홍화를 가하여 한달 남짓 치료하여 나았다. 반년이 지났지만 재발이 없었다.

4. 소결(小結)

중의의 습증은 서의학 중의 여러 질병을 포함한다. 현대 의학의 끊임없는 발전에 따라 활혈화어법이 습증을 함께 치료하는 통용법이 되어 이미 임상에서도 광범하게 응용되고 있다. 예를 들면, 폐심병의 담습형, 유풍습관절염의 습탁형, 병독성간염의 습열형 등인데, 이러한 습병 혹은 협습(挾濕)의 질병은 활혈화어약물을 배합하여 치료한 후에 임상에서의 치료 효과도 모두 높아졌으며 이런 유형의 임상 보고는 해마다 증가하고 있다. 이로써 알 수 있듯이 습어병존론이 성립되었고, 또 습어병치법은 치료 효과가 확실히 한 걸음 더 나아나 연구를 할 가치가 있는 총결적인 치료 방법이다. 그 치료 기전도 한 걸음 더 나아가 연구를 해야 한다.

역자 김혜선 / 교정 여진주

원 저 : 북경중의약대학학보 1994년 4기(94504011)
論議濕與瘀的關系
주제어 : 습증 / 비허(脾虛) / 혈어(血瘀) / 습어동치법

질병변화의 일일주기

冶金工業部河南舞陽鋼鐵公司職工醫院 孫運河

질병 변화의 일일주기(日節律)[1]는 인체 음양(陰陽)에 대한 주야음양의 손익(損益)과 서로 관계가 있을 뿐만 아니라 동시에 위양(衛陽)의 출입, 출입의 돌연성 및 그로 인하여 일어나는 인체 음양에 대한 손익, 위양 기능이 어떠한 시간 단계에서 세력을 주관하여 개(開)와 합(合)을 관장하느냐와 서로 관계가 있다. 『내경(內經)』에서 논술한 모장독병(某臟獨病)[2]의 일일주기는 모두 허증(虛症)을 가리키며 실증(實症) 및 일일주기와 어떠한 장의 '체(體)', '용(用)' 허실과의 관계에 관해서는 모두 일찍이 논하지 않아 자못 탐구할 필요가 있다. 질병 변화의 일일주기는 병리의 본질적인 외부 표현이며 이러한 주기를 이용하는 것은 변증시치(辨證時治)에 대하여 큰 도움이 된다.

1. 양허음성(陽虛陰盛)의 병정(病情)은 야반(夜半)에서 일중(日中)의 시간 단계에 따라 더욱 악화된다

인체 내부의 양허음성의 정도가 비교적 중(重)하면 병정은 대부분 규칙적으로 야반(夜半)[3]에서 평단(平旦)의 시간 단계에 따라 더욱 악화된다. 야반에는 음이 왕성하고 음이 극(極)하여 양이 생(生)하는데

1) 節律 : 물체 운동의 리듬과 법칙.(『중한사전』 고려대학교 민족문화연구원 p.1138)
2) 어떠한 장기 하나만이 혼자 병이 들다.
3) 子時 23~01 夜半 / 丑時 01~03 鷄鳴 / 寅時 03~05 平旦
卯時 05~07 日出 / 辰時 07~09 食時 / 巳時 09~11 隅時
午時 11~13 日中 / 未時 13~15 日昳 / 申時 15~17 晡時
酉時 17~19 日入 / 戌時 19~21 黃昏 / 亥時 21~23 人定

자시(子時)에 양이 생한다. 계명(鷄鳴)에서 평단까지는 천(天)의 음, 음중(陰中)의 양으로서 음기(陰氣)는 점차 쇠하고 양기(陽氣)는 점차 강해진다. 천의 양이 몸의 양을 도와 주어 리양(裏陽)과 위양이 점차 강해진다. 위양은 전체 양기의 일부분으로 인체 내외에서 운동하는 양기이며 시간의 추이(推移)에 따라 위양이 체내에 부단히 축적(蓄積)되는데, 그 축적이 음애양신(陰碍陽伸)4)에 이르게 되면 양과 음이 싸워도 양이 음을 이기지 못하게 되어 병정은 더욱 악화된다. 음이 더욱 심해지면 음애양신의 기회가 더욱 많아지게 된다. "야반 자시에 양이 생하므로 계명 축시(丑時)에 양기가 점차 다시 회복되고 음기는 점차 물러나지만 심양(心陽)이 쇠미(衰微)한 사람은 양기가 펴지려고 하는 시기가 되어도 음기가 그것을 막아서 심맥(心脈)이 마비되거나 혈맥(血脈)이 경색(梗塞)되면 번조(煩躁)하여 눕지 못하거나 기침을 하여 숨소리가 높거나 식은땀이 나오기도 하며, 만약 양이 음을 이기지 못하면 번조가 더욱 심해지고 어깨를 들썩이며 기침을 하고 식은 땀이 멈추지 않으며 위험이 발생하여 갑자기 죽을 수도 있다"라는 보도(報道)가 있다. 천음이 점차 쇠함에 따라 천양이 점차 강해져서 양이 체내에서 천양의 도움을 얻게 되어 음을 이길 수 있을 때에는 밖으로 나가서 병정이 완화된다. "만약 양이 이기고 음이 지게 되면 번조가 점차 편안해지고 기침과 땀이 점차 그치게 된다." 필자가 일찍이 복통을 치료하는데, 항상 계명이 되면 발작하여 온양산한제(溫陽散寒劑)를 주었더니 나았다. 양허음성의 정도가 일반적이면 병정은 규칙적으로 평단에서 일중의 시간 단계에서 가중된다. 음애양신의 정도가 심하지 않으므로 반드시 평단이 되면 음이 다하여 사람이 잠에서 깨어나면 위양이 돌연히 표(表)로 나와 비로소 병정이 더욱 악화된다. 양허음성한 몸은 이미 허한 위양이 비록 시간에 따라 나오게 되지만 나오려고 해도 나오지 못하고 먼저 자신의 힘이 결핍되고 또 음사가 그것을 막는다. 음양투쟁의 과정 중에 양이 음을 이기지 못하면 나오려고 해도 나올 수가 없게 되어 드디어는 울체되어 번조하게 된다. 시간의 추이에 따라 체양은

4) 음이 양이 펴지려고 하는 것을 방해하다.(譯註)

부단히 점차 강해지는 주양의 도움으로 인하여 점차 강해지며, 위양 또한 그에 따라 점차 강해져서 위양이 체내에서 음을 이길 수 있을 때, 밖으로 나와서 번조가 마침내 제거된다. 예를 들면 비신(脾腎)양허하고 담음(痰飮)이 안에서 성하여 일어난 번조, 현훈(眩暈)은 항상 별이 뜰 때부터 9시를 좌우하여 더욱 격렬해지고 그에 이어서 감소되거나 가벼워지고 늦은 밤에는 편안해진다. 『상한론(傷寒論)』 제61조에서 "설사시킨 후에 다시 땀이 나고 낮에는 번조하여 잠을 잘 수 없으며 밤에는 안정되고 토하지 않으며 갈증을 느끼지 않고 표증이 없으며 맥은 침(沈)·미(微)하고 몸에 큰 열이 없는 사람은 건강부자탕(乾薑附子湯)으로 그것을 주한다"[5]라고 하였다. 일중에서 황혼까지는 천의 양으로서 양허는 양의 도움을 필요로 하고, 합야에서 계명까지는 천의 음, 즉 음 중의 음으로서 위양을 대신하여 안으로 행하고 또 본래 양허음성한 몸은 야음(夜陰)이 그것을 도와 음은 강해지고 양은 약해져서 음양이 싸우지 않고 서로 안정되므로 양허음성의 병정은 일중에서 야반의 시간 단계에서 가벼워진다.

요컨대 양허음성이 야반에서 평단 사이에 더욱 격렬해지는 것은 양허음성의 정도가 비교적 중한 것과 위양(衛陽)이 체내에서 축적되는 점과 유관하며, 평단에서 일중 사이에 더욱 격렬해지는 것은 위양이 갑자기 밖으로 나오는 것과 유관하다는 것 이 두 가지는 모두 음양격거(格拒)[6], 교쟁(交爭)[7], 양불승음(陽不勝陰)[8]과 유관하며 완화는 모두 내양(內陽), 위양이 천양(天陽)을 얻어 서로 돕는 것과 유관하다.

2. 양허·양겸음허(陽兼陰虛)는 일중에서 야반까지의 시간 단계에서 더욱 격렬해진다

체내의 양허는 대부분 음성(陰盛)이 겸하여 양허음성이 되지만 단순

---

5) 下之後, 復發汗, 晝日煩躁不得眠, 夜而安靜, 不嘔, 不渴, 無表證, 脈沈微, 身無大熱者, 乾薑附子湯主之.
6) 막다.
7) 서로 다투다.
8) 양이 음을 이기지 못하다.

히 양허한 것도 있으며 또한 양겸음허한 것도 있는데 "양허주극(陽虛晝劇)[9]"의 양허는 즉 양허음성을 가리킨다. 단순한 양허와 양겸음허에 이르러 음성이 겸하지 않는 병정은 음성격양(陰盛格陽)[10], 음양교쟁이 없으므로 그 변화의 일일 주기는 또한 마땅히 따로 논해야 한다.

해가 서쪽에 있으면 양기는 점차 쇠하고 음기는 점차 생하며 야반에 이르면 음이 왕성해진다. 천의 음이 체의 음을 더하고 체의 양을 덜어서 이러한 시간 단계에서는 비록 선후에 위양이 세력을 주도하여 합을 관장하여 양기와 위양을 보호하여 밤에 안으로 들어가게 하는 데 도움이 되지만 위양 기능이 세력을 주도하여 합을 관장하는 작용이 미약하여 위양이 안으로 들어가는 작용은 돌연히 안으로 들어가는 짧은 시간 내에서 분명하게 나타나며 그 모든 작용이 점차 강해지는 야음을 어렵게 이기게 되므로 양허, 양겸음허한 병정은 일중에서 야반까지의 시간 단계에서 더욱 격렬해진다. 양허는 양의 도움을 필요로 하기 때문에 이미 허한 양은 야반 후에 양기가 점차 회복되는 기전의 도움을 받아서 보익(補益)하게 되므로 양허, 양겸음허의 병정은 야반 후에 완화되기 시작한다. 『상한론』 제30조에서 "증상이 양단(陽旦)일 때는 법에 따라 그것을 치료하면 더욱 격렬해지고 궐역(厥逆)하며 목구멍이 마르고 양 정강이가 경련을 일으키고 헛소리를 하게 된다. 선생님께서 야반에는 수족이 따뜻하고 양다리가 펴진다고 말씀하셨는데, 후에 선생님 말씀처럼 되었는데 어떻게 이것을 알 수 있습니까? 답하여 이르되 …… 야반에는 양기가 되돌아오므로 양쪽 발이 열이 나게 된다"[11]라고 하였다.

3. 음허·양성·음허양성의 병정은 일중에서 야반까지의 시간 단계에서 더욱 악화된다

일중에서 황혼까지의 시간 단계에서 더욱 악화될 수 있다. 『소문(素

---

9) 양허가 낮에 악화된다.

10) 음이 성하여 양을 막는다.

11) 證象陽旦, 按法治之而增劇, 厥逆, 咽中乾, 兩脛拘攣而譫語. 師言夜半手足當溫, 兩脚當伸, 後如師言, 何以知此? 答曰, …… 夜半陽氣還, 兩足當熱.

問)·생기통천론(生氣通天論)』에서 "해가 서쪽으로 기울어 양기가 이미 허하면 기문(氣門)은 이내 닫히게 된다"[12]고 하였으므로, 해가 서쪽에 있을 때 위양은 주양이 점차 수렴되는 세력에 따라 그 기능이 세력을 주도하여 합을 관장하고 양기를 보호한다. 일중에서 양이 융성해지면 일중·일서(日西) 양 시가 서로 접하게 되므로 일서에 성한 양은 한꺼번에 흩어지기 어려우므로 음허·양성·음허양성의 병정은 일중에서 황혼까지의 시간 단계에서 더욱 악화된다. 이러한 병상(病象)은 더욱이 천양렴강(天陽斂降)[13], 지기산열(地氣散熱)[14], 사계절에서 하지(夏至) 이후에 열이 나거나 하루 중에 오후에 열이 나는 천상(天象)과 유사하다. 음허·음허양성은 폐노(肺癆)·심번(心煩) 등이며, 양성은 온열병사(溫熱病邪)가 위기영혈(衛氣營血) 각 단계에 있는 것과 같으며 습온병의 오후 발열은 형상이 음허·음양부실(陰陽腑實)·일포조열(日晡潮熱) 등과 같고 또한 황혼에서 야반까지의 시간 단계에서 더욱 격렬해진다. 위양은 밤에 음분을 행하는데 황혼에 사람이 잠이 들면 위양이 돌연히 안으로 들어가서 체내의 양기를 갑자기 증가시켜 양기가 음허를 상박(相搏)하거나 혹은 양사(陽邪)를 상조(相助)하게 되어 음허는 양기의 상박을 참지 못하고, 양성은 양기의 상조에 상대하기 어려우므로 음허·양성·음허양성의 병정은 황혼에서 야반에 이르는 시간 단계에서 가중될 수 있다. 음허·음허양성의 다른 예를 들면 실면(失眠), 골증야열(骨蒸夜熱), 온병 후기의 진액 손상, 사(邪)가 변하여 밤에는 열이 나고 아침에는 내리는 등이다. 양성의 다른 예는 어혈(瘀血)발열이다. 『영추(靈樞)·영위생회(營衛生會)』에서는 노인이 야간에 실면(失眠)하는 기전을 "노인이 밤에 눈이 침침한 것은 어떠한 기가 그렇게 하는 것인가? …… 노인은 기혈이 쇠하고 그 기육이 마르고 기도(氣道)가 삽(澁)하고 오장의 기가 서로 부딪치고 그 영기(營氣)가 쇠소(衰少)하여 위기가 안에서 공격하므로 낮에는 맑지 않고 밤에는 침침하다"라고 기재하였다.

---

12) 日西而陽氣已虛, 氣門乃閉.
13) 천양이 모여서 내려가다.
14) 지기가 열을 흩어지게 하다.

일중에서 야반까지는 양기가 점차 쇠하고 음기가 점차 생하여 야반에 이르러서야 음이 왕성해지고 체내의 음허는 천음의 도움을 받아 내음이 점차 강해져 내음이 양을 이길 수 있을 때 열상(熱象)이 평상대로 회복된다. 그 열상이 일중에서 황혼, 혹은 황혼에서 야반까지에서 회복되는 시각은 일반적으로 짧으며 야반 후까지 연장되지는 않는데, 이것이 음허·음허양성 병정의 완화의 규율이다. 양성에 이르면 일중에서 야반까지 대부분 지속적으로 더욱 악화되는데, 심할 경우에는 야반 후까지 연장되며 이러한 계열이 비록 천음 혹은 음융(陰隆)의 도움을 받더라도 그 양사(陽邪)를 이길 수 없게 된다. 야반에서 평단까지는 위양 기능이 세력을 주도하여 개(開)를 관장하고 평단에는 위양이 겉으로 나오고 양기는 밖으로 흩어지므로 음성 발열은 대부분 야반에서 일중 사이에 감소되어 가벼워진다. 야반 후에 이내 발열하여 완화되지 않는 것은 반드시 양사가 성하고 실(實)하여 비록 그것을 밖으로 흩어지게 하여도 그 세력을 완화시킬 수 없다. 양성과 음허, 음허양성의 병리는 다르므로 병정이 같은 가운데에서도 다른 점이 있게 된다.

총결하면 음허·양성·음허양성 병정이 일중에서 황혼까지의 시간 단계에서 더욱 악화되는 것은 위양의 이 시기의 기능이 세력을 주도하여 합(合)을 관장하는 것과 유관하며, 황혼에서 야반까지의 시간 단계에서 더욱 악화되는 것은 위양이 돌연히 안으로 들어가는 것과 유관하며, 완화는 모두 내음이 천음을 얻어 서로 이익이 되는 것과 유관하고, 양성 완화는 주로 야반에서 일중까지의 시간 단계에서 위양 기능이 세력을 주도하여 개를 관장하거나 위양이 겉으로 나오는 것과 유관하다.

4. 표양(表陽) 변화의 일일 주기

위양은 인체 내외를 운동하는 양기이며 전체 음양의 일부분이다. 표양으로 논하면 위양은 표양의 주요 부분이며 운동하는 표양이다. 표양이 비록 위양의 출입과 천시(天時) 음양의 작용에 따라서 강해지거나 약해지지만 장부의 양과 마찬가지로 각자 독립적인 부분을 가지고 있으며 또한 항상 표에 처해 있어 그 양(量)은 상대적으로 안정적이다. 만약 이렇지 않고 "야반에 사람의 기가 장으로 들어간다"면 어찌 만민(萬民)의 모든 병이 밖으로부터 감염되지 않겠는가?

위양 즉 위기(衛氣), 인기(人氣)는 비록 하나의 말은 아니지만 그 성질은 같다. 위양은 낮에는 양으로 행하고 밤에는 음으로 행한다. 낮에 위양은 표(表)에 있고 표양은 위양의 도움을 얻어서 강해지며, 밤에는 위양이 안으로 들어가고 표양은 손해[15]를 입는다. 낮에는 천의 양이 내양(內陽)을 돕고 또한 표양을 도우며 밤에는 천의 음이 내양을 감소시키고 또한 표양을 감소시키므로 표양은 낮에 강해지고 밤에는 약해진다. 외감육음(外感六淫)은 대부분 피부·기육(肌肉)·경락(經絡)·근골(筋骨)에 머무르고 장부(臟腑)에까지 들어오지는 않으며 표양에 대한 위양 출입의 손익과 인체 내외 음양에 대한 주야 음양의 손익에 따라 외감 질병은 대부분 낮에는 경(輕)하고 밤에는 중(重)하다. 『영추(靈樞)·순기일일분위사시(順氣一日分爲四時)』에서 이르기를 "아침은 봄이 되고 일중은 여름이 되며 일입(日入)은 가을이 되며 야반은 겨울이 된다. 아침에 인기가 처음 생하고 병기는 쇠하므로 아침에는 상쾌해지고, 일중에는 인기가 커져서 사(邪)를 이기게 되므로 편안해지며, 저녁에는 인기가 쇠하기 시작하여 사기가 비로소 생기므로 더욱 악화되고, 야반에는 인기가 장으로 들어가서 사기가 홀로 몸에 거(居)하게 되니 더욱 심해진다"[16]라고 하였다. 만약 감염된 것이 음사(陰邪)가 되면 더욱 전형적으로 되는데, 예를 들면 풍한습비(風寒濕痹)가 있다.

표양은 사기가 있으면 그것에 저항하거나 몰아 내며, 사기가 없으면 그것을 경계한다. 위양과 주야음양의 작용으로 말미암아 일중에는 사기를 방어하는 힘이 강하고 아침이나 저녁에는 그 다음이며 야반에는 약하므로 아침이나 저녁 또는 야반에는 쉽게 외사(外邪)에 감염되는데, 이것이 시간에 따라 옷을 여미게 되는 이유이다. 예를 들면 어떤 환자

15) 표양이 감소한다.

16) 朝則爲春, 日中爲夏, 日入爲秋, 夜半爲冬, 朝則人氣始生, 病氣衰, 故旦慧. 日中人氣長, 長則勝邪, 故安. 夕則人氣始衰, 邪氣始生, 故加. 夜半人氣入臟, 邪氣獨居于身, 故甚也.

가 입동 후 매일 하오(下午)에서 오야(午夜) 사이에 추워서 떠는 발작을 일으키기를 십여년, 증은 양허하여 영기(營氣)와 위기(衛氣)가 서로 불화한 것에 속하고 양을 따뜻하게 해서 영기와 위기를 조화롭게 치료하면 회복된다.

장지총(張志聰)의 『영추집주(靈樞集註)』에서는 "육음의 외사는 형(形)에 배합되어 형(形)에 병이 나며 내인(內因)은 장에서 얻어져 장에 병이 생기게 된다"[17]라고 하였으므로, 외감병은 아침에는 상쾌하고 낮에는 편안하며 저녁에는 악화되고 밤에 심해지는 것은 장부의 병과는 다르다.

5. 모장독병(某臟獨病) 변화의 일일주기

모장독병일 때 병정의 경중(輕重)과 장기(臟氣)의 오행 속성과 시간에 따른 기(時氣)의 오행 속성과의 생극승모(生克乘侮)와 서로 관계가 있다. 『소문(素問)·장기법시론(臟氣法時論)』에서 "간병(肝病)은 병정(丙丁)에서 회복되는데 병정에서 회복되지 않으면 경신(庚辛)에서 더욱 심해지고 경신에서 죽지 않으면 임계(壬癸)에서는 안정[18]되며 갑을(甲乙)에서 일어나게 된다. 간병은 평단에는 가뿐해지고 하포에서는 심해지고 야반에는 고요해진다"[19]라고 하였으며, 아울러 오장의 경중 규율을 총괄하여 "무릇 사기가 몸에 들어가면 승(勝)으로서 서로 더하게 되는데 생하는 것(所生)에 이르게 되면 회복되고 그것이 이기지 못하는 바(不所勝)에 이르면 더욱 심해지고 생하는 바(所生)에 이르면 안정되어 스스로 그에 해당하는 위치를 얻게 되면 회복된다"[20]라고 하였다. 어떠한 장 하나만의 병에는 유(愈)·가(加)·지(持)·심(甚)의 변

17) 六淫之邪外合于形而病形, 內因得之于臟而病臟.

18) 논문 저자의 해석에 따라 '穩定' 즉 '가라앉거나 안정되다'의 뜻으로 원문을 번역하였음.

19) 肝病者, 愈在丙丁, 丙丁不愈, 加于庚辛, 庚辛不死, 持于壬癸, 起于甲乙. 肝病者, 平旦慧, 下晡甚, 夜半靜.

20) 夫邪之客于身也, 以勝相加, 至其所生而愈, 至其所不勝而甚, 至其所生而持, 自得其位而起.

화가 있는데, 유는 병이 낫는 것이고, 가는 병이 악화되는 것이며, 지는 병이 가라앉거나 안정되는 것이며, 기(起)는 호전(好轉)된다는 것이다. 『영추(靈樞)·순기일일분위사시(順氣一日分爲四時)』에서 "그것이 승하는 때에는 호전된다"[21]라고 하였는데, 여기에서 '기(起)'는 역시 회복된다는 것이며 마시(馬蒔)의 『영추주(靈樞注)』에서는 "가뿐해지거나 안정되다"[22]로 해석하였으며, 장지총의 『영추집주(靈樞集註)』에서는 낫는다는 의미로 해석하였다. 총괄하면 어떤 한 장의 병이 그것이 이기지 못하는 시(時)에 있을 때 더욱 심해지는 것은 나쁜 기가 왕성하여 나를 극하는 것이며, 나를 생하는 시기에 안정되는 것은 모기(母氣)로서 나를 기르는 것이며, 그 본래의 시에서 호전되는 것은 스스로 왕성해진 것이며, 그것이 생하는 시에 이르러 낫게 되는 것은 자가 병사를 제약하여 모를 실하게 하는 것이고, 그것이 이기는 때에 이르러 치유되는 것은 시기(時氣)를 승할 수 있게 된 것이다. 하포는 폐금(肺金)의 때이므로 간목(肝木)의 소설(疏泄)이 제약을 받아 간병 복창(腹脹)은 하포에서 악화되는데, 필자는 20여 건의 신유(申酉) 시(時)에 발작하거나 더욱 악화되는 것에 대하여 관찰한 결과 모두 간병과 유관하였다. 야반은 신수(腎水)의 때이므로 음을 더하여 심양(心陽)은 더욱 허해지고 혈맥을 운동시킬 수 없게 되어 막혀서 통증을 일으키게 되므로 심양부족의 심장병은 대부분 야반에서 발작한다. 평단은 간목의 때이므로 비가 허하고 간이 승(乘)하여 복창설사(腹脹泄瀉)를 하게 된다. 『나씨회약의경(羅氏會藥醫鏡)』에 기재된 어떤 환자는 설사를 20여 년 동안 하였는데, 매일 인묘(寅卯)시에 연이어 10여 차례의 설사를 하고 다른 시간에는 설사의 횟수가 감소하였으므로 다방면으로 치료를 했지만 효과가 없었으나 간을 누르고 비를 돕는 방법을 사용하였더니 한 제(劑)로 회복되었다. 일중은 화기(火氣)에 해당하므로 화가 금(金)을 극하여 음허 폐로(肺癆)[23]하여 조열(潮熱)·관홍(顴紅)·

21) 以其所生時者起也.
장기(臟氣)의 오행이 시일(時日)의 오행을 극제(克制)할 수 있게 되면 병이 호전된다.(참고문헌 『황제내경영추역해』 양유걸 편, 일중사.)

22) 慧且安.

해수(咳嗽)·각혈(咯血) 등의 모든 증은 대부분 일중에서 가중되기 시작한다. 진미술축(辰未戌丑)시는 토기(土氣)에 해당하므로 신병(腎病)을 더욱 악화시킨다. 그러므로 "비병은 평단의 목을 이기지 못하고, 폐병은 낮의 화를 이기지 못하며, 간병은 저녁의 금을 이기지 못하며, 심병은 밤의 수를 이기지 못하고, 신병은 일(日)의 토를 이기지 못한다"는 말이 있다.

이상에서 논한 "모장독병(某臟獨病)"은 모두 허증을 가리키는 것으로, 만약 실증이 되면 주(主)하는 시간에는 더욱 악화되고, 이기지 못하는 시간에는 감소하여 가벼워지는데, 예를 들면 심화가 항성한 심번은 일중에는 더욱 악화되고 야반에는 감소하여 가벼워진다. 오장에는 각각 '체(體)'와 '용(用)'이 있는데 이른바 어떤 장기 하나만의 병의 허실(虛實)은 특히 '용'의 허실이라고 하는데, '용'이 강한 것은 실이 되고 '용'이 약한 것은 허가 된다. '체'와 '용'은 통일된 것이다. 예를 들면 심양과 혈액운행, 폐기와 위외(衛外)기능, 비기와 운화, 간혈과 개규우목(開竅于木), 신양과 작강(作强) 등이며 '체'가 강해지면 '용' 또한 강해지고, '체'가 약해지면 '용' 또한 약해진다. '체'와 '용'은 하나가 아니다. 예를 들면 심음이 부족하면 심양이 항성되어 정신적 흥분이 과도하게 항진되고 실(實)로 판단되며 일중에는 더욱 악화되고 야반에는 가벼워진다. 간의 체는 음이고 용은 양인데 병리는 대부분 '체'가 허하고 '용'이 강하게〔陰虛陽亢〕 나타나는데, 실로 판단되며 평단에는 더욱 악화되고 저녁에는 가벼워진다. 혹은 '체'가 실하고 '용'이 약하게〔肝鬱實證〕 나타나는데, 허로 판단되며 평단에는 감소하여 가벼워지고 저녁에는 악화된다. 습(濕)이 비토를 지치게 하여 비의 운화기능이 불급하면 허로 판단하며 평단에는 악화되고 진미술축 시에는 감소하여 가벼워진다. 총괄하면 '체'와 '용'은 통일된 것이며, '체'의 허실은 즉 '용'의 허실이며 오장은 '체'의 허실에 의하여 "모장독병" 변화의 법을 따르게 된다. '체'와 '용'은 하나가 아니며, 오장은 '용'의 허실에 의하여 "모장독

---

23) 노채(癆瘵)라고도 하며 전염성이 있는 만성소모성질병을 말하며 폐결핵병의 종류이다.(『한의학사전』 성보사, p.461)

병" 변화의 법을 따르게 된다.

역자 전석수 / 교정 여진주

원 저 : 요녕중의잡지 1993년 7기(93207011)
疾病變化的日節律

팔강 변증에 대한 인식

雲南省交通中心醫院 譚必明

팔강 변증은 많은 중의학 변증 방법의 기초이자 핵심인데, 바로 음양(陰陽)·표리(表裏)·한열(寒熱)·허실(虛實)이다.

음양은 중의(中醫) 팔강 변증의 총칭으로서, 표·실·열은 양증(陽證)에 속하고, 리·허·한은 음증(陰證)에 속한다. 전형적인 증후는 양증은 발열(發熱), 구갈(口渴), 번조(煩躁), 섬어(譫語 헛소리), 기조면적(氣粗面赤), 맥부삭유력(脈浮數有力), 대변건조비결(大便乾燥秘結), 설태황조(舌苔黃燥) 등이 특징이다. 음증은 정신위비(精神痿靡), 목광무신(目光無神), 어성저미(語聲低微), 면색회암(面色晦暗), 신냉외한(身冷畏寒), 기와(嗜臥), 소변청장(小便淸長), 대변당사(大便糖瀉), 맥상침지허약(脈象沈遲虛弱), 설질담태백활(舌質淡苔白滑) 등이 주를 이룬다.

표리는 병의 부위를 나타낸다. 표증은 발열, 오한(惡寒), 신체동통(身體疼痛), 비조류체(鼻阻流涕), 맥부(脈浮), 설질정상(舌質正常), 태박백(苔薄白), 이변정상(二便正常)을 특징으로 한다. 리증은 리허한(裏虛寒)과 리실열(裏實熱)의 구분이 있다. 리허한의 표현은 위에 설명한 음증과 같다. 리실열증은 구갈, 신혼(神昏), 번조, 섬어, 흉복창만(胸服脹滿), 심하면 아파서 만지기를 피하고, 설질홍강(舌質紅絳), 설태황조, 대변비결, 소변단적(小便短赤) 등이 주로 나타난다. 병위를 감별하기 위해서는 가장 먼저 표리를 분명히 나누어야 하지만 임상에서는 종종 표리가 겸하게 되는 상황이 있는데, 이때에는 주의하여 적당한 처치를 하여야 한다. 가장 먼저 표증을 주로할지 이증을 주로 할지를 분명히 구분하여야 하는데, 표증을 주로 하면 해표(解表)를 주로 하여 치료하되 리증을 겸하여 고려하고, 리증을 주로 하면 일반적으로 리화(裏和)하면 표는 저절로 풀리지만 또한 한두 개의 소표약(疏表藥)을 더할 수 있다. 만약 표리(表裏)가 대등하면 표리쌍해법(表裏雙解法)을 응용하여 병행치료해야 한다.

허실은 정사(正邪)의 상황을 반영하는데 허는 정기가 허한 것을, 실은 사기가 심한 것을 가리킨다. 허증은 권태(倦怠), 기와(耆臥), 어성저미(語聲低微), 면색창백, 음식감소, 설반대다치흔(舌胖大多齒痕), 태백활(苔白滑) 등이 많이 나타나고 심하면 수족불온(手足不溫), 하리청곡(下利淸穀), 혹은 소수핍력(消瘦乏力), 구건인조(口乾咽燥), 오심발열(五心發熱)하고 설체(舌體)가 수소(瘦小)하며 홍(紅)하고 맥박은 무력하다. 전자는 침지(沈遲)하고 후자는 세삭(細數)하다. 실증은 고열로 면적하고 신혼섬어, 호흡기조(呼吸氣粗), 어성향량(語聲響亮)하고 배가 부르며 아픈네 만지기를 싫어하고, 대변비결(大便秘結)하고, 소변은 단적(短赤)하며, 작열하는 통증이 있고, 맥상은 삭실하고 힘이 있으며, 설질은 홍하며 건조한 것이 주요한 임상 표현이다. 다만 임상에서는 허와 실이 늘 함께 나타나므로 반드시 세밀하고 신중하게 주차를 분명하게 나누어야 한다. 일반적으로 오랜된 병은 허가 많고 신병은 실이 많고, 약한 자는 허가 많고 건장한 자는 실이 많으며, 한증은 허가 많고 열증은 실이 많다고 하였다. 허실의 정도가 몹시 중할 때는 오히려 가상이 나타나기도 하는데, 바로 "크게 실하면 파리한 상이 있다"[1]는 것과 "지극히 허하면 왕성한 증후가 있다"[2]는 것으로 더욱 주의하여 감별함으로써 잘못 치료하여 생명이 위급해지는 상황이 발생하는 것을 피해야 한다.

한열은 주로 질병의 성질을 가리킨다. 한증은 찬것을 싫어하고, 사지가 차갑고 입이 마르지 않고, 얼굴색이 희거나 푸르며, 맥이 침지(沈遲)하고, 설질이 담(淡)하고 태(苔)가 희고 미끄러우며, 진액이 많고, 소변이 맑고 양이 많으며, 대변이 묽다. 외감풍한(外感風寒)이 표한증

---

1) 大實有羸狀.
2) 至虛有盛候.

이면 오한발열, 머리와 몸이 쑤시고 아픔, 코막힘, 해수, 맥부 등의 증세가 나타나는 것에 주의해야 한다. 허한증이 심해지면 입이 마르고, 얼굴이 붉고, 번조(煩躁)하고, 맥이 부삭한 등의 거짓 열증이 나타날 수 있다. 입은 마르지만 물을 마시고 싶은 생각이 없거나 따뜻한 물을 조금 먹고 싶어하고, 설질이 담하거나 청자(青紫)하며, 진액이 있고 얼굴 빛이 약간 붉지만 거칠게 행동하지는 않고, 번조하지만 동작에 힘이 없으며, 맥이 비록 부삭하지만 힘이 없고 근거가 없는 등의 증세로 감별할 수 있다. 열증은 발열, 오한, 심번(心煩), 입이 마르고 시원한 음식을 많이 마시려 하고, 얼굴이 붉고, 대변이 막히고, 소변이 붉고 양이 적고, 맥이 빠르고, 혀가 붉으며 태가 누렇고, 진액이 적은 것이 주요 특징이다. 실열이 중증이 되면 음(陰)과 진액이 극도로 손상되어 음양이 끊겨 떨어져 나가려고 하는데, 이때에는 체온이 하강하고, 맥상이 침약(沈弱)하고 힘이 없으며, 심지어 가늘고 작아져 끊어지려고 하는 거짓 허한증이 나타나기도 한다. 그러나 혀가 여위고 작으면서 붉고, 입이 마르고 시원한 음식을 좋아하고, 옷을 입으려 하지 않고, 대변이 막히는 등의 증상으로 감별해 낼 수 있다.

임상에서 표리허실한열은 종종 서로 혼합되어 나타나기 때문에 구체적으로 분석하여 종합 운용하여야 한다. 동시에 더욱 정확하고 구체적인 진단을 내리기 위해서는 병정(病情)에 근거하여 정확하고 빠르게 장부변증, 기혈진액변증, 육경변증, 위기영혈변증 등의 전통적인 변증 방법 중에서 한 가지 또는 몇 가지를 선택하여 팔강변증과 밀접하게 결합시켜 병인이 가지고 있는 증상과 신체적 특징, 그리고 각종 이화학적 자료를 전면적으로 분석하여 정확한 진단을 내림으로써 임상 치료효과를 높일 수 있다.

역자 구진숙 황상웅 전석수 / 교정 여진주

원 저 : 운남중의잡지 93년 5기(93215036)
八綱辨證淺識

간기허, 간양허 검토

紹興市絲綢印花總廣醫務室 劉娥

간의 병은 가장 복잡하여서 치료법도 가장 다양하다. 그러나 간기(양)(肝氣(陽))의 경우는 드물다. 전중양(錢仲陽)은 "간은 상화가 되니 사하는 것은 있어도 보하는 것은 없다"[1]라 여겼다. 주단계(朱丹溪) 또한 "간은 항상 유여하다"[2]라는 이론을 제시했다. 역대 의서 중에서 간음허에 관한 논술은 아주 많지만 간양(기)에 관한 전문적인 저술은 없어서 비록 논하였다 하더라도 비교적 분산되어 있고, 인식 또한 일치하지 않아 실제로 중의 장상학설의 가장 큰 결함이 되고 있다. 필자는 이에 마음이 쓰여 시험삼아 토론해 보고 의림 현철들에게 질정을 구하려 한다.

필자는 간기(양)허의 이론은 일찍이 『내경(內經)』 중에 맹아가 있었다고 여기는데, 『소문(素問)·상고천진론(上古天眞論)』에서 "남자는 56세에 간기가 쇠약해져서 근이 운동할 수 없게 된다"[3]라고 했다. 『소문(素問)·방성쇠론(方盛衰論)』에서는 "간기가 허하면 꿈에서 초목을 보게 되고, 그 때를 얻으면 나무 밑에 엎드려서 감히 일어나지 못하는 꿈을 꾼다"[4]라 했고, 『소문(素問)·육절장상론(六節藏象論)』에서도 "간은 파극의 근본이다"[5]라 하였다. 이에 대하여 역대 의가들 또한 발표한 것

1) 肝爲相火, 有泄無補.
2) 肝常有餘.
3) 丈夫七八肝氣衰, 筋不能動.
4) 肝氣虛則夢見菌香生草, 得其時則夢伏樹下不敢起.
5) 肝爲罷極之本.

이 많다. 예를 들어 『천금방(千金方)』, 『태평성혜방(太平聖惠方)』, 『직지방(直指方)』, 『영류령방(永類鈴方)』, 『간요제험방(簡要濟驗方)』 등의 책에서 모두 심오한 뜻을 조금씩 논술했는데, 간양기허학설(肝陽氣虛學說)의 내용이 충실하고 풍부하다. 그런데도 간양기허가 장기간 무시당한 것은 무엇 때문일까? 필자는 5가지 원인이 있다고 생각한다.

첫째, 금원 이후 화열학파가 아주 부흥하여 중의학술의 발전을 더욱 촉진하였고, 간병학설의 연구도 그것의 영향을 받게 되었다. 화열학파는 "육기는 모두 화로 변한다"[6], "양은 항상 남고, 음은 항상 부족하다"[7]는 기본관점으로 사람들을 『내경(內經)』에 대해 "간은 장군의 직책이 되고, 궐음은 안으로 상화를 품고 있다"[8]는 단면만을 받아들이도록 하여 간의 허한에 대한 연구는 소홀히 함으로써 간양기허의 발전을 크게 저해하였다.

둘째, 예전의 사람들이 비록 간병에 대해 많은 연구를 하였지만, 시세의 변화 때문으로 간병의 용어 방면에서 아주 많은 개념들이 불명확했다. 예를 들어 간기·간양은 간의 생리 기능을 가리킨다. 그러나 적지 않은 의가들이 간기 간양을 병리개념으로 오해하고 간병이 타장의 병변을 일으키거나 타장의 병변이 간에까지 미친다고 파악하여 종종 간병을 잘못 칭하고 주차를 흐리게 하고 원인과 결과를 뒤바뀌게 하기도 하였다.

셋째, 간위강장(肝爲剛臟)이고 체음용양(體陰用陽)이며 목에 속하고 봄에 응하며 희승주풍(喜升主風)하고 양은 항통하기 쉽고 음은 휴손되기 쉬워서 임상에서 간혈·간음이 훼손되어 결핍됨에 해당하는 경우는 많이 보이나 간기·간양허인 경우는 비교적 적다.

넷째, 간은 다기다혈(多氣多血)한 장이어서 간의 생리변화와 다른 내장과의 비교는 더욱 복잡하고 증상도 종종 허실협잡하고 뒤섞여 어지럽게 나뉘므로 당용천은 "그 경락의 이름은 궐음이 되니, 음이 다한 것

---

6) 六氣皆從火化.
7) 陽常有餘, 陰常不足.
8) 肝爲將軍之官, 厥陰內寄相火.

을 이른 것이다. 음이 지극하면 양으로 변한다. 고로 병이 이에 이르러 궐이 심하면 열도 심하고, 궐이 약하면 열도 약하다. 혈분이 조화롭지 못하면 한열이 함께 나타나는 경우가 더욱 많다"[9]라 하였다. 이 때문에 전형적인 간기허, 간양허증은 비교적 적게 나타나고 허 중에 실을 동반한 것이 비교적 자주 나타나 종합하여 진단해 내는 데 어려움이 있다.

다섯째, 치료상에서 상해중의학원이 펴낸 『내과학(內科學)』의 허로병의 기허 중에서는 "간병 중에 기울의 증이 많이 보이는데, 만약 간병이 비에 미치면 정신이 피로하고 힘이 없으며, 밥을 적게 먹고 설사가 나는 것은 비기허로 치료한다"[10]라고 덧붙였다. 『내경(內經)』에도 "궐음으로 치료하지 못하면 양명에서 구한다"[11]는 한 구절이 있다. 이런 것이 바로 기본 이론에 있어서 간기허의 치법을 정하지 못하게 했다.

생리적으로 말한다면, "간의 체는 음이고 용은 양이다"[12]라는 간의 기능 활동은 음혈로 기초를 삼고 혈액의 운행과 저장이 간기의 작용을 필요로 하고 양자는 상호 의존하고 상호 용이 되며 어떠한 한 방면의 병변이 다른 한 방면으로 영향을 끼칠 수 있다. 이 때문에 간은 양기의 병변을 가질 수도 음혈의 병변을 가질 수도 있다. 실증이기도 하고 허증일 수도 있다. 간에는 음양기혈의 허가 있다. 그러면 간의 기허 양허는 또 어떻게 이루어지는가? 임상에서 나타나는 바에 의하면 가장 주된 것은 의약의 잘못이다. 치료에 있어서 고한(苦寒)한 약을 남용하거나 공벌약을 제멋대로 사용하여 나타난다. 간을 조성하는 생승의 양기가 극벌되면 간의 양기가 허손되게 된다. 이론상 간양허의 개념이 결여되어 있기 때문에 보간이라 말할 수 없고, 비(脾)기허 또는 비양허로 잘못 칭하여 보비지법을 사용하면 기능을 유지하기가 어렵다. 실제로는 "간의 병을 볼 때 간에서 비로 전한 것을 알고, 마땅히 먼저 비를 실하

---

9) 其經名爲厥陰, 謂陰之盡也, 陰極則變陽, 故病至此, 厥深熱亦深, 厥微熱亦微, 血分不和, 尤多寒熱幷見.

10) 至于肝病中多見氣鬱之證, 若肝病累及于脾而見神疲乏力, 食少便糖可按脾氣虛論治.

11) 厥陰不治, 求之陽明.

12) 肝體陰而用陽.

게 해야 한다"[13]라는 선입관에 사로잡힌 것이다. 간병은 본래 전할 수도 있고 전하지 않을 수도 있는데 본장도 스스로 병이 든다. 간의 허증은 종종 전하지 않는 것이 많은데 만약 이때 보비약을 남용한다면 반대로 토옹목울(土壅木鬱)이 되어 변화된 증이 생긴다. 만약 간병이 이미 비에 미쳤다면 비 또한 마땅히 보간 중에 건비하여 도와야겠지만 근본과 말단이 뒤바뀌어서 치료 효과에 영향을 미쳐서는 안 된다.

그 다음은 원기허손이다. 간기와 기타 장기는 모두 원기의 조성 중의 하나로 원기가 휴손되면 간기도 당연히 휴손되고 혼자서 성할 수 없다.

그 다음은 타장의 전변이다. 예를 들어 비허가 오래되면 간에 파급되어 간기 또한 허해진다. 비는 기혈생화지원(氣血生化之原)이고 비가 왕성하면 기혈이 성하고 비가 허하여 화원이 부족하면 전신 기혈이 허하고 쇠하게 되므로 간의 기혈 또한 손상되게 된다. 신위간지모(腎爲肝之母)이므로 신기(腎氣)가 부족하여 간목을 봉양하지 못하면 간기는 허하게 된다. 기타 심폐의 병도 또 간에 미쳐서 간양기허를 일으킬 수 있다.

기허와 양허는 성질은 서로 같은데 정도의 차이가 있는 것이다. 기허는 양허의 전조이고 양허는 기허의 극이다. 간의 생리와 병리가 비록 복잡하지만 간기양허를 진단해야만 일정한 규율을 적용시킬 수 있다. 역대 의학이 간의 허한 증상에 대해 서술한 것이 있는데, 예를 들어 『태평성혜방』에서는 "무릇 간이 허하면 한을 생기게 하니, 한하게 되면 옆구리 아래가 당기면서 아프고, 한열이 왕래하면서 배가 더부룩하고, 음식을 먹으려고 하지 않고, 기분이 즐겁지 않고, 다른 사람이 잡으러 오는 것과 같고, 사물을 보되 명확하지 않고 눈에서 검은 꽃이 보이며, 입이 쓰고 머리가 아프고, 관절이 잘 움직이지 않으며, 근맥이 당겨서 수축되고 손발톱이 마르고, 잘 슬퍼하거나 두려워하며, 한숨을 쉴 수 없다. 기맥을 진단하여 가라앉고 가늘고 매끄러운 것은 모두 간허의 증후이다"[14], "무릇 간장이 허손되고 기혈이 충족되지 못하면 육

13) 見肝之病, 知肝傳脾, 當先實脾.

14) 夫肝虛則生寒, 寒則苦脇下緊痛, 寒熱腹滿不欲飮食, 悒悒情不樂. 如人將捕之, 視物不明, 眼生黑花, 口苦頭痛關節不利, 筋脈攣縮, 爪甲干枯, 喜悲恐, 不得太息. 診氣脈沈細滑者, 此皆肝虛之侯也.

은 한랭에 상해서 양쪽 옆구리가 그득하고, 근맥이 당기며, 사지가 싸늘해지고 몸과 배가 아프며, 눈이 어두워지고 수족이 항상 차며, 가슴 속이 불편하여 한숨을 쉴 수 없는 것은 간기부족의 증후이다"[15]라 하였다. 필자가 임상관찰을 통하여 예전 사람들의 경험을 종합하여 간기허 간양허의 증상에 대해 귀납정리한 것은 아래와 같다.

간기허 증상과 간장 기능 활동은 관계가 있다. 간기허하면 용은 겁많고 기의 운행을 추종시킴이 무력해서 승발소설할 수 없게 되는 데 이른다. 지체가 피핍하고 나태해지는 것이 나타나고 이름 붙일 수 없지만 체함은 없는데 무거운 감이 있고 정신위돈(情神委頓), 난몽분운(亂夢紛紜), 이노나언(易怒懶言), 선비공(善悲恐), 희태식(喜太息), 협륵급통(脇肋急痛) 혹은 창통면면(脹痛綿綿), 노루즉증극(勞累則增劇), 면색위황회체(面色萎黃灰滯), 목광담청색(目眶淡淸色), 근맥이완(筋脈弛緩), 두통혼중이전정위심(頭痛昏重以顚頂爲甚), 목무(目瞀), 설다담홍이눈(舌多淡紅而嫩) 혹은 변유치흔(邊有齒痕), 색담암(色淡黯), 태백미니(苔白微膩), 맥경취미현침취세연(脈輕取微弦沈取細軟)하게 된다. 간기부족하면 목불소토하여 항상 비위의 수납운화 기능에 영향을 끼친다. 당용천이 말하길 "목의 성질은 흩어서 잘 소통되게 하는 것인데, 음식의 기가 위에 들어오면 전적으로 간목의 기에 의뢰하여 그것을 흩고 통하게 함으로써 수곡이 이에 소화되는데, 만약 간의 청양이 올라가지 않으면 수곡을 흩고 통하게 하지 못해서 설사와 속이 더부룩한 증상이 나타나 화장실에 가는 것을 면치 못한다"[16]라 했다. 이 때문에 간기허는 복창(腹脹), 불사식(不思食), 식즉창극(食則脹劇), 변당불화(便糖不化)도 사라지고 습울열(濕鬱熱))을 동반하면 공막미황(鞏膜微黃), 요색천황(尿色淺黃), 태황니(苔黃膩) 등을 겸한다. 간양허는 간기허의 극이어서 위에서 서술한 간기허의 증상 외에도 외한(畏寒), 지냉(肢冷)을 볼 수 있고, 심하면 냉(冷)이 주슬(肘膝)을 지나고 소복구급통이 전음

15) 夫肝臟虛損氣血不榮, 肉傷寒冷, 致使兩脇脹滿, 筋脈拘急, 四肢厥冷, 身腹疼痛, 眼目昏暗, 手足常淸, 胸中不利, 不能太息者, 是肝氣不足之候也.

16) 木之性主疏泄, 食氣入胃, 全賴肝木之氣以疏泄之, 而水穀乃化, 設肝之淸陽不升, 則不能疏泄水穀, 參瀉中滿之證, 在所不免.

까지 이어지고 근맥구급은 따뜻하게 해주면 완화되고 한을 만나면 격렬하게 된다.

상술한 모든 증상을 갖추어 살필 필요는 없고 단지 나타나는 몇가지 증상으로 간기허 혹 간양허를 판단할 수 있다. 간양기허 하면 간의 용(用)이 나타나기 어려워 소설이 부진하다. 승강이 의무를 잃으면 항상 습을 동반하게 되고 적담(積痰), 유어(留瘀), 온열(溫熱)하므로 면색려흑(面色黧黑), 형용소수(形容消瘦), 흉복창만(胸腹脹滿)하고, 심하면 복창여고(腹脹如鼓), 하지종창(下肢腫脹), 이변부조(二便不調), 애역빈빈(呃逆頻頻) 혹은 시시략토(時時略吐), 탁타연말(濁唾涎沫), 구고구담교체 출현(口苦口淡交替出現), 설질자암(舌質紫暗), 태황조(苔黃燥) 혹은 활윤(滑潤), 맥현삭(脈弦數) 혹은 현삽(弦澁)한데 이것이 바로 본허표실한 것이고 한열교적의 증후이다.

간양기허의 치료에 이르면 『내경(內經)』에 "간은 신맛을 좋아한다"[17], "간이 급한 것으로 고통스러우면 급히 단맛을 먹어서 그것을 완화시킨다"[18]는 것이 있어 간기를 보하는 것을 볼 수 있는데, 보간양은 산감온양지품(酸甘溫陽之品)이 많다. 예를 들어 황기(黃芪)·계지(桂枝)·오유(吳萸)·당귀(當歸)·계혈등(鷄血藤)·선령패(仙靈脾)·육계(肉桂)·첨종용(甛蓯蓉)·기자(杞子)·유육(萸肉) 등의 류가 모두 이것이다. 간의 생리병리가 일정한 특이성을 가졌기 때문에 온양지품이 화윤하는데, 마땅하고 조열한 것은 알맞지 않다. 혈위기지모(血爲氣之母)이므로 보기에 양혈을 잊어서는 안 된다. 간음허는 신온(辛溫)으로 보음을 주로 삼지만 "마땅히 음 중에서 양을 구해야 한다"[19]는 것으로 변증시 마땅함을 얻어야 간기 간양의 허증이 예정대로 치료될 수 있다.

역자 구진숙 / 교정 여진주

원 저 : 절강중의학원학보 1991년 6기(91236006)
주제어 : 간기허(肝氣虛) / 간양허(肝陽虛) / 초탐(初探)

17) 肝欲酸.
18) 肝苦急, 急食甘以緩之.
19) 當于陰中求陽.

제 Ⅳ 편

중경학
(상한론, 금궤요략)

『상한론』 판본 계통

黑龍江中醫學院 張書芬·李寶昆

『상한론(傷寒論)』은 왕숙화(王叔和)가 찬차(撰次)하여 출판한 이래로 점차 의가들의 관심과 연구를 불러 일으켰다. 그 책은 당시의 사회적인 제약을 받았기 때문에 여러 번의 주절(周折)[1]을 거쳐, 그 판본의 전승이 뒤섞여 나타나는 양상을 띠었다. 이제 이 책의 판본 전승 상태를 아래와 같이 소개하고자 한다.

1. 『상한론』의 편찬 근거

장중경(張仲景)이 『상한잡병론(傷寒雜病論)』을 지었다는 중요한 근거는 이윤(伊尹)의 『탕액경(湯液經)』이다. 『한서예문지(漢書藝文志)·방기략(方技略)』 가운데에는 『탕액경법(湯液經法)』 32권이 실려 있다. 방기략은 『칠략(七略)』의 하나인데, 『칠략』은 한성제(漢成帝)를 받들어 시중봉차도위(侍中奉車都尉) 유흠(劉歆)이 지은 중국 최고의 도설 목록 분류표이다. 『탕액경법』은 한(漢), 진(晉)시대에 광범위하게 유행하였다. 남(南) 6조(朝)의 양(梁)의 도홍경(陶弘景)은 『보행결(輔行決)』에서(이 책은 오래 전에 유실되어 현재는 敦煌에서 채록하여 지어졌다) "한·진 시대 이후의 저명한 의사들인 장기·위범·화타·오진·황보현·연 등등은 다 당대의 유명한 현자들로서 모두 이 『탕액경법』을 스승으로 삼았다"[2]라고 했다. 진(晉)의 황보밀(皇甫謐)이 『갑을경(甲乙經)』 서

1) 곡절이 많다. 복잡하다.

2) 漢晉已還, 諸名醫輩, 張琦·衛汜·華佗·吳普·皇甫玄·宴, …… 皆當代名賢, 都師式此湯液經法.

(序)에 "이윤이 아성(亞聖)의 재주로서 『신농본초』를 찬용하여 『탕액』으로 삼고 …… 중경이 이윤의 『탕액』을 더 확충하여 수십권으로 만들고 그것을 이용하여 많은 증험을 하였다"[3]라고 하였다. 『상한론』 서(序)에서 이르기를 "…… 이에 옛적의 교훈을 찾고 여러 치료 방법을 수집하여 『소문』·『영추』·『난경』·『음양대론』·『태려약록』 및 『평맥변증』 등을 찬용하여 『상한잡병론』 도합 16권을 만들었다"[4]라고 했다. 서(序) 중에서 『탕액경법』을 찬용(撰用)한 것은 제시하지 않았으나 『상한잡병론』 각 부서의 내용과 찬용한 서적을 분석해 보면, 중경은 『태려약록(胎臚藥錄)』 1권 중에서 비교적 많은 방약 자료를 흡수했다.(『陰陽大論』의 내용이 상세하지 않은 것 이외에도, 기타 서적에서 방약 방면을 언급해 놓은 것이 비교적 적기 때문이다.) 『탕액경법』과 『태려약록』이 두 종류의 책인지, 한 가지 책에 대한 다른 두 가지 이름인지는 아직까지 고증된 바가 없다. 다만 『상한잡병론』과 『갑을경』 서의 저술 연대에 대한 추론으로 근거해 보면(전자는 서기 206년, 후자는 서기 256년이다.) 시간적으로 연대가 가까워서 황보밀이 기재한 역사적 사실이 믿을 만하다

『상한론』이 『상한잡병론』에 근원을 둔다는 이 문제와 관련하여 역대 의가들의 의견은 기본적으로 일치한다. 『상한잡병론』의 원서(原書)는 일찍이 소실되었고, 겨우 현존하는 관련 서적 중에서 그것의 원래 모습을 고찰할 수 있다. 『상한론』에 근거하면, 『금궤요략(金匱要略)』·『맥경(脈經)』에 관련된 것이 기재되어 있다. 즉, ① 맥법(脈法) ② 상한론 ③ 잡병(雜病) 부분 ④ 부인병(婦人病) 부분 ⑤ 소아병(小兒病) 부분 ⑥ 식금(食禁) 부분 등이다. 후세 사람들이 '상한병' 부분을 발췌하여 『상한론』으로 구성하였다. 원서의 집필 형식에 대해 마계흥(馬繼興)은 "현존하는 가장 오래된, 몇몇 산실된 문헌(『맥경』 傳本같이)의 전래본을 볼 때 상한병변증의 조문 방면과 관련이 있음을 알 수 있다. 기본적으로

3) 伊尹以亞聖之才, 撰用神農本草, 以爲湯液. …… 仲景論廣伊尹湯液爲數十卷, 用之多驗.
4) 乃勤求古訓, 博采衆方, 撰用素問·九卷·八十一難·陰陽大論·胎臚藥錄, 并平脈辨證, 爲傷寒雜病論, 合十六卷.

각종 치료 방법의 '가(可)'와 '불가(不可)'를 헤아려 밝혔는데 편의 차례는 진행적으로 배열하였다"[5]라고 생각했다. 원서의 구성 형태는 '이론'과 '방약'을 조합하여 형성되었는데, 약간의 조문이 구성되었다. 이러한 조문들은 차례가 없어서 그 책이 산실되는 과정에서 많이 더해져, 조문의 총 수는 각 서적에 기재된 바가 일치하지는 않는다.

『상한잡병론』에 관련되는 명칭과 권수는 고서적(古書籍) 중에 기재된 것이 또한 일치하지 않는다. 『갑을경』 서(序)에 이르기를 "중경이 이윤의 『탕액』을 더 확충하여 수십권으로 만들고"[6]라고 했고, 『태평어람(太平御覽)』 722권에 진(晉)의 고담(高湛)의 『양생론(養生論)』을 인용하여 이르기를 "왕숙화가 장중경의 방론을 순서대로 편찬하였는데 36권이다"[7]라고 했다. 양(梁)의 『칠록』에는 "황소약방이십오권(黃素藥方二十五卷) 장중경변상한십권(張仲景辨傷寒十卷) 장중경평병요방일권(張仲景評病要方一卷)"이라 기재되어 있고, 『수서(隋書)·경적지(經籍志)』에는 "장중경방십오권(張仲景方十五卷) 장중경료부인방이권(張仲景療婦人方二卷)"이라 씌어져 있다. 『구당서(舊唐書)·경적지(經籍志)』에는 "장중경약방십오권(張仲景藥方十五卷)"이라 씌어져 있고, 『신당서(新唐書)·예문지(藝文志)』에는 "중경요방십오권(仲景要方十五卷) 『상한잡병론(傷寒雜病論)』 십권(十卷)"으로 기록되며 『송사(宋史)·예문지(藝文志)』에는 "장중경(張仲景) 『맥경(脈經)』 일권(一卷) 장중경(張仲景) 『상한론(傷寒論)』 십권(十卷)"이라고 씌어져 있다.

왕호(汪琥)는 이르기를 "왕숙화가 중경방론 36권을 순서에 따라 편찬한 것이 이 16권에 해당한다"[8]라고 했고, 장태염(章太炎)은 "『당지(唐志)』에 나타난 15권은 『상한론』과 『금궤요략』을 포괄한 것이다"라고 생각했다. 등만(鄧曼)은 "우리가 『수당(隋唐)』에 기재한 바를 판단하면 양(梁)대에 통용되던 『상한론』 10권은 실제는 원본 『상한잡병론』

---

5) 据現存最早的一些佚文(如脈經傳本)來看, 可以認爲有關傷寒病辨證的條文方面, 基本上是按照各種治療方法的可與不可爲篇次進行排列的.

6) 仲景論廣伊尹湯液數十卷.

7) 王叔和編次張仲景方論, 編次三十六卷.

8) 王叔和編次仲景方論三十六卷, 當是十六卷.

16권과 병합하여 이루어져서, 내용이 의연(依然)하고(전과 다름없고) 빠진 곳이 없다"고 했고, 제보장(齊寶璋)은 "원서 가운데에 '합십육권(合十六卷)'이라 함은 마땅히 '삼십육권(參拾六卷)'의 오자(誤字)인데 '합(合)'은 '삼(參)'의 오자인 것이다"라고 생각했다. 위에서 기술한 바를 종합해 보면, 필자는 원서 중에 16권이라는 것을 중시하는 것이 타당하다고 생각한다. 왕숙화가 36권을 찬차(撰次)한 것은 또한 원본을 보지 않은 것이다. 그러나 문자상의 오차에 따라서 해석하는 것은 십분 타당하지 않은 것이다.

2. 송 이전의『상한론』전본

『상한잡병론』이 지어진 때부터 북송에서『상한론』을 교정하기 이전까지 세상에 널리 유행하였는데, 다만 모두 베껴 쓴 책이었다. 베껴서 전하는 것은 몇 번을 거치면서 형식이 다양해져서 더러는 단행본으로 전하고, 더러는 세상의 의사들의 저서에 보존되어 전해져 왔다.

(1)『맥경』에 기원한『상한론』

『상한잡병론』이 출판된 지 오래지 않아, 병분전란(兵焚戰亂)으로 말미암아 원서는 산실되어 전해지지 않는다. 수십 년이 지난 후에 왕숙화(王叔和)가 다시 새롭게 편찬, 정리했다. 황보밀(皇甫謐)은『갑을경』서(序)에 이르기를 "근대 태의령 왕숙화가 중경의 논을 가려 순서에 따라 편찬하였는데 매우 정밀하다"[9]라고 했다.『태평어람』722권에는 "고담이『양생론』에서 말하기를, 왕숙화는 성정이 침중하고 정밀하며 저술하기를 좋아하므로 남겨진 문장을 고찰하고 궁구하며 여러 논을 수집하여『맥경』10권을 완성하고 장중경방론 36권을 편차하여 세상에 크게 베풀었다"[10]라고 씌어 있다. 금(金)의 엄기지(嚴器之)는 "진(晋)의 태의령(太醫令) 왕숙화(王叔和)는 중경의 책을 편차하여 차례를 만듦으

9) 近代太醫令王叔和撰次仲景選論甚精.

10) 高湛養生論有, 王叔和, 性沈精, 好著述, 考核遺文, 采摭郡論, 撰成脈經十卷, 編次張仲景方論三十六卷, 大行于世.

로써 완전하게 질서를 이루었다"고 했다. 왕숙화(王叔和)가 『상한잡병론』을 찬차한 시대는 그가 태의령으로 재임하던 서기 202~256년이다. 이 시기는 장중경(張仲景)이 살았던 연대와 아주 가까워서 왕숙화(王叔和)가 편차(編次)한 『상한론』이 그 원서의 모습에 비교적 가까운 것은 마땅하고, 그 내용 또한 믿을 만하다.

왕숙화(王叔和)가 『상한론』을 교정했음은 다음 책에서 근거한다. 『태평어람』 722권에 근거하면 "왕씨가 장중경방론 36권을 찬차하다"[11]라고 기재되었고, 고담(高湛)의 기재에 근거하면 "왕숙화(王叔和)가 편찬한 『맥경』과 장중경방론은 결코 하나의 책이 아니다"라고 했다. 『수서·경적지』와 『당서·예문지』에 실린 것을 따르면 "당시 사람들이 과거를 알지 못했고, 또 왕숙화의 36권이 과거에 인용되지도 않았다"[12]라고 했다. 『수서·경적지』 중에는 "『맥경』 십권을 왕숙화가 편찬했다"[13]라는 구절이 있다. 이 책은 서기 242년에 완성되었다. 『맥경』은 7권 24편이나. 제1편에서 제17편에는 한(汗)·토(吐)·하(下)·온(溫)·구(灸)·자(刺)·화(火)·수(水) 등의 치료 방법의 금기(즉, 可와 不可)에 따라 분류해 두고, 상한병의 치료와 진행 과정에 대해 탐구했다. 전체 책의 약 85/100는 좌우의 내용이 현재의 『상한론』에서 볼 수 있는 것이다. 때문에 『맥경』은 『상한론』의 최초의 전수본으로 지어졌다고 할 수 있다.

이 판본의 중요한 특징은 다음과 같다.

① 『맥경』이 인용한 『상한론』 조문은 『상한론』 조문의 무질서한 특징을 보존하고 있다. 다만 송(宋) 임억(林億) 등에 이르러서 비로소 조문의 차서(次序)를 다시 새롭게 배열했다.

② 『맥경』에 근원을 둔 『상한론』은 상한·잡병의 대부분의 조문을 보존하고 있고, 또 조문의 뒷부분에 처방을 보존하고 있어서 곧 『상한론』의 이론과 처방의 특징을 보존하고 있다.

③ 『상한론』의 초기의 구성 내용을 보조하고 있어서 그것을 따라

---

11) 王氏撰次張仲景方論三十六卷.

12) 當時人們未見過, 也從未引用過王叔和的三十六卷.

13) 脈經十卷, 王叔和撰.

『상한론』의 가·불가의 편차(編次) 방법을 나타내어 볼 수 있다.

(2) 『천금요방(千金要方)』과 『천금익방(千金翼方)』에 기원한 『상한론』

『상한잡병론』 1권은 남북조(南北朝) 시기에는 이미 초본(抄本) 또한 적지 않게 있었다. 그 형식은 대부분 손으로 베껴 썼고 스승과 제자 간에 전수되어 공개적으로 판본 형식이 전해지는 것은 매우 적었다. 『천금요방』 9권의 '상한상(傷寒上)'에는 "강남의 여러 스승들은 중경요방을 숨겨두고 전하지 않는다"[14]라는 한 구절이 있다. 사회적으로 장중경의 약방이 전해지는 것이 지극히 적게 나타난다는 것을 설명한다. 때문에 당(唐)의 손사막(孫思邈)이 『천금요방』을 지어서 『상한론』 조문에서 다만 태양(太陽)·양명(陽明)·소양(少陽)의 삼경 변증(三經辨證)을 흡수하고, 겨우 조문 50여조와 25방을 실었다. 그리고 손사막이 말년에 『천금익방』을 지을 때에 『상한론』의 내용을 비교적 완전히 정리하여 기재하였다. 392조문과 109개의 방을 수록해 놓았다. 육경의 배열 순서를 드러내고 방(方)·증(證)·치(治)의 3개 방면으로 『상한론』을 연구하는 방법을 세워서 후세에 증을 분류하는 실마리를 이루었다. 이 두 개의 책은 문자상으로 볼 때, 비록 완전한 정리를 이루지는 못했으나 그것은 당 초기 이전에 『상한론』 조문의 유전 내용을 반영하고 있다. 『천금요방』은 상한병과 잡병 두 부분의 내용과 유문을 보존하고 있고, 『천금익방』은 단지 상한병 조문만을 보존하고 있다. 손사막의 초기와 말기에 드러난 것을 보면, 『상한론』의 전수본이 같지가 않다. 이것이 문헌 연구상에 있어서 중요한 가치를 지닌다.

(3) 『외대비요(外臺秘要)』에 기원한 『상한론』

『외대』에서 인용한 서명이 『장중경상한론』이다. 직접 인용한 조문은 99개 조이고, 그 인용문이 『장중경상한론』 권18이 되고, 그 대부분의 내용이 『상한론』의 조문이다. 이러한 내용은 지금의 『상한론』에는 나타나지 않으나 『천금요방』 중에는 이미 인용되어 있다. 『외대비요』의

---

14) 江南諸師, 秘仲景要方不傳.

조문을 보면, 이러한 것은 제2의 자료에 속하므로 연구할 때에 반드시 원본을 주의하여 조사해야 한다.

(4) 순화본(淳化本)『상한론』

이 책은 북송(北宋) 건국 초기인 순화 3년(서기 992년)에 의관원(醫官院)에서 찬수(纂修)한 대형 의서인 『태평성혜방(太平聖惠方)』권에 수록된 것이다. 서 중에는 『상한론』 조문을 보유하고 있는데, 이것은 단지 일문(佚文)만 있을 뿐이지 인용한 서명 중에 고본은 기재되어 있지 않다.

(5)『금궤옥함경(金匱玉函經)』에 기원한 『상한론』

이 책은 『상한론』의 또 다른 고전본이다. 그것의 내용은 『상한론』과 대동소이하다. 『송사(宋史)·예문지(藝文志)』에 기록된 바에 따르면 "장중경(張仲景) 『금궤옥함경』 8권은 아래에 왕숙화(王叔和)의 주(注)를 편집해 놓았다"고 했다. 『갑을경』 서(序)에 이르기를 "왕숙화(王叔和)는 일찍이 당시에 이미 흩어져 있던 『상한잡병론』을 모아서 정리, 보충, 편차하여 『금궤옥함경』이라 이름지었다"고 했다. 임억(林億) 등이 교정한 『금궤옥함경소』에 이르기를 "이 책은 곧 왕숙화가 편차한 것으로 핵심적인 글의 작자는 장중경이다. 왕숙화는 모아서 편찬했을 뿐이다"[15]라고 했다.

3.『상한론』의 문자 정형 및 그 판본

수대(隋代)의 조국 의학의 발전과 인쇄 기술의 향상으로 북송 가우(嘉祐) 2년(1057년)에 국가는 교정 의서국 편집원을 설립하고, 고(古) 의서적을 정리·교정·간행하였다. 장중경(張仲景)의 의서를 교정 간행할 때에 상한 부분의 두 가지 같지 않은 전수본을 분별 정리하여 『상한론』 10권과 『금궤옥함경』 8권을 이루었다. 이에 따라 『상한론』의 문자와 편차(編次) 격식의 기본 정형을 이루었다.

---

15) 此書乃王叔和撰次之書, 該書作者爲張仲景, 王叔和撰集.

(1) 송본『상한론』

북송의 치평(治平) 2년(서기 1065년)에 임억(林億)·고보형(高保衡)·손기(孫奇) 등은『상한론』10권을 정리하였다. 대자본(大字本)을 먼저 간행하고, 국자감(國子監)에서 소자본(小字本)과 절로(浙路) 소자본(小字本) 등의 3종을 간행하여 통칭 송본(宋本)이라 했다. 임억(林億) 등이 송본『상한론』서(序)에 이르기를 "개보(開寶) 연간에 절도사 고계충이 증편록을 진상했다. 그 문리가 어지러이 뒤섞여서 아직 바르게 고증한 적이 없었다. 역대에는 그것을 서고에 저장하기는 했으나 교정은 하지 않았다. 질병 치료의 흐름에 의해 세상에 그것을 아는 자가 없으므로 국가에서 조서를 내려 유의(儒醫)로 하여금 의서(醫書)를 교정하게 하였다. 신(臣)이 계속 그것을 담당하여 모든 병이 절박함을 알지만 상한보다 급한 것이 없으니, ……"[16]라고 했다. 고계충(高繼沖)은 형남(荊南, 5代 10國 중의 하나) 최후의 왕으로 서기 961~963년간 재위에 올랐다. 서기 963년에 송에 투항했다.『송사(宋史)』권483에 "고계충이 송(宋)의 제후로 내려와 진헌한 것이 심히 많았다"[17]라고 전해지고 있다. 그 진헌(進獻)한 것 중에 바로 중경서가 있었다. 개보(開寶) 원년은 서기 968년인데 고계충은 서기 973년에 죽었다. 중경서(仲景書)는 개보(開寶) 연간에 진상되었으니, 반드시 서기 968~973년 사이에 만들어졌다. 후일에 진의 장소원(張昭遠)등은 서기 945년에『구당서』를 편찬할 때에 단지 "장중경약방15권(張仲景藥方十五卷)"이라고 실어놓았다. 그리고 구양수(歐陽修)가 가우(嘉祐) 5년(서기 1060년)에 편성한『신당서·예문지』에는 "장중경약방15권(張仲景藥方十五卷)과 상한잡병론10권(傷寒雜病論十卷)"이라고 실려 있는데, 그 중에『상한잡병론』은 바로 고계충이 서기 968~973년 사이에 진헌한 것일 가능성이 매우 높다. 이것이 바로 임억(林億) 등이 교정한『상한론』10권의 판본이다. 또 임

---

16) 開寶中, 節度使高繼沖, 曾編彔進上, 其文理舛錯, 未嘗考正, 歷代雖藏之書府, 亦缺于校, 是使治病之流, 擧天下無或知者, 國家詔儒醫校正醫書, 臣奇續被其逸, 以爲百病之急, 無急于傷寒. ……

17) 高繼沖降宋后進獻甚多.

억(林億) 등은 『금궤요략방론』 서(序)에 "지금 세상에 전하는 것은 다만 『상한론』 10권이며 잡병은 그 책을 볼 수 없다"[18]라고 했다. 이로써 말미암아 보면 『신당서·예문지』에 실린 『상한잡병론』 10권은 실제로는 『상한론』 10권이며 그 중에는 잡병 부분이 없음을 알 수 있다. 임억(林億)은 『상한론』 서(序)에서 "현재 먼저 교정한 『상한론』 10권은 총22편이며 증 외에 397법이 합해져 있다. 중복된 것을 제외하면 실제로는 112방이다"[19]라고 했다. 이것이 바로 우리가 현재 말하는 송각(宋刻) 『상한론』이다.

(2) 『주석상한론(注釋傷寒論)』

금의 성무기(成無己)는 평생을 다해서 『상한론』을 전면적으로 주석하여 『상한론』을 주석한 효시를 이루었다. 때문에 『주석상한론』이라 이름짓고 1144년에 간행하였다. 성무기는 서기 1063년에 태어났는데 바로 임억(林億) 등이 교정한 중경의 저작물을 보고는 다시 주본(注本)과 조각본(趙刻本)을 고증하여 모두 10권 22편을 이루니 그 원문의 순서와 기본이 서로 같은데, 본래 존재하던 부분에 주(注)를 달아 문자를 증산(增刪)하여 나타냈다. 성무기는 임억(林億) 등의 교정본에서 참고하는 것을 배제하고 임억(林億)이 교정하지 않은 민간을 찾고 자신의 저작물을 참고로 했다. 이것이 성주본(成注本)과 송본 『상한론』 사이에 내용이 때때로 같지 않은 까닭이다.

4. 기타 교정본

『상한론』 판본은 위에서 소개한 것을 제외하고도 일본에서 전해지는 고본과 『당평본상한론(唐平本傷寒論)』과 『강치본상한론(康治本傷寒論)』이 있다. 모두 당권(唐卷)의 자본(子本)이다. 수집된 내용은 『천금요방』 『천금익방』 『외대비요』 『의심방(醫心方)』과 관련이 있는 『상한론』의

18) 今世但傳傷寒論十卷, 雜病未見其書.

19) 今世但傳傷寒論十卷, 雜病未見其書今先校定傷寒論十卷, 總二十二篇, 證外合三百九十七法, 除重復, 實有一百一十二方.

일문(佚文)이다. 또 영국과 프랑스의 돈황(敦煌)석실에서 출토된 사본이 전해지는데, 세 가지 모두 결핍된 것으로 완전하지 않다. 이러한 사본은 대개 수·당·오대에 베껴 쓰여졌다. 『상한론』의 연구에는 상당한 가치가 있다.

근대에 국내와 대륙에서 연속적으로 발견되는 3종의 『상한론』 전수본은 이미 많은 학자들이 고찰하여 위탁본(僞托本)에 속한다고 여겨진다.

『장사고본(長沙古本)』은 또 이름하여 『상한론의류(傷寒論義琉)』라 한다. 이 책은 유세정(劉世禎)이 발견하여 서술하고 유단(劉瑞)·융유(瀜琉)가 해석을 하고, 후에 하운초(何云樵)가 간행을 하여 '하간본(何刊本)'이라 이른다.

'계림본(桂林本)' 또는 백운각장본(白雲閣藏本)이라 하는 것은 더러 장소조(張紹祖)전본이라 한다. 장중경(張仲景)의 46세손인 장소조(張紹祖)의 집안에 감춰져서 보존한 데에 근거하여 이름지었다. 후에 좌성덕(左盛德)에게 주고, 좌성덕은 다시 나철초(羅哲初)에게 전하여 1939년에 황죽(黃竹) 유씨에 의해 간행되었다.

'부릉고본(涪陵古本)'은 사천(四川) 유용(劉熔)의 계통을 이어서 부릉 장제오(張齊吾)에서 얻어져서 이름지어지게 되었다. 1934년에 석인(石印)이 간행했다.

『상한론』이 지어진 것은 지금으로부터 1700여 년의 역사를 가지고 있다. 그 과정에서 복잡해지고 옛 사람이 정리와 편차, 교정을 거치게 되어 마침내 그것이 보존되어 전해져서 지금에 이르게 되니, 조국 의학의 보고(寶庫) 중에 진귀한 유산으로 그 공적이 막대하다.

역자 우현수 / 교정 하수연

원 저 : 중의약학보 1991년 1기(91381007)
『傷寒論』版本系統

『상한론』 학술연구와 미래발전 검토

南京中醫藥大學 王興華

한대 명의 장중경이 편찬한 『상한잡병론』은 육경 변증 논치 체계를 창립하여 외감병의 변증 논치의 규율에 있어서도 질서가 정연하였을 뿐만 아니라 또 임상 각과에 대해 모두 지도 작용이 있었으며, 역대 의가의 최고의 추종을 받았다.

1. 당대의 새로운 지식

당대에 『상한론』에 대한 연구는 범위가 대단히 광범위하여 체질·병인·병리·진법·변증·치칙(치료원칙)·치법·방약 등의 여러 방면에까지 미쳐서 적지 않은 새로운 인식들을 획득하였으며, 아울러 『상한론』의 연구를 새로운 수준으로까지 향상시켰다. 예를 들면 체질은 개체의 특수성을 가리키는 것이며 그 본질은 음양 기혈의 강약과다(强弱過多)와 장부 기능의 성쇠 등을 가리킨다. 이를 근거로 상한 체질을 대략적으로 6개의 큰 유형, 즉 6경인으로 구별할 수 있는데, 매조의 사람들 중에서 또 몇몇의 형태로 나누어질 수 있다.

태양인은 선천적으로 타고난 것과 후천적인 조양이 비교적 양호하며 외계 환경에 대한 적응성이 가장 강하여 일반적인 외사를 감수하거나, 음양 편차를 조성하더라도 극심하지는 않기 때문에 대부분 자화(自和 : 스스로 안정시키는 조절규제기능) 한도 내에 있으므로 병을 일으키지 않거나 약간의 불편함이 있어도 저절로 낫는다. 사기가 대단히 성(盛)하면 표증을 일으키는 경향이 있다. 병은 대부분 체표에 국한되거나 체표와 관련 있는 장부 경락에 누를 끼치지만 일반적으로 기타 장부에까지 미치지는 않는다. 영위의 상대적인 편성 편쇠 등의 요소에 의거해서 또 위강질(衛强質)·영약질(營弱質)·양울질(陽鬱質)·담습질(痰濕質)·혈어질(血瘀質) 등의 유형으로 나눌 수 있다. 양명인·소양인·태음인·소음인·궐음인 등도 각기 특징이 있다.

『상한론』 중에 서술된 병인은 주로 외감(外感)·오치(誤治)·노복(勞複) 등이다. 저명한 기상물후학가 축가정의 『중국근오천년래기후변천의 초보연구』를 근거하여 서술하면 동한 시대의 기후는 한랭(寒冷)·강상(降霜)·강설(降雪)에 치우쳐 연평균 온도가 대략 현재에 비하여 2℃~4℃ 낮았다. 이로 인해 장중경이 처한 시대 기후가 상당히 한랭적이었다는 것을 알 수 있으며 이로써 당시대 외감 병인은 한사가 대부분을 차지하였다는 것을 추측할 수 있기 때문에 '상한'으로 명명한 것은 일정한 근거가 있는 것이다. 『상한론』은 독특한 육경변증 체계를 가지고 있음과 동시에 팔강변증·장부변증·기혈진액변증 등을 결합하고 있는데, 주차(本末)가 분명하고 조리가 명확하다. 어떤 사람은 또 『상한론』 중에 시상(時相)변증·반궤(反饋)변증·체질(體質)변증 등 방법이 포함되었음을 인식하였고, 또 '증삼태(證三態)'의 개념을 제출하였고 육경병은 각기 초증(初證)·현증(顯證)·변증(變證)을 가지고 있다고 인식함으로써 하나의 상대 독립적 계통적 종횡변증체계를 형성하였다. 어떤 사람은 사(邪)와 정(正), 표(表)와 본(本), 상(常)과 변(變), 음(陰)과 양(陽) 등의 범주로부터 변증 방법을 탐구 토론하거나 공성(共性)과 개성(個性), 정체(整體)와 국부(局部), 내인(內因)과 외인(外因) 등 방면에서 분석하고 혹은 분석, 귀납, 종합, 연역 등 방면에서 인식하며 더욱이 전자계산기 등 현대 과학 기술과 설비를 운용하여 『상한론』을 연구하는 변증진료계통자(辨證診療系統者)도 있었다. 『상한론』의 방약에 대해, 당시대에는 대부분 임상응용, 제방 이론(약물 배오, 조방 특징, 가감 변화, 가공 포제, 제형과 전복법 등을 포괄한다), 약리 실험 등 방면에서 연구하여 많은 새로운 발견과 새로운 견해가 있었다. 예를 들어 임상 응용에서는 한 방면으로는 원저 중에 서술된 방증을 험증하고 한 방면으로는 응용 범위를 확대하여 신병종(新病種), 신증후(新證候)를 치료하였다. 예를 들면 대시호탕은 이선염·담낭염·담석증·간염·위염·장염·이질·난미염·복막염·분강염·전립선염·신우신염·고혈압·뇌동맥경화·신경관능증(神經官能症)·정신분열증·메니에르(프랑스 의사 이름) 종합증·삼차신경통·과민성자증·습진·피염 등을 치료하는데 광범하게 응용되며 효과가 현저하다. 많은 의사들이 인식하기를 정방의 응용 관건은 정확한 변증, 조주증(抓主症), 조특징(抓特徵)에 있다는 것이다. 예를 들어 소시호탕에 "다만 한 가지 증상이라도 보이면 소시호탕증이다. 반드시 모든 증상이 다 갖추어져야만 쓸 수 있는 것은 아니다"[1]라는 것은 상당히 큰 응용력이 있어서 문구에 얽매일 필요가 없다는 것이다. 정방험증과 광범위한 응용에 관련된 보도는 대단히 많았다. 제방 이론 방면에서는 약물을 배오하는 데 있어서 동류상조(同類相助), 상보상성(相補相成), 상반상성(相反相成), 교용기미(巧用氣味), 양변방변(量變方變) 등의 특징이 있다고 인식하였다. 포제 방법도 다양한데, 이를테면 저(咀)·절(切)·벽(擘)·쇄(碎)·연(硏)·사(篩)·포(炮)·자(炙)·오(熬)·증(蒸)·세(洗)·지(漬) 등 20여 종이다. 제형에는 탕·산·환 및 외용 제제 등이 있다. 전복법(煎服法)도 선전(先煎)·후하(後下)·양화(烊化)·태충(兌衝)·포지(泡漬)·가주(加酒)·가초(加醋)·가밀(加蜜)과 특정한 물을 선택하는 것 등이 있다. 1차 돈복이 있고 분차 시복이 있고 중병 즉지 등 여러 종류의 복용 방법이 있으며 아울러 약후 간호를 중시했다. 실험 연구 방면에는 경방 작용 메커니즘 연구, 배오 메커니즘 연구, 용량 비율 연구 및 약물 포제, 용매, 전자 방법의 원리 연구 등이 있다. 작용 메커니즘 연구의 제시는 아주 많은데, 예를 들면 억균·항염·면역·보간(補肝)·리담(利膽)·위장 운동 기능·강혈지·혈액유변(血液流變)·미순환·평활근경련해산(平滑肌痙攣解散)·위점막 보호·항응(抗凝)·항혈전 형성·항과민·평천 등이 있는데 많은 새로운 지식을 획득하였다. 배오 메커니즘 연구에서 경방배오(經方配伍)가 모두 상당한 과학성이 있음을 실증하였다. 예를 들면 백호탕의 제약합용시 효과가 명확하고 지속 기간이 길며, 단용한

1) 但見一症便是, 不必悉具.

석고의 퇴열 작용은 비교적 약하며 지속 시간이 짧지만 지모를 배합하면 퇴열 작용이 강해진다. 또 인진호탕 중에서 인진은 이담 작용은 있지만 담낭을 수축시킬 수는 없고, 산치는 경미하게나마 담낭을 수축시킬 수 있고, 대황은 담낭을 수축시키는 작용이 없다. 인진에 산치를 배합하면 단지 산치의 작용만을 나타내고, 또 대황을 더하여 넣으면 담낭이 강렬한 수축을 일으킴을 볼 때 전방사용(全方使用)이 효과가 가장 좋음을 실증한다. 용량 비율 연구 중에서는 오령산을 중경 원저의 제량 비율에 근거하여 약을 사용하면 이뇨 효과가 비교적 좋은데 각 약을 같은 양으로 사용하면 효과가 명확하게 감약됨을 발견하였다. 약물 포제 연구에서는 항심박동 이상에 대해 자감초탕의 자감초가 생감초보다 우수하다는 사실을 발견하였다.

위에서 서술한 것 이외에도 또 장중경 사적 연구, 『상한론』이 이루어진 연대 연구, 판본학 연구, 목록학 연구가 있으며 조문과 관련이 있는 교감, 고거, 주석, 배열, 분류 연구 등이 있다. 이러한 것 모두는 다른 방면에서 상한 학설의 발전을 촉진하는 것이었고 내용이 매우 풍부하고 범위도 넓으며 인식들도 끝없이 깊어서 학술 수준을 높였으며 『상한론』을 전면적으로 연구하는 새로운 격식을 개창하였다.

2. 미래발전

『상한론』 학술 이론의 발전과 과학 기술의 갱신과 연구 방법의 진보는 밀접한 관계가 있다. 근대 서방 의학의 발전이 비교적 빠른 것은 물리학·화학·생물학 등 서로 관계가 있는 자연 과학 영역에서 얻은 새로운 기술, 새로운 성과를 차용하여 자기 학문(서방의학)을 위하여 사용하여, 자신의 성장과 장래를 촉진하는 데 익숙하였기 때문이다. 비교해 보면 『상한론』의 연구 내지 전반적인 중의약학 연구는 이러한 방면에서는 명확하게 부족하다. 빌려쓰는 것이 없다는 것이 아니라 빌려쓰는 것이 아주 적다는 것을 말하는 것으로, 아직도 자신의 발전을 촉진하기에는 부족하다. 전통적 연구 방법의 기초 위에서 새로운 사고 방향과 새로운 방법을 증가시켜야 하며 새로운 성과와 새로운 기술을 빌려 써서 『상한론』의 연구 과정상 새로운 단계에서 새로운 성취를 얻어야 한다.

지금 과학 기술의 발전이 대단히 빠르고 전반적인 자연 과학이 마침 실험을 위주로 삼는 분석 시대로부터 고도의 종합뿐 아니라 또 고도의 분화 계통 시대를 향하여 나아가고 있는데, 바로 이것이 『상한론』의 연구와 발전을 위한 하나의 계기를 제공하였다.

『상한론』은 본래 정체성, 사변성과 조절을 중시하는 특징을 모두 갖추고 있기 때문에 이것은 당시대의 정체성, 종합성과 계통성적인 과학 사조와 서로 결합되어 이론 체계와 임상 진료 체계 등 방면에서 모두 일정한 우수성을 갖추고 있고, 현대 자연 과학 연구와 연결이 충분할 수 있었기 때문에 새로운 국면을 개창하였다. 그러나 우리들은 반드시 『상한론』의 변증 논치 체계 및 그 이·법·방·약의 응용이 아직은 전통 의학의 범주를 벗어날 수 없다는 것까지 인식해야 하고 일정한 정도상에서는 또 경험 의학에 속하기 때문에 그 중의 중요 방면은 임상 실천에서 총괄되어 나온 경험이다. 또 전통적 경험 누적 방식을 주로 삼고, 거시적 연구는 많은 데 반해 미시적 연구가 적고, 심층적인 실험대비가 결핍되어 있고 또 고도의 분화가 없었기 때문에 고도의 종합을 말할 수 없고, 그 내함과 외연이 아직 모호하기 때문에 한 걸음 더 나아간 깊이 있는 연구를 지속해야 한다. 다만 이러한 한 걸음 더 나아간 깊이 있는 연구의 사고 방향, 방법, 절차 모두는 전통적 사유틀을 지속적으로 의지할 수 없기 때문에 그것들은 이미 이러한 문제를 해결할 수 없다. 이로 인해 반드시 그 밖의 다른 새로운 경로를 개척하여 반드시 현대 과학 기술 방면으로부터 문제를 해결하는 방식과 경로를 찾아야 하며 반드시 실험 연구 등의 방법을 거쳐서 증실해야 한다. 이것은 우리들에게 반드시 빠르게 『상한론』의 연구를 현대 과학 기술의 궤도로 끌어들여서 새로운 조건하에서 심층적인 연구를 개발 발전시킴으로써 새로운 사고 방향, 우수한 측정 기구, 엄밀한 설계, 세밀하고 치밀한 관찰, 확실한 통계, 과학적 분석과 귀납으로 원래 있던 이론을 험증하고 아울러 새로운 수준으로까지 승화시킬 것을 강요한다.

『상한론』은 한의약 응용 학과이며 연구 대상 모두는 이중성을 갖고 있다. 하나는 『상한론』인데 이전부터 있던 내용의 연구로서, 그 이·법·방·약은 현대 과학 기술 연구의 힘을 빌려야 하고 의문으로 남겨둔 것과 논란이 되는 문제는 새로운 방법의 탐색의 힘을 빌려야 하는데, 가령 실증의 힘을 빌린다면 진리는 발전이 기대된다. 둘째는 생활인데 현대사회의 사람과 질병은 역사의 변천, 제도의 교체, 환경의 변화 등 여러 요소의 영향으로 말미암아 사람의 체질·사상·습관과 질병의 종류 모두 한대와 크게 다르다. 우리나라의 현재 상황으로 말하자면 열성 전염병의 발생률은 이미 극저점으로 내렸고 대부분 억제 효과를 이룬 반면, 심혈관 질병·유전성 질병·면역성 질병·교원성 질병 등의 발생률은 상대적으로 상승하고 공업화에 따른 전염과 가공 식품 등도 인체에 비교적 큰 영향을 주었으며, 이것들도 우리에게 더욱 새로운 인식, 새로운 관념을 중시하고 새로운 사고 방향과 방법을 채용하여 연구하도록 요구하고 있다. 가령, 이전의 의사들 대부분은 『상한론』은 외감병을 변증 치료하는 전문 저서라고 인식하였는데, 이것은 의사가 처한 시대와 환경 중에서 대중들의 외감병 발생 비율이 비교적 높았으며 『상한론』의 이·법·방·약 변증 치료를 응용한 것이 효과가 있었으므로 생겨난 인식이다. 그러나 당대의 의사라면 그 이·법·방·약이 의난 잡병에 적용된다고 인식하고 많은 서의 서약이 해결할 수 없는 의난 잡병에 대해 『상한론』의 이·법·방·약을 이용해 변증 치료하면 자주 생각하지 못했던 효과를 얻을 수 있는데, 이것은 현대 질병의 대체적인 변화와 관련이 있는 것으로서 다른 인식을 만들어냈다. 그래서 『상한론』의 연구 내용은 전통적인 것과 현대적인 두 부분을 포함하는데, 그 연구의 어려운 정도와 복잡한 정도는 말할 필요가 없으며 여러 종류의 방법을 채용하지 않으면 연구가 이루어질 수 없는 것이다. 사실상 생리학·병리학·약리학·분자 생물학·물리학·화학·수학·윤리학·심리학·판본학·목록학·훈고학 등 다른 학과의 연구 방법도 이미 『상한론』의 연구 가운데 끊임없이 스며들었으며 이후에도 다층적, 다형식, 다양한 경로, 다양한 지표에서 『상한론』을 연구하는 방면에 큰 힘을 가할 것이다.

임상 응용은 『상한론』 연구의 지극히 중요한 방면이지만, 현재 아직도 많은 개진과 제고가 요구되는 곳이 존재하고 있다. 예를 들면 개별적인 기록(사건)보도는 비교적 많지만 광범한 보도는 비교적 적다, 회고성 총괄은 비교적 많은데 전망성 연구는 비교적 적다, 거시적 지표는 비교적 많지만 미시적 지표는 비교적 적다, 수의성 판단은 비교적 많은데 통계학 처리는 비교적 적다는 것 등이다. 일을 시작하기 전에 엄격한 과학적 연구 설계가 부족했기 때문에 선진성·과학성·객관성에 영향을 끼쳤다. 이로 인해 이후의 연구에 있어서도 과학적 연구 방안을 증가하여 설계하고 현대 과학 연구 규칙에 따라 실시하며 아울러 과학적으로 판단하고 평가해야 한다. 증후로써 주체를 삼는 것은 증후 판단 표준을 제정해야 한다. 병명으로써 주체를 삼은 것은 질병 진단 표준을 제정해야 한다. 전국적인 통일 기준이 있는 것은 엄격하게 그대로 집행한다. 중복해서 들어가 있는 표준은 예정되어져 있는 조건에 부합되는 시험 대상을 선택하고 부합되지 않은 채 들어가 있는 표준을 배제한다. 연구 과정 중에 대조·추정·맹검법(盲檢法) 등의 원칙을 따르면 각종 혼란을 유발하는 요소가 조성하는 착오를 피하거나 감소시킬 수 있다. 치료 판정도 전국적인 통일 표준에 따라 집행해야 한다. 통일 표준이 없는 것은 합리적인 치료 효과 표준을 제정해야 하며 정량화된 표준을 채용함으로써 정확한 진료 효과를 판정하는 데 유리하게 할 수 있다.

『상한론』 중에 많은 과학적 가설이 있는데 과학 실험 방법을 수용하여 실증한다. 모종의 수준에서 이야기한다면 실험 방법의 선천적 부족은 『상한론』 발전 정체 원인 중의 한 가지이다. 어떤 문제에 있어 오랜 기간 동안 논쟁이 끊이지 않고 통일된 인식을 취하기 어려운 것은 실험 연구를 통하여 증거를 취한다면 이러한 종류의 대치된 국면을 깨뜨릴 수 있다. 『상한론』 중의 방약은 심층적인 실험 연구를 진행할 필요가 있다. 육경 변증도 모형을 건립하는 방법을 통하여 한걸음 더 나아간 탐구를 해야 하며 실험적 방법을 이용하여 육경 증치의 미시적인 본질을 명시하며 아울러 그것을 객관화, 정확화(정밀화), 과학화시켜야 한다. 물론 이것은 단지 한 종류의 초보적인 구상이지만 부족한 곳은 구체적인 실시 속에서 끊임없이 개진하고 완성할 수 있다. 애써 우리 세대에서 노력하고 깊이 연구하면 전체적으로 좋은 방법을 생각해 낼 수 있다. 이를테면 육경 변증 모형 방법의 난이도가 비교적 크고 또 우선 간단한 약간의 방증 계통을 비교함으로써 일에 착수하고 전형적인 방증 조형을 선택해 연구하여 차츰차츰 방향을 모색해 나가고 끊임없이 경험을 누적하며 육경 변증 모형으로 넘어간다.

『상한론』의 연구 중에 아직도 많은 의문점이 남아 있으며 고금 의사들의 의견이 일치하지 않고 논쟁이 비교적 큰 문제에 대해 특정한 제목의 연구를 벌이고, 『상한론』에 대한 연구가 비교적 깊이 있고 학술 조예가 비교적 높은 전문가를 일부 구성하여 협력해서 난관을 돌파하여 이론·임상·실험 등의 방면에서 착수하여 전면적으로 연구하며 조속한 시일 내에 사람들이 믿을 수 있는 통계 자료를 파악하고 문제를 사실적으로 설명하고, 성을 정하고 또 량을 정하고 과학적으로 해석하며 한 파의 견해만을 따르지 않음으로써 끊이지 않는 유명무실한 논쟁을 피할 수 있다. 예를 들면 일부 지역 연구 역량이 박약하여 우세를 형성하기에 부족하다면 다방면에서 합작하거나 부분적으로 협력하여 전국 중경 학술 연구회와 각 성, 시 중경 학술 회의 작용을 충분히 발휘하고 인력, 물력, 재력을 집중하며 몇 개의 중점적인 연구 과제를 확립하며 목적 있는 일을 함으로써 성과를 빨리 이루어야 한다.

역자 김혜선 / 교정 하수연

원　저 : 북경중의약대학학보 1996년 4기(96504006)
『傷寒論』學術硏究與未來發展檢討
주제어 : 『상한론』 연구사로(思路) / 연구방법 / 발전추세 / 중경(仲景)학설

『상한론』을 읽는 방법

加賀屋病院內科 三谷和男

서론

가하옥(加賀屋) 한방 임상 연구회에서는 새삼스럽게 "『상한론』을 읽다"라는 것을 주제로 삼았다. 사용 교재는 『상한잡병론(傷寒雜病論)』(東洋學術出版社, 1981년)이었다. 지금까지 개인적으로는 몇 번이나 『상한론(傷寒論)』과 『금궤요략(金匱要略)』을 읽었지만 단순히 어구, 혹은 하나 하나의 조문의 해석에 중점을 둬 왔다고 생각된다. 이번 연재에서는 이와 같은 해석을 중심으로 해서 읽는 방법이 아니라 약방(藥方)의 방의(方意)를 파악할 수 있도록 읽는 방법을 취하자 라고 하는 것이 그 의도하는 바이다.

제1회는 평성(平成)5년 1월 9일(토요일) 오후 3시부터 가하옥병원 대회의실에서 36명이 출석하여 열렸는데 프롤로그로써 『상한론(傷寒論)』과 『금궤요략(金匱要略)』의 역사적 위치뿐 아니라 우리나라에서의 그 연구의 흐름이 소개되었다. 활발한 토론도 있었고 하여 예정된 두 시간은 잠깐 사이에 지나갔다. 본고(本稿)는 연구회에서 삼곡화합선생(三谷和合先生)이 이야기한 내용을 정리한 것이다.

1. 『상한론』의 흐름

『상한론(傷寒論)』과 『금궤요략(金匱要略)』은 후한(後漢)의 장중경(張仲景)의 편서(編書)라고 이야기되는 치방서(治方書)이다. 고래(古來)로부터 '중방(衆方)의 조(祖)'로서 의가에게 친숙했으며 후한시대에 성립된 책이지만 아깝게도 그 원문은 현존하지 않는다. 『상한론』의 권수(卷首)에 저술되어 있는 중경의 자서(自序)에 의하면 중경의 종족은 본래 200여 명이라는 많은 수였지만 건안기년(建安紀年)(196년) 이래로 10년이 경과하는 사이에 그 삼분의 이가 사망했고 그 십분의 칠은 상한이 원인이었다. 그래서 그 위난을 구하기 위해 고훈을 권구(勸求)하고 널리 중방을 취해서 『상한잡병론』 16권을 만들었던 것이다. 이 책은 중경이 자설을 기술하였다기보다도 고래의 치방을 새로 편집한 것이라고 할 수 있다. 그 책이 중경의 원작이라고 하는 확증은 없다. 또한 『한서(漢書)』에는 그 전(傳)이 없으니 장중경의 존재조차도 의심되고 있다. 따라서 이 책의 성립, 전승에 대해서 각종 잡다한 설이 있다. 이번 회에서는 다기씨일문(多紀氏一門) 시대의 설명에 의해 약술한다. 우리들이 현재 『상한론』과 『금궤요략』을 읽을 수 있는 것은 송대의 임억(林億) 등이 당시의 전본에 의해 교정한 이른바 송판(宋板) 『상한론』이 있기 때문이다.

그것은 어찌되었든간에 당대의 『천금방(千金方)』·『천금익방(千金翼方)』·『외대비요(外臺秘要)』 등에 『상한론』의 장구가 많이 인용되어 있다. 『상한론』은 기술에 비해서 이론적이며 체계화되어 있는 것이 특징이다. 또 『외대비요』에서는 인용문의 끝에 원문의 권제가 주기(注記)(주를 붙임)되어 있기 때문에 이것에 의해서 편차 대요를 어느 정도 알 수는 있지만 충분하지는 않다. 요즘 전하는 『상한론』은 서진(西晉)의 왕숙화(王叔和)에 의해 찬차(撰次)되었으며 그것이 다시 수백년이 지나 송의 치평년간(治平年間)에 교정되어 나온 것이 송판 『상한론』이다. 송대에는 획기적인 기술 혁신이 있었다. 그것은 나침반, 화약의 발명, 목판인쇄의 보급, 송학(宋學)의 완성, 대외무역의 확대 등 경제문화 전반적인 면에서의 발달이었다. 이렇게 해서 궁중의 서고로부터 발견된 『상한론』의 사본(寫本)을 치평 2년(1065년)에 간행했다. 이것을 치평본(治平本)이라고 부르지만 이것은 잔존하지 않는다. 다음에 보급하기 위해서 원우3년(1088년)에 간행된 것이 원우본(元祐本)이며 현재 송판『상한론』이라고 불려지고 있는 것이다. 이것도 현존하지 않는다. 송판『상한론』이 성립된 배경에는 "당의 균전제에 기초한 고대 노예제로부터 중세 봉건제(지주-전호제)로의 변혁, 생산력이 향상되었다"라고 하는 송대의 문화배경이 있다. 시대가 지나 명대에 들어 만력27년(1599년)에 조개미(趙開美)가 송판을 번각한『중경전서(仲景全書)』가 출판되었다. 이것이 현존하는 최선본(最善本)이다. 또 송판을 원본으로 금(金)의 성무기(成無己)가『소문(素問)』·『영추(靈樞)』등을 써서 주석을 가한 것이『주석상한론(注釋傷寒論)』(1172년)인데, 이것을 주해본(注解本)이라든가 성본(成本)이라고 부르고 있다. 현재『상한론』이라고 하는 것은 주로 송판을 가리키는 것으로 현재의 것에 어느 정도의 고태가 남아 있는가는 예전부터 의논되던 것이다. 다기원간(多紀元簡)은 "난해한 곳은 어떤 제가의 주에 의해 보더라도 격화소양(隔靴瘙痒)의 감은 면하기 어려우며 이것을 빠뜨린 것이 있는 문과 같이 봐서 묵인해 주어도 지장이 있다"라고 기술하고 있다. 이는 임상가에서 깊이 음미하여 생각해 보아야 할 것이다. 이해하기 어려운 조문에 붙들려서 임상이 등한시되어서는 안 된다. '말'이 아니라 '생각'을 붙잡는 것이다.

2.『상한론』의 내용

『상한론』사고 방법의 기본은 우선 병위(病位)를 나누어 태양(太陽)·소양(少陽)·양명(陽明)의 삼양(三陽) 및 태음(太陰)·소음(少陰)·궐음(厥陰)의 삼음, 요컨대 삼음삼양(三陰三陽)의 육부(六部)로 나누어진다는 것이다. 태양병증을 그 처음에 두고 그 병의 경중에 따라서 중풍·상한으로 하고, 다시 각 부에 대한 증후와 조문을 기계적으로 파악해 "이런 이런 증상(혹은 증후)에는 이 약방이 좋다"라고 하는 이해는『상한론』을 실지 목적한 대로 운용하는 것이 아니다.『상한론』에는 다만 증후 및 그 변화와 치료 방법의 입장밖에 기술되어 있지 않다. "어떻게 해서 이 병증에 이 약방이 적응한다"라고 하는 현대의 우리들이 더욱 더 알고 싶어하는 이유는 설명되어 있지 않다. 다만 치료의 실제 입장이 지시되어 있을 뿐이다. 그러나 이런 고정된 방을 상대적으로 읽는 방법의 입장을 취해서는 "『상한론』을 읽는다"라고 할 수 없다. 『상한론』에는 생생한 생명이 있는 병인(病因)에 대한 약방이 나타나 있다. 요컨대 약방도 생생한 것으로 이해할 필요가 있다. 서양 의학적인 '처방(Recipe, prescription)'은 아니다. 한방에 생명을 줘야 하며 여러 경우에 중요한 포인트가 있으며 그것을 위해서는 조문을 '변화하는 것'으로 파악하지 않으면 안 된다. 변화하는 것, 움직이는 것을 정지하고 있는 것으로 가정한 이론을 세운 것은 이해하기 쉽다. 또 이런 입장도 학문의 진보를 위해서는 필요하다. 그러나 움직임이 그치지 않는 생명을 중심으로 다시 변화가 극(極)하지 않는 병변을 기술한 것이 『상한론』 의학이다. 진단은 정지적(靜止的), 고정적으로 관찰하는 것이지만 치료는 항상 동적(動的)이다. 환자는 예외가 있으며 개성적이다. 치료학은 근대 서양 의학의 기운에서 체계화될 수 없는 것이다. 그런 까닭에 『상한론』을 읽는 경우 자구의 해석에 머무르지 말고 병자를 선생으로 해서 일상 진료의 가운데에서 늘 조문을 병자에게 물어서 검토해가기를 바란다. 여기에 『상한론』의 근사함이 있다. 이런 기대로 『상한론』을 읽어가기 바란다. 추상화된 개개의 조문을 읽는 가운데 이 조문에 생명을 주는 것이 필요하다. 화전계십랑(和田啓十郎)도 "병을 진단하는 것은 쉽지만 증을 얻는 것은 어렵다"라고 기술하고 있는데, 깊이 생각해 두어야 할 자구이다. 『주역·계사상』에서 공자께서 말씀하시기를 "글은 말을 다하지 못하며 말은 뜻을 다하지 못한다"라고 했다. 그렇다면 성인의 뜻은 볼 수 없는 것인가? 공자께서 말씀하시기를 "성인은 상(象)을 세워서 한층 뜻을 다했고 괘(卦)를 세워서 정위(情僞)를 다했으며 말을 끊임없이 해서 더욱 그 말을 다했고, 괘 변화로써 그것을 통해 이(利)를 다했으며 그것을 두드리고 춤춰 신(神)을 다한다"라고 하였다. 진단이라고 하는 것은 책을 잘 읽는다 라고 하는 것이 아니라 병인을 본보기로 해서 잠심공부(潛心工夫)를 쌓아 가는 것이 진단하는 것으로 이어진다. "태양병에 목과 뒷덜미가 뻣뻣하며 땀이 나지 않고, 바람을 싫어하는 것은 갈근탕(葛根湯)으로 그것을 주한다"라고 『상한론』에는 기술되어 있다. 그런데 이 사실은 진실이다. 따라서 이러한 옛 사실을 요즘의 사실에 맞추어 검토하지 않으면 안 되는 것이지만 『상한론』이 만들어진 시대의 문화·사상에 대해서도 생각해 보기 바란다.

『상한론(傷寒論)』과 『금궤요략(金匱要略)』이 성립된 '진한조(秦漢朝)'는 중앙집권체제의 확립이 재정곤란으로 인해 호족간의 세력다툼으로 발전했고 삼국시대까지 이어졌다. 사기의 훈고학·종이의 발명에서 보여지는 것과 같이 한대는 중국 문화의 기초가 확립된 시기이다. 가지신행(加地伸行)은 다음과 같이 기술하고 있다. "중국인은 실체에 대한 관심에 얽매여 기초를 지나친다. 그 결과 존재론에 대한 관심이 적다. 대상에 있는 개물의 실체는 자명한 원리이며 그 개물의 존재성을 묻는 사유는 만들어지지 않는다. 중국인으로서 문제는 그 개체라고 하는 대상을 어떻게 정확히 묘사할 것인가 하는 것이다. 이 사유가 존재성 그 것을 추구해온 서구인과 결정적으로 다른 점이다. 서구인이 취한 대상의 정확한 표현은 가능한한 분석직인 표현이다. 이에 의해 대상을 정밀하게 붙잡는 방법이다. 그러나 고대의 중국인이 취한 것은 다양하게 정세하게 분석적으로 설명해가는 방향과는 역으로 대상의 모든 요소를 별개로 생각하지 않으며 하나의 종합적인 것으로 파악한다. 따라서 분류적인 표현으로서의 새로운 개념이 만들어진다." 그러나 표현이 현실적으로는 유한하여 한대(漢代)의 농업사회에서는 거의 일정 수에 한정되어 있었으므로 유용했던 것이며 현대의 공업사회에서는 다수의 새로운 사실이 생산되고 있기 때문에 분석적 표현이 보다 잘 적용될 수 있다. 요컨대 분류적 표현으로는 충분하지 않다. 그러나 고대의 『상한론』의 배경에 있는 이론은 개별적 개념적 표현으로서 분석적이 아니라 분류화된 표현이라는 것을 염두에 두기 바란다. 또 『상한론』에서는 "사려과다에 의해 심비(心脾)가 상하고 건망(健忘)·정충(怔忡)을 보이는 것을 치료한다. 이를 귀비탕(歸脾湯)이라 한다"고 말하는 것과 같이 "원인을 논한다"라고 하는 사고 방법이 전혀 없다. 원인을 논한다는 것은 인도사상이 전래되었기 때문이다. 불교가 어느 때 중국에 전래되었는가는 명확하지 않지만 "후한 명제(明帝)(57~67년) 무렵에 서역(西

域)에서 불교를 구했다"라고 기술하고 있으므로 적어도 그 이후이다. 또 제병원후론(諸病源候論)에서는 병원(病原)으로써 오사(五邪)를 설명하고 주된 병인으로써 한(寒)·풍(風) 이외에 습(濕)을 기술하고 있는데, 아유루유다의 풍·열·담의 3대 사상의 영향이 이것이라고 생각된다. 『천금익방』과 『외대비요』의 어느 경우에서도 "한기(寒氣)에 적중된 병을 상한이라고 한다"라고 기술되어 있는 것과 마찬가지로 병인이 논해져 있다. 금(金)·원(元)이라는 북방의 이민족의 지배를 받은 후의 명대(明代) 만력(萬曆) 15년(1587) 공정현의 『만병회춘(萬病回春)』에서는 위풍탕(胃風湯)·육미환(六味丸)·방풍통성산(防風通聖散)·반하백출천마탕(半夏白朮天麻湯)·소경활혈탕(疏經活血湯) 어느 것도 증후가 세세히 기재되어 있다. 그 증후를 예를 들어 사역산(四逆散)이라면 『상한론』에서는 "소양병에서 사지가 궐역하는 것, 그 사람이 혹은 기침하고 혹은 두근거리고 혹은 소변이 순조롭지 않고 복중통(腹中痛) 혹은 설리하중(泄利下重)한 자는 사역산으로 주한다"라고 되어 있다. 『만병회춘』에서는 "상한에서 양증이 음에 유사한 것은 화가 극해서 수에 유사하게 된 것이다. 열(熱)에서 온(溫)에 이르고 온에서 곧 궐(厥)에 이른다. 이것이 전경(傳經)의 사(邪)가 된다. 경증일 때는 마땅히 사역산에 소시호탕(小柴胡湯)을 합해야 한다. 만약 갈증이 있다면 백호탕(白虎湯)을 쓰며 해독탕(解毒湯)에 합한다"라고 했다. (상한으로 양증이라면 본래 고열을 발하는 것이 당연한 것으로 음증의 경우에 수족이 냉한 것은 五行說로서는 火가 극해서 水에 유사하기 때문이라고 한다. 열에서 온으로 되고 특히 수족궐랭에 빠지게 되는 것이다. 이것은 전경의 邪이다. 경증이라면 사역산에 소시호탕을 합하여서 쓴다. 만약 구갈이 나타난다면 백호탕에 黃連解毒湯을 합방한다.)(송전방부 『만병회춘해설』 187쪽) 또 오령산(五苓散)으로는 "가을이 서늘함에 반해서 음우(淫雨)한 것은 겨울에 습울(濕鬱)을 발생시킨다. 오령산으로 그것을 주한다"라고 했다. 가을은 보통 서늘한 것이 당연한 것인데 반해서 긴 비가 내리면 겨울에 습울이라고 하는 병기가 된다. 이것에 오령산을 쓴다. 중서(中暑)의 열갈(熱渴), 대변 설사는 마땅히 음양을 분별해야 한다. 오령산은 중서의 번갈(煩渴)·신열(身熱)·두통(頭痛)·곽란(霍亂)·설사, 소변이 붉고 적은 것, 심신황홀(心神恍惚)을 치료한다. 여름의 서기 무렵에 열감이 있는 구갈이 있고 통증이 없는 하리(下痢)를 하는 것은 음과 양을 분리하면 좋다. 오령산은 서기(暑氣)에 맞아서 매우 목이 마르고 왠지 열감이 있으면서 화끈거림, 두통, 곽란, 통증이 없는 하리를 하고 소변이 농축되어 적으며 정신이 황홀하게 되는 것을 치료한다. 『상한론』과 『만병회춘』에서는 조문의 내용이 꽤 다르다. 어느 경우에서도 『상한론』을 읽는 것을 단순히 조문의 장구(章句)를 문자로서만 이해해서는 안 되며 전후의 조문과의 관련으로부터 생명력이 있는 것으로 이해해 두기 바란다.

3. 히포크라테스 의학과『상한론』

여기에 서양의학의 아버지라고 불리워지는 히포크라테스 의학과『상한론(傷寒論)』·『금궤요략(金匱要略)』의 사고 방법을 비교해 보고자 한다. 히포크라테스 의학의 특징의 하나는 급성·열성질환에 대해 임상관찰을 중심으로 병적 자극에 대한 반응(증후)에 질서가 있다는 것을 볼 수 있다. 반응, 요컨대 발열은 치유과정이다. 그런데 이 치유 능력의 총화(總和)가 소위 Physis 자연력이다. "병을 치료하는 것은 자연이다"(「疫病論第六」) 라고 하는 사고 방법은 이렇게 해서 생겼다. physis는 질병 유해 작용에 대해서 반응하고 질병물질을 체외로 배설시키도록 하는 움직임이다. 이 자연 치유력과 질병과의 전투가 질병 경과이다. 히포크라테스는 질병 경과를 세 시기로 나누었다. 첫째는 아직 익지 않은 시기 혹은 생기(生氣)이다. 둘째는 익은 시기 혹은 열기(熱氣)이다. 셋째는 배설(排泄) 혹은 분리(分離)의 시기이다. 이것은 최후의 결착(決着 : 치유되던가 죽던가)이다. 이상의 세 시기는 각각의 증후를 달리한다. 또 히포크라테스 의학의 특징은 질병의 본태를 아는 것보다도 환자의 운명을 알고 싶어한다라고 하는 인식이 있다. 의사들은 유사한 증후군을 상호 비교하는 가운데 예후를 알고자 한다. 이 예후 판정에 도달하는 방법은 귀납법이며 이 예후학이 히포크라테스 의학의 특징이다. 이 사고 방법으로부터 진단이 결정되지 않았을 때는 치료는 개시하지 않는다라고 하는 근대 서양의학의 자세로 이어진다. 그러므로 히포크라테스 의학에서 치료의 제 일보로 약물 요법은 질병 물질의 배설을 돕고 강하게 혹은 제(除)하는 것을 주목표로 해서 행해진다. 따라서 '생기'에는 어떤 처치도 하지 않는다. 질병이 완성된 숙기(熟期)에 들었을 때에 처음으로 약물을 준다. 배설을 돕기 위해서 완화한 하제(下劑)·토제(吐劑)·이뇨제(利尿劑)가 쓰여지게 되며 발한제(發汗劑)는 주지 않는다. 장중경의 증후군 의학에서도 질병의 경과를 히포크라테스 의학과 마찬가지로 1기, 2기, 3기로 분류하고 있다. 경과, 요컨대 병기 분류는 동서 의학이 공통이다. 어느 경우도 급성·열성 질환에 대해 분류하며 경과상 급성과 만성으로 나누고 있고 계통적인 병형 분류는 없다. 그러므로 『상한론』 의학에서는 "무릇 사람에게 질병이 있으면 즉시 치료한다. 숨기고 참아서 낫지 않아 결국 고질병이 된다. 소아와 여자는 더욱 심하다"라고 한다. 치료의 첫번째는 '발한법'이다. 『상한론』의 전문(前文)의 상한례(傷寒例)는 후인의 사고 방법이 잘못 들어간 것이다. "무릇 상한의 병은 풍습으로 얻어지는 것이 많다. 처음에 표(表)가 풍한에 맞아 리(裏)에 들어가면 곧 소산(消散)되지 않는다. 아직 온복(溫服)하지 않아야 하며 마땅히 소산시키지도 않아야 하니 이것은 증치(證治)가 아니다. 그것을 고치고자 한다면 마땅히 먼저 표를 풀어야 한다. 이에 그것을 내려 주어야 한다. 만약 표가 이미 풀렸는데 안에서 소산되지 않고 대만(大滿)하지 않고 오히려 한열을 생하지 않는다면 곧 병의 나머지〔病餘〕가 아니다. 만약 표가 이미 풀렸는데 안에서 사라지지는 않으나 대만·대실(大實)·견(堅)해서 조시(燥屎)가 있다면 스스로 나머지를 내린다"라고 한다. 히포크라테스 의학이 환자의 예후를 발견해 내면서부터 완화제에 의해 치료를 시작하는 것에 대해 『상한론』 의학은 우선 발한·발표제를 준다. 요컨대 전자는 '예후학'을 중시하며, 후자는 '치료지시학'이라고 한다. 이런 차이는 급성 열성 질환의 발병 초기 환자의 병태를 전자는 '초기'라고 보는 데 반해 『상한론』

의학은 '음양'을 구별해야 하는 것이다. "소음병에서 처음 2~3일은 마황부자감초탕(麻黃附子甘草湯)을 써서 약간 발한시켜 준다. 2~3일에는 특별한 이증(裏證)이 없는 까닭에 약간 발한시켜 주게 되는 것이다." 노인·허약자·심부전 환자에 대해서는 주의해서 발한해야 한다고 기술되어 있다. 발한 요법에 따른 오치가 일어나기 쉽다는 것을 주의하라는 것이다. 근대 서양 의학에 대해서도 서야충차랑(西野忠次郎)이 기술하고 있는 것은 다음과 같다. "열에 대한 디기탈리스의 직접적인 약리작용은 명확하지 않지만 결과적으로 디기탈리스가 해열 작용을 한다는 것은 흔히 경험한다." 생각해 보아야 할 내용이다. 근대 서양 의학에서는 치료의 대상이 되는 것은 '병명' 혹은 '증후'이며 '개인'은 고려하지 않는다. 한 사람 한 사람의 '개(個)'보다도 '보편적인 질병 및 증후의 개념'의 추구, 요컨대 진단이 최대의 관심사가 되어 있다. 즉, 치료를 위해서는 진단이 필요하며 이성적인 체계화가 이것에 있다. 그러나 치료행위의 대상이 되는 것은 구체적 예외적인 환자이다. 진단 행위는 일반화 보편화 된 것에 의해 체계적 인식을 얻을 수 있다. 그런 까닭에 환자는 항상 예외적이며 체계화될 수 없다. 그러나 치료내용을 보다 유효한 것으로 높이려는 노력이 행해지고 있으며 이 경우 치료의 논리는 '일회적인 것'은 아니다.

그러면 『상한론』에서의 그 치료가 "태양병은 발한시키면 곧 치유에 이르게 되니, 다시 전해지면 소양병이 되고 혹은 다시 진행되어 양명병이 되며, 혹은 태양병에서 직접 태음병으로 변하며 혹은 양명병에서 궐음병에 이르는 등 각종의 경로를 거쳐서 증후는 전변(轉變)하지만 그 전변에는 일정한 법칙이 있으니 그것에 순응해서 대책을 베푼다면 어떻게 해야 할까? 『상한론』에서는 그것이 구체적이며, 더구나 함축된 문장으로 설명되어 있다"라고 기술하고 있다. 이 '일정의 법칙'이야말로 검토해야 하는 것이다. 그러므로 서양 논리학과 인도 논리학이 기호들간의 관계를 생각한 구문론을 중심으로 하는 데 반해서 고대 한어의 특성으로 명실론은 기호와 대상간의 관계를 생각하는 광의의 논리학, 요컨대 의미론에 상당하는 것이다. 이 영역에서의 『상한론』의 배경에 있는 논리를 주시해야 함을 생각하기 바란다.

4. 일본에서의 『상한론』의 흐름(경락침)

현재 일본에는 천전종백(淺田宗伯)에서 나온 2개의 흐름이 관서(關西)에 있다. 하나는 신처장오랑(新妻藏五郎)으로부터 세야사랑(細野史郎)에까지이고, 다른 하나는 중야강장(中野康章)에서 삼전행문(森田幸門)까지이다. 관동에서는 목촌박소(木村博昭)·목촌장구(木村長久)·장곡천미(長谷川弥) 등도 있다. 의계의 거두 화전계십랑(和田啓十郎)에 의해서 감분(感奮)·흥기(興起)되고 화전계십랑에게서 사사받은 탕본구진(湯本求眞)은 학문의 흐름으로서는 길익동동(吉益同洞)·미태용당(尾台榕堂)의 흐름일 것이다. 그리고 대총경절(大塚敬節)·산성정호(山城正好)·청수등태랑(淸水藤太朗)에까지 연결된다. 마찬가지로 고방가로서의 오전겸장(奧田謙藏)으로부터는 화전정계(和田正系)·등평건(藤平健)·이등청부(伊藤淸夫)·소창중성(小倉重成)까지도 이어진다. 또 후세파로서는 임도백(林道伯)(一貫堂醫學)으로부터 실수격(失數格)·실수도명(失數道名)·중도수상(中島隨象)에까지 큰 흐름이 있다. 이와 같은 흐름은 의가의 흐름이다. 이들 의가와는 별도로 약제사 가운데 『상한론(傷寒論)』과 『금궤요략(金匱要略)』을 실제로 정중히 읽은 사람이 있다. 이 사람들에 의해 명치(明治)·대정(大正)·소화(昭和)로 한방 치료는 이어져 왔으며 그 가운데 장택원부(長澤元夫)(강치본 『상한론』의 연구), 산원장평(山元章平)(상형약리학)이 있다. 게다가 의사도 약사도 아니지만 역(易)의 개념을 도입해서 『상한론』을 독자적으로 포착한 검지구(劍持久)(사주 팔탕설)가 있으니 이런 사람들의 『상한론』 해설에 대해서도 소개해서 '『상한론』을 읽는 회'를 추진하고자 한다.

점점 본문으로 들어가면 알겠지만 그 전에 약간 이야기를 해 둔다. 『상한론』은 말할 필요도 없이 한문으로 쓰여져 있다. 따라서 한자에 대한 이해가 대단히 중요하다. 또 앞에서 서술한 것처럼 질환의 개념은 시대와 함께 변천해 왔기 때문에 그 시대에 한자가 어떻게 쓰여졌나 하는 방법을 이해하는 것도 중요하다. 여기에서는 기본적으로 한자의 자원에 대해서는 『자통』(백천정저)의 해석으로 해 나간다. 여러분들을 위해서 세사예당(鵜飼禮堂)의 『화한약치료요해(和漢藥治療要解)』(大正醫報車, 대정 6년)에서 인용된 『상한십권(傷寒十勸)』을 배치했다. 이것에서 독특한 상한에 대한 사고 방법을 알 수 있다. 또 삼음삼양과 여기에 대한 중·한방을 임전보문선생이 『상한론입문』에 정리해 두었다. 참고가 될 생각은 프린트해 두었다. 여담이지만 임전선생의 『상한론입문』은 선생에 의하면 독자에 따라서는 대단히 난해한 책일 것이다. 그것은 이 책이 선생의 생각에 따라서 정리된 것이기 때문에 꽤 '개성이 강한' 때로는 '주관적인' 글쓰기 방법으로 되어 있기 때문이라고 하였다. 여기에 대한 『금궤요략입문』은 타서에서 인용할 수 있는 대로 많이 하여 임전 선생 개인의 생각은 될 수 있는 한 억제된 것이기 때문에 독자에 따라서는 다른 문헌을 거의 읽지 않아도 좋다는 의미에서 읽기 쉬운 것이 아닌가 한다. 무엇보다도 이 『금궤요략입문』은 페이지 수가 꽤 되고 내용도 풍부한 책이기 때문에 도저히 '입문'이라고는 말할 수 없다라고 생각하는데 여러분은 어떤가? 『상한론』을 읽는다는 것에 대해서 흔히 '조문을 생각해라'라는 필요성이 이야기되는 경우가 있다. 그러나 조문을 암기하는 것, 기억하는 것은 그다지 의미가 있지는 않다. 어디까지나 실제의 임상에 기초해서 읽는 것이 중요한 의미가 있을 것이다. 환자의 소견을 취해서 "이 증후는 어느 조문에 맞는 것일까" 혹은 "이 조문에 꼭 맞는 증상이기 때문에 이 약방"과 같은 매뉴얼의 경향이 많은 사고 방법으로는 진짜로 『상한론』을 이해할 수 없다고 생각한다. 어디까지나 조문의 전후 관계를 중시하고 추상적인 조문을 언제나 예외적인 환자에 적용해야 하기 때문에 생생한 약방을 생각하는 것이 중요한 것이다. 이와 같은 일에 유의하면서 다음부터는 『상한론』의 조문을 읽어 나가야 할 것이다.

「상한십권(傷寒十勸)」

"상한은 타증과 같지 않아 투약이 한번 잘못되면 생사가 바로 판가

름난다"는 이지건상한론십권(李之建傷寒論十勸)은 알지 않으면 안 되는 것이다.

이것은 『진강부의관침응양(鎮江府醫官沈應暘)』이라고 이르는 것, 『명의비전제세기방만병필유(名醫秘傳濟世奇方萬病必愈)』라고 이르는 책에 나오는 문장이다.

(1) 상한으로 두통, 신열이 나는 것은 양증이 되므로 열약을 복용해서는 안 된다.

나는 본문에서 열약이라고 하는 것은 소위 온난성의 약으로 예를 들면 인삼(人蔘)·부자(附子)·목향(木香)·곽향(藿香) 등의 류를 가리키는 것이라고 여기며 어느 경우에나 일시적 한위(寒胃) 등 외에는 가벼운 행열약을 쓰는 것은 위험하다.

(2) 상한은 반드시 독기(毒氣)를 공격해야지 보(補)해서는 안 된다.

나는 상한은 독기, 요즈음으로 말하면 병독소를 공격해야 하는 것이라고 여기기 때문에 원기허약(元氣虛弱) 등이라 일러 보약을 써서는 안 된다라고 이르는 것으로, 이 경우는 인삼이라든가 황기(黃芪)를 쓴다든가를 말하는 것이다.

(3) 상한으로 음식생각이 없는 경우에는 비위를 따뜻하게 하는 약을 복용해서는 안 된다.

이것도 앞과 같이 비위를 따뜻하게 하는 약이라고 하는 것은 예를 들면 향부자(香附子)·축사(縮砂)·백출·인삼·곽향 등의 온난약을 가리키는 것이다.

(4) 상한으로 복통이 일어나는 것 또한 열증이니 경솔히 온난약을 복용해서는 안 된다.

(5) 상한으로 인한 자리(自利)에는 마땅히 음양의 증을 봐야 하며 보약·난약(煖藥)·지사약을 복용시키지 않는다.

상한의 하리는 열 때문에 하리하는 것이 있고 한랭성 하리는 없기 때문에 보약·온난약 또는 지사약을 써서는 안 되고 만약 지사약을 쓰면 큰 해를 생하게 하는 것은 무릇 적리의 초기에 지사약을 쓰는 것과 같아 해는 있으나 이익은 없다. 이 경우에 있어서도 갈근탕·계지탕(桂

枝湯) 또는 하제의 행하는 바가 있다고 이르지만 말기의 청곡하리(淸穀下痢)는 음성이기 때문에 부자의 주하는 바이다.

(6) 상한으로 인한 흉협통(胸脇痛) 및 복창만(腹脹滿)에 쑥뜸을 난용(亂用)해서는 안 된다.

그것은 늑막염 또는 복막염 등의 경우에 나타나는 것이기 때문에 쑥뜸 등이 해가 있는 것은 논란의 여지가 없는 것이다.

(7) 상한으로 인한 수족궐냉에는 마땅히 음양을 봐야 하고 다음과 같이 음증이라고 해서 치료해서는 안 된다.

수족궐냉은 심근 쇠약이 원인이 되기도 하며 어떤 경우에는 병독이 원인이 되어 사지궐냉한 것이 있는데, 그것을 양궐이라 하며, 하리를 해서 수족을 따뜻하게 하는 것이 있다고 하므로 하나의 음성(陰性)의 예에만 의해서는 안 된다라고 하는 것이다.

(8) 상한으로 병이 이미 속에 있는데 오히려 약을 써서 발한시켜서는 안 된다.

그것은 현재의 임상상의 경우에서도 해열약을 써서 오히려 다시 열이 오르는 것을 극렬히 하는 것과 마찬가지로 열성병에 열이 내리고 국부의 염증에 확실히 발기한 때는 대체로 해열약을 투여하는 것은 해만 있고 이익이 없으므로 오히려 하제 또는 대기적(待期的) 요법이 적당하다고 하는 것과 동일하다.

(9) 상한에서 차가운 물을 마시는 것은 병을 낫게 하고자 해서인데 병자로 하여금 너무 과도하게 마시게 해서는 안 된다.

(10) 상한일 때 병초(病初)에 편안하게 하거나 과식하게 하거나 지나치게 노동하게 하거나 양육을 먹거나 방사를 하거나 제골즙을 마시거나 음주를 하게 해서는 안 된다.

그것은 발병초기에 오히려 열이 높지 않은 경우에 섭생법을 지켜야 하는 것이 당연한 일이라는 것인데, 오히려 처음뿐만 아니라 나은 후에도 이같은 행동은 엄히 삼가지 않으면 안 되는 일이다.

태양병에 있어서 이 '태(太)'는 원래는 '대(大)'라고 표기되어 있었다.

시대가 지나면서 '태'로 된 것일 것이다. '태'는 사람의 정면에서 사지를 충분히 벌린 모양을 본뜬 것이고 '처음'이라고 하는 개념이 있다고 이야기된다. 이것에 대해서 '太'는 '泰'의 고문(古文)으로 이자체(異字體)인 '太'와 '大'는 구별이 명확하지는 않았다. 금문(今文)의 대종(大宗)·대자(大子)·대실(大室)·대묘(大廟)·대사(大史)는 전부 대(大)로 지어져 있지만, 이것에서 '대'·'태'의 용어가 관습상 구별됨에 이르고 태일신(太一神)·태음(太陰)·태양(太陽)·태극(太極)·태현(太玄)·태자(太子)·태공망(太公望)은 관용적으로 태를 쓴다. 요컨대 태양병은 '대양병'이라고 기재되어 있던 것으로 '병기의 처음' 혹은 '체표의 병기(病機)'라고 하는 의미일 것이다. 『자통(字統)』에는 '대'가 처음이라는 기술은 없다. 전부 성대(盛大)라는 의미이다.

1. 태양의 병이 되는 것은 맥부(脈浮), 두정강통(頭頂强痛), 오한(惡寒)이다.

(훈독(訓讀))1) 태양의 병이 되는 것은 맥부·두정강통하면서 오한한다.

문장전체로서는 광의의 상한이라고 생각된다. 이것에서는 우선 '두정강통'을 문제삼는다. 『상한론집성』에서 "이것은 아마도 문의 일체가 되며 상거마리패(尙車馬羸敗)(『後漢書·羊續傳』), 이명이롱(耳鳴耳聾)(『晉書·山濤傳』)이라고 하는 것과 같다"라고 설명되어 있는 것이 보이며, 장택원부는 그 어순에 대해서 '두통'과 '정강'이라고 함에 오히려 '두통'이 '정강'에 비해서 중요한 인상을 주는 것을 걱정하는 것이라고 이야기된다. 임상면으로도 납득이 가는 해설이다.

『손자(孫子)·계(計)』에 "장(將)이라 하는 것은 지(智)·신(信)·인(仁)·용(勇)·엄(嚴)이다"라고 하고, 장이라는 것은 지(智)에 의해서 우선 우열이 결정된다라고 읽혀진다. 손번입법(孫飜立法)에서는 "장이라는 것은 의(義)·인(仁)·덕(德)·신(信)·지(智)이다"라고 하며 시대에 따라서 그 배열은 다르지만 그 순서를 어떻게 하면 정하게 표현할 수 있는가 라

1) 원문에는 일본어로 훈독이 있다.(譯註)

고 하는 의미는 중요한 것일 것이다. 다음에 이(而)라고 하는 접속사는 "이, 그리고"이지만 "and와 같은 것이라고 봐서는 안 된다"라는 것을 알 필요가 있는 것이다. 오한에 강한 의미를 가지게 하기 위해서라고 생각된다.

보충설명 : 상한(광의)의 개념 가운데에 중풍과 상한(협의)이 포함된다.

◆ 질의 응답

Q. 대총경절(大塚敬節)씨는 A而B는 A보다 B에 중점을 두고 있는 편인데 어째서 그렇습니까?

A. 그것은 A=B일 것이다. 어느 경우에나 마찬가지로 중요하다고 생각하는 것이 좋을 것이다. 보통 그것은 단순히 하나의 증상으로 보지는 않음에 주목해 주세요 라고 하는 뉘앙스는 확실히 있을 것이다.

2. 대양병, 발열(發熱), 한출(汗出), 오풍(惡風), 맥완(脈緩)한 자는 중풍이라 명한다.

한문교육은 전쟁 전은 훈독(한문에 返點 - 한문을 일본식으로 해독할 때 한자 왼편에 붙여 아래에서 위로 올려 읽는 기호 - 을 붙여서 읽었다. 이 읽기 방법은 林羅山에 의해서 학문으로 개방되었다)이 주였다. 이것은 일본인의 유산으로서 중요하게 전승되어 온 것이다. 훈점(訓點)을 붙여서 읽는 것으로 많은 일본인이 중국에 대한 중요한 문헌(『史記』·『漢書』·『後漢書』·『三國志』)을 거의 훈독에 의해서 읽을 수 있는 것이다. 그러나 적생조래(荻生徂來)는 한문의 음독을 주장한 것이다 훈독에 비판적인 음훈파가 "이것은 본래의 한문 '소리'를 알 수 없는 것은 아닌가?"라는 주장이 제기되었으나 현재는 훈독이 주류이다. 여기에서 생각해 둬야 하는 것은 "반점을 붙여서 읽는다"라는 것은 일본인다운 한문의 읽기 방법이고 한자의 하나 하나가 독립적인 의미를 갖고 있는 문장, "개념어로서의 한문의 개념"에 약하게 된다. 같은 의미를 연결하여 합한 연문(連文)이라고 하는 보통 사용되는 복합어가 개념어 중심의 언어인 중국어의 특색이다. 같은 한자를 쓰고 있어도 한

자에 대한 의식(意識)이 다르게 된다. 중국어와 일본어의 차이는 냉방(일본 : 방을 차게 한다)이라는 말에 대해서 냉기(중국 : 공기를 차게 한다)라는 말이며, 양복(洋服)·양식(洋食)·양식(洋式)에 대해서 서복(西服)·서찬(西餐)·서식(西式)이라는 말의 형식으로 한자 본래의 사용방법을 쓰고 있는 것은 후자이다. 저것이다 이것이다라고 하는 의논도 필요하지만 중풍의 병은 이러한 것이다라고 대략적으로 이해합시다. "중풍이란 풍에 맞는다"라는 개념이 아니라고 생각해 두시겠습니까?

3. 태양병은 혹은 발열하고 혹은 발열하지 않고 반드시 오한하고 체통(體痛)하고 구역(嘔逆)하며 맥은 음양이 함께 긴(緊)한 것을 상한이라 이른다.

(훈독) 태양병은 혹은 이미 발열하고 혹은 아직 발열하지 않고 반드시 오한하고 몸이 아프며 구역(嘔逆)하고, 맥은 음양이 함께 긴(緊)한 것을 상한이라 이른다.

여기에서는 "맥에 음양이 함께 긴한 것"에 대해서 생각해 보자. 『상한론입문』에서는 "'음양구(陰陽俱)'는 병이 양위에 있기도 하고 음위에 있기도 한다"라고 병기의 경과를 받아들인다. 이에 대해 『상한론해설』에서는 "손가락을 가볍게 대서 양을 살피고 깊이 눌러서 음을 살핀다"라고 함에 의해 경안(輕按)·중안(重按) 쌍방(雙方)의 맥진으로 이해했다.

어느 쪽의 설이 설득력이 있는가를 판단하는 것은 어려운 문제이다. 그런데 맥진에서 중요한 것은 '그 사람의 맥이 본래는 어떠한 것인가'를 확실히 파악하고 있는가 어떠한가 하는 점이다. 의술에서 관찰과 경험이야말로 가장 중요한 것이 된다. 경험은 체계화되어 있는 것이지만 관찰을 통해 체계를 부인함으로써 진리로 나아간다. '정의'는 처음에 개념이 성립된 이유이지만 건강한 맥은 정의에 합해지는 것은 아니다. 예를 들면 공복시의 맥은 침(沈)하고 식후의 맥은 부(浮)하다. 현실의 맥은 공복시에 나타날 때가 많은 이유이며 감정적인 것(受苦·痛症·病·受動)을 머금은 것끼리의 상호 관계로 진단하는 것이므로 객관성을 얻는 것은 상당히 어렵다. 여러분들은 가족의 맥의 변화를 보는 것이 어떨까? 한번의 트레이닝이 된다라고 생각한다. 또 맥진은 절진(切診)이라고 하는 진단방법으로 일본에서는 지복(指腹)으로 보는 것이 많은 상태이다. 중국에서는 손가락 끝으로 정말로 '절한다'라고 하는 것으로 보고 있다. 다만 어느 것이 바른 판단이 될 것인가? 어느 쪽도 정확할 것이라고 생각한다. 제4조와 제5조는 후인의 주석이라고 생각되므로 너무 깊이 관계할 수 없는 것이다. '맥삭급자(脈數急者)'의 '급'은 '성급한'이라고 하는 의미보다도 '작아진 옷을 무리하게 굽혀서 입은 모양' 혹은 '아무리 일생동안 목숨을 걸고 추구했어도 추구할 수 없는 모양'의 의미가 적절한 표현일 것이다.

4. 태양병에 발열하면서 갈증이 있고 오한이 없는 것은 온병이 된다. 발한·신작열(身灼熱)하는 것은 풍온이라 명한다. 풍온의 병이 됨은 맥은 음양이 함께 부하며 자한이 나고 신중 다수면(多睡眠)·비식필한(鼻息必鼾)·언어난출(言語難出 : 말을 잘하지 못함)한다.

(훈독) 태양병에서 발열·구갈하며 오한하지 않는 자는 온병이 된다. 만약 발한하며 한작열하는 자는 풍온이라고 이름한다. 풍온의 병은 맥음양구부(脈陰陽俱浮), 수면이 많음, 비식할 때 반드시 한(鼾)한다. 만약 아래로 당하면 소변불리(小便不利)·직시(直視)·실설(失洩)한다. 만약 화에 당하면 미발황색(微發黃色)하며 극하면 경간(驚癎) 때로는 체종(瘈瘲)한다. 만약 그것을 화로 태우는 것을 일역(一逆)(오치)해서 오히려 날을 당기고(치료에 시간을 요한다) 재역(再逆 : 오치를 거듭함)해서 명기(明期)를 재촉한다.(생명을 감한다.)

상한의 개념이 발열(+)~(±)·오한(+)인 것에 대해서 온병의 개념은 발열(+)·갈증(+)이고 오한(-)이다. "만약 아래에서 당한 것은 소변불리·직시·실설한다"라고 한 것에서 온병에 대해 내려서 치료, 요컨대 하제를 주었는데 도리어 소변이 나오지 않게 되고 안구강직이 생기고 실금한다라고 하는 뜻이다. 다음의 "극도로 심해지면 마치 놀라 발작하는 것과 같고 때때로 설사와 경풍이 있다"2)는 것은 끌어당김을 일으켜서 수족이 오그라드는 모양을 표현하고 있다. 어떤 것에 대해서도 '내린다'라는 치료는 주의하지 않으면 안 된다는 것을 말하고 있는 것이다. 이것에서 '맥음양구부'에 대해서인데 가볍게 눌러도 무겁게 눌러도 '부'하다는 것은 어떤 것일까? 여러 가지 설이 있지만 어쨌든 12조 등을 참조하기 바란다.

역자 원은주 / 교정 하수연

원 저 : 동양의학 1993년 9·10·11호
傷寒論概說

2) 劇則如驚癎時瘛瘲.

중경 변증학의 과학성에 대한 개론

黑龍江中醫學院 李敬孝

변증학(辨證學)은 『내경(內經)』에서 시작되고 중경(仲景)에서 발전하였으며 후세에 성숙하였다. 중경은 이(理)·법(法)·방(方)·약(藥)이 완비(完備)된 변증논치 체계를 처음으로 만들었는데, 이 글은 『상한잡병론(傷寒雜病論)』의 변증학적인 내용에 관하여 대략적으로 소견을 나타내었다.

1. 정체관념(整體觀念)

중경 변증학은 정체관념을 지도사상(指導思想)으로 하여, 질병의 발생, 발전과 외계 만물 변화 및 내부 장부 경락의 병리 변화는 밀접한 관계가 있어서 비록 증상(症狀)은 표증(表證)·리증(裏證) 혹은 정지변화(情志變化) 등 국부(局部)의 표현으로 돌출하지만 귀결해 보면 유기체 정체기능(整體機能)의 실조를 나타내지 않는 것이 없다고 인식하였다. 질병의 전변 과정 중에서 증상이 여러 가지 형태로 복잡하게 나타나므로 증상에 임할 시에는 정체적인 관찰을 해야만 비로소 정확한 이·법·방·약을 세울 수 있다. 예를 들어 중경은 구토(嘔吐)의 변증논치에 대하여 본 증상은 상한(傷寒) 육경병(六經病) 중에 모두 논술이 있고, 잡병에서는 또한 전문적인 편 - 곧 제17편 「구토얼하리병맥증병치(嘔吐噦下利病脈證弁治)」를 설정하여 탐구 토론하였으며, 중풍역절(中風歷節)·담음(痰飮)·수기(水氣)·복통(腹痛)·한산(寒疝)·회궐(蛔厥) 등의 편(篇) 중에 역시 언급이 있는데, 그 표현은 비록 번잡하지만 정체적인 관찰과 추단(推斷)을 통하여 병인상으로 외감(外感)·상식(傷食)·정음(停飮)·정지불수(情志不遂)의 구분이 있고, 병기상으로는 한열 허실의 구별이 있다. 만약 "토하면서 가슴이 그득하거나(嘔而胸滿)" "건구(乾嘔)·토연말(吐涎沫)·두통(頭痛)"하다면 곧 "오수유탕(吳茱萸湯)으로 주치한다"는 것으로, 이것은 한사(寒邪)가 안으로 궐음(厥陰)을 범하여 이른 것이다. 만약 구토에 겸하여 하리(下利)·복통(腹痛)·맥침현(脈沈弦) 혹은 침약(沈弱)하면 곧 이중환(理中丸) 혹은 탕으로 치료하는 것은 중허한응(中虛寒凝)한 때문이다. 혹은 임신에 구토가 그치지 않은 자는 건강인삼반하환(乾薑人蔘半夏丸)을 써서 보(補)하고 평(平)하는데, 이것은 중허위역(中虛胃逆)이다. 만약 실열(實熱)이 장위(腸胃)에 결(結)함으로 인하여 부기불통(腑氣不通)하여 된 구토증은 실증(實證)이 되고, 열증(熱證)이 되므로 대황·감초로써 그것을 청사(淸瀉)한다. 만약 "토하면서 뱃속에서 꾸륵꾸륵 소리가 나고 심하(心下)에 비(痞)증이 있으면"[1] 곧 반하사심탕(半夏瀉心湯)으로 주치(主治)하는 것은 그 한열이 중초에 호결(互結)함으로 인하여 기기불리(氣機不利)한 때문이다. 외증(外證)이 비록 서로 비슷하지만 병인·병기가 같지 않으므로 변증도 완전히 같지는 않았음을 볼 수 있다.

증후(證候)의 표현은 항상 체질·연령·성별·직업 등의 영향을 받는데, 이것도 또한 정체 관념을 운용하여 변증을 지도(指導)할 때에 마땅히 중시하는 내용이다.

중경은 질병의 발생·전변과 사시기후(四時氣候), 지리 환경이 밀접한 관계가 있음을 또 지적하였다. 이로 인해 임상시에는 이러한 조건에 대하여 반드시 전면적인 고려를 하여야 한다. 『금궤(金匱)』에서 "사람이 오상(五常)을 품부받았는데, 풍기(風氣)로 인해 생장한다. 풍(風)은 만물을 생기게도 하고 해하기도 한다"[2]라고 말하였는데, 여기서의 '풍기'는 전체 자연기후환경(自然氣候環境)을 가리켜 인간의 생리·병리가 천지의 기와 더불어 상관(相關)하지 않음이 없음을 설명하였다. 때문에

---

1) 嘔而腸鳴, 心下痞.
2) 人稟五常, 因風氣而生長, 風能生萬物, 亦能害萬物.

인간과 자연의 연계(聯系)를 고려해야만 비로소 병의 순역(順逆) 여부를 이해할 수 있다. 예를 들면 『금궤』에서 허로(虛勞)와 계절의 관계를 말할 때 언급한 "허로병은 그 맥이 부대(浮大)하고 손발이 화끈거리며, 봄과 여름에는 매우 심해지고 가을과 겨울에는 차도가 있다. ……"[3]에서 증은 음허화왕(陰虛火旺)에 속하는데, 춘하(春夏)에는 목화(木火)가 바로(正) 성(盛)하여 양기외부(陽氣外浮)하면 음(陰)이 더욱 허(虛)하므로 병이 중(重)하고, 추동(秋冬)에는 금화(金火)가 상생(相生)하여 양기가 내장(內藏)하므로 병이 경감(輕減)한다. 이로 인해 허로증과 계절의 관계를 이해하는 것은 허로의 변증(辨證)에 도움이 될 뿐만 아니라, 그 경감(輕減)과 전극(轉劇)의 추단(推斷)에 대해서도 유리하다.

그러므로 변증(辨證)의 과정 중에 정체관념(整體觀念)을 지도사상(指導思想)으로 삼아 질병과 자연을 종합적으로 고려하여야만 비로소 정확한 변증의 결론을 내릴 수 있다. 중경 변증학 중의 변증강령(辨證綱領), 예를 들어 육경변증(六經辨證), 장부·경락변증(臟腑經絡辨證), 병인변증(病因辨證) 등과 병사 전변 규율의 입론근거(立論根據)는 정체 관념에 기초하지 않은 것이 없다.

2. 병증결합(病證結合)

중경 변증학은 변증과 변병을 서로 결합한 변치방법(辨治方法)이다. 『상한론』은 "변××병맥증병치(辨××病脈證幷治)"로써 편을 명명하였고, 『금궤』 역시 그러하여 편명에 병명을 머리로 삼아 병과 증을 더불어 제시하니 곧 변병을 말하고, 또 변증을 말하여 양자가 상보상성(相補相成)하는데, 변병(辨病)은 질병의 전모, 곧 병인·병기·전귀·예후 등에 대한 인식이며, 변증(辨證)은 질병에서 어떤 단계의 병인·병기·병성·병세에 대한 인식으로, 증(證)은 병(病)의 제약을 받고, 변증(辨證)은 변병(辨病)의 심화된 발전이므로 이로 인해 양자를 반드시 결합하여 고려해야만 비로소 질병의 본질을 확실히 이해할 수 있다.

---

3) 勞之爲病, 其脈浮大, 手足煩, 春夏劇, 秋冬瘥. ……

종병변증(從病辨證)은 변병의 범위 내에서 변증하는 것으로 변병을 기초로 삼고 변증을 주도(主導)로 한다. '담음병(痰飮病)'의 변병과 변증에 대하여 예를 든다. 담음병은 수액이 체내에서 운화수포(運化輸布)가 실상(失常)하여 어떤 부위에 정체(停滯)된 한 종류의 병증(病證)으로, 그 이루어진 원인은 폐·비·신 기능의 실상과 밀접한 관계가 있고, 더욱이 비양불운(脾陽不運)이 발병(發病)의 관건이 된다. 음(飮)이 정체한 부위에 근거하여 다시 나누어 현음(懸飮)·일음(溢飮)·지음(支飮)·담음(痰飮)이 된다. 일반적으로 말하면 담음은 음성양허(陰盛陽虛)·본허표실(本虛表實)한 증이다. "따뜻한 약으로 조화시키는 것〔溫藥和之〕"이 정치(正治)의 치법이 되어 영계출감탕(苓桂朮甘湯)·신기환(腎氣丸)은 모두 온신건비(溫腎健脾) 치본(治本)의 방제가 된다. 다만 음(飮)이 정체한 부위와 병세가 같지 않으므로 또한 병세를 인(因)하여 "개귀문(開鬼門), 결정부(潔淨府), 거울진좌(去宛陳莝)"의 여러 치법을 운용하는 대로 유리하게 이끌 수 있다. 음사(飮邪)가 위로 범(犯)하면 소반하탕(小半夏湯)·소반하가복령탕(小半夏加茯苓湯)·정력대조사폐탕(葶藶大棗瀉肺湯)을 이용하여 그 표(標)를 치료할 수 있고, 표증을 겸하면 대·소청룡탕(大小靑龍湯)으로 발한(發汗)할 수 있으며, 음(飮)이 하초에 있으면 택사탕(澤瀉湯)·오령산(五苓散)으로 리소변(利小便)할 수 있고, 음사가 고질화되어 화(化)하기 어려우면 십조탕(十棗湯)·반하감수탕(半夏甘遂湯)으로 수음을 구축(驅逐)하고 아울러 후박대황탕(厚朴大黃湯)·기초력황환(己椒藶黃丸)으로 그 실(實)을 제거할 수 있다. 담음이 오래 머물러 허실이 착잡(錯雜)한 자는 목방기탕(木防己湯)과 목방기거석고가복령망초탕(木防己去石膏加木防己湯)의 대책이 있다. 담음병의 전 과정 및 병인 병기에 대하여 심화된 인식이 있어야만 전체적인 국면에서 생각할 때 일시적인 계책과 본(本)을 치료하는 법을 꼭 알맞게 운용할 수 있으니 곧 일정한 규율이 있고 또 원기활법(圜機活法)할 수 있음을 볼 수 있다.

『상한론』 중에도 역시 이와 같은데, 전서(全書)는 태양병·양명병·소양병·태음병·소음병·궐음병으로 편(篇)을 명명하고, 매 편마다 제강(提綱)

을 머리에 열거한 연후에 변증한다. 『상한론(傷寒論)·육경편(六經篇)』의 "…의 병이라고 하는 것은〔之爲病〕"조는 육경병을 변별하는 표준과 근거이기 때문에 '육경병의 제강'이라고 칭한다. 이로써 근거하면 머리에 먼저 어느 경에 있는지를 변병한 다음 한걸음 더 나아가 병세의 진퇴, 병성(病性)의 음양, 병위의 표리, 병정(病情)의 한열, 사정(邪正)의 허실을 탐구한다. 『상한론』과 『금궤요략』은 변병과 변증을 결합한 전범(典範)이라고 말할 수 있는데, 이치(理致)가 있고 치법이 있는 것이 세밀하며 각 편마다 모두 이런 정신을 구현하였다.

수증치지(隨證治之), 이것은 수증심인(隨證審因), 안증용약(按證用藥), "이 증이 있으면 이 약을 쓴다"4) 등의 법칙에 근거하여 구체적으로 응용한 일종의 변증치료(辨證治療)의 방법으로, 이 방법은 변병이 분명하지 않은 상황에서 역시 적용하기 때문에 종병변증(從病辨證)과는 구별됨이 있다. 『상한론』 제16조 "태양병에 이환된 지 3일째 벌써 발한·토하·온법을 사용하였으나 아직 풀리지 않는 것은 이것을 괴병이라고 한다. 계지를 투여함이 마땅치 아니하니, 그 맥과 증을 관찰해서 어떠한 역치를 범해서 된 것인가를 알아서 현재의 증에 따라 이것을 치료한다. ……"5)에서 태양병에는 한법(汗法)이 본래 정치(正治)의 법(法)이 되는데, 만약 토하법(吐下法) 및 온침(溫鍼)을 잘못 사용하면 병정이 악화되어 이것이 곧 오치(誤治) 후의 변증(變證)인 괴병(壞病)이 이루어지니, 이때 계지탕(桂枝湯)은 이미 주기(與)에 맞지 않고 이러한 변증을 처리하는 데는 이미 정법·정방(定法定方)이 있지 않으므로 다만 현재의 맥과 증, 병을 받은 부위 및 병의 한열허실의 성질을 자세히 관찰하여 상응하는 치료를 해야 한다. 이런 종류의 "수증치지(隨證治之)"의 원칙은 중경이 대량의 오치(誤治) 발생 변증(變證)의 현상으로부터 추출(抽出)한 본질로 보편성을 갖추고 있다. 강조하는 것은 '변증'으로 예를 들어 『금궤요략(金匱要略)·담음편(痰飮篇)』 중의 "해역하

---

4) 有是證, 用是藥.

5) 太陽病三日, 已發汗, 若吐, 若下, 若溫鍼, 仍不解者, 此爲壞病, 桂枝不中與之也, 觀其脈證, 知犯何逆, 隨證治之. ……

면서 기좌호흡하므로 누우려 하지 않는 자는 소청룡탕이 이를 주치한다”[6]는 외한(外寒)으로 야기된 내음(內飮)의 해역기식부득와병증(咳逆倚息不得臥病證)이므로 마땅히 소청룡탕으로 외산풍한(外散風寒)하고 내견담음(內蠲痰飮)한다. 외사가 풀렸으나 내음(內飮)이 사라지지 않고 또 하초에 충기(衝氣)가 상역(上逆)함이 보이면 치법은 먼저 충기를 평정한 다음 계령오미감초탕(桂苓五味甘草湯)을 투여하는 것이 마땅하고, 충기가 이미 평정되었으나 폐(肺) 중의 수음이 또 동(動)하여 해만(咳滿)한 사람은 마땅히 영감오미강신탕(苓甘五味薑辛湯)으로 온폐산한(溫肺散寒)하며, 이어서 폐음(肺飮)이 소실되었으나 중초 수음(水飮)이 상역하여 구토하면서 어지러운 사람은 영감오미강신하탕(苓甘五味薑辛夏湯)으로 축음지구(逐飮止嘔)할 수 있고, 복약(服藥) 후에 구토가 그치고 수기(水氣)가 외일(外溢)하여 부종(浮腫)이 있는 사람은 영감오미가강신반하행인탕(苓甘五味加薑辛半夏杏仁湯)으로 선폐지해소종(宣肺止咳消腫)할 수 있는데, 이와 같이 끊임없이 수증가감하여 병증이 완전히 낫는 데에 바로 이르도록 할 수 있다.

우리들의 질병에 대한 인식에는 일정한 한도가 있으므로 적지 않은 병들이 현재 아직도 인식되지 못하고, 이미 그 규율이 파악된 몇몇 병증도 그 발생·전변(傳變) 역시 완전히 이런 규율을 따르지는 않으므로 변병에 곤란을 띠게 되는데, 수증치지(隨證治之)의 원칙은 이런 불리한 요소를 피할 수 있으므로 변병하기 어려운 상황에서 환자의 당시의 맥증(脈證)을 종합 분석하여 변증 치료한다.

3. 표본전변(標本傳變)

질병은 끊임없이 발전·변화하는 운동 과정이므로 변증은 동태(動態)의 진단(診斷)이다. 중경은 『상한론』 중에서 외감 질병의 발생·발전 규율을 계통적으로 논술하고, 완정(完整)한 육경전변(六經傳變) 이론을 창립하였다. 태양병이 풀리지 않고 계속 발전하여 혹은 부증(腑證)이

---

6) 咳逆倚息不得臥, 小青龍湯主之.

되고, 혹은 한열 왕래의 소양증이 되며, 혹은 안으로 들어가 열로 화하여 양명증이 이루어지고, 만약 삼양병(三陽病)이 풀리지 않으면 병정(病情)이 허(虛)를 향한 방면으로 전화(轉化)하여 삼음병증(三陰病證) 등으로 이루어질 수 있다. 『금궤』에서는 잡병(雜病)의 전변(傳變)과 오행 생극제화(生克制化) 규율의 밀접한 관계를 제시하여 "간의 병이 보이면 간이 비에 전하는 것을 알아서 마땅히 먼저 비를 실하게 하여야 한다"[7]라고 했는데, 이것과 『소문(素問)·오운행대론(五運行大論)』의 "기가 남음이 있게 되면 곧 자기가 이기는 바(상극 관계에서 자기가 극하는 것)를 억제하고 자기를 이기는 바(상극 관계에서 자기를 극하는 것)를 멸시한다"[8]는 학술 사상은 일맥 상통한다.

변증시에 육경병증(六經病證)과 장부경락병증(臟腑經絡病證)의 특징 및 전변을 파악하는 것은 대단히 중요한 부분이고, 전변을 파악하는 관건은 표본(標本)을 분명히 밝히는 데 있는데, 표본의 변증관계(辨證關系)를 이용하여 질병 발생의 근본을 천명(闡明)할 수 있기 때문에 표본(標本)을 명백히 분별해야만 질병의 각종 증상과 본질의 관계를 분명하게 할 수 있는데, 바로 『소문(素問)·표본병전론(標本病傳論)』에서 강조한 "표본(標本)을 아는 자는 만 가지를 열거하면 만 가지 다가 마땅하다. 표본을 알지 못하는 자는 망행(妄行)이라고 이른다"[9]와 같다.

표(表)와 본(本)은 왕왕 구체적인 질병과 구체적인 환자에 따라 각각 같지 않은데, 병인과 증상으로 논하면 병인은 본이 되고 증상은 표가 되며, 병변(病變)의 신구(新舊)로써 설명하면 원발병은 본이 되고, 속발되거나 새로운 병은 표가 되며, 현상과 본질로써 설명하면 본질은 본이 되고, 현상은 표가 된다.

병의 변화가 비록 많지만 모두가 표본(標本)을 벗어나지 않고, 표본을 분명하게 가림으로써 현상을 통하여 그 본질을 분석할 수 있으니, 이로부터 정확한 변증을 얻고 합리적인 치료를 진행할 수 있다.

---

7) 見肝之病, 知肝傳脾, 當先實脾.
8) 氣有餘, 則制己所勝, 而侮所不勝.
9) 知標本者, 萬擧萬當, 不知標本, 是謂妄行.

『상한론』 중에서 본경자병(本經自病)이 본(本)이 되고, 전경전속(傳經轉屬)은 표(標)가 되어, 곧 먼저의 병(先丙)은 본이 되고 나중의 병(後病)은 표가 되는데, 양명·소양 등의 편(篇) 속에 대개 본경자병에 속하지 않고 태양에서 전경 전속한 것은 모두 특별히 가리켜 "본태양(本太陽)", "전속양명(轉屬陽明)", "전입소양(轉入少陽)" 등등으로 나타내어 본경 자병과 같지 않음을 표시하였다. 또 예를 들면 『금궤요략(金匱要略)·폐위폐옹해수상기병(肺痿肺癰咳嗽上氣病)』의 해수상기(咳嗽上氣)에 대한 논술에서 해수 상기에 겸하여 외사를 감수(感受)한 사람은 항상 표실(表實)이 주요 표현이 되므로 중점(重點)은 마땅히 협한(挾寒)과 협열(挾熱)의 같지 않음을 명백히 변별하는 데 있다. 예를 들어 사간마황탕(射干麻黃湯)은 외(外)에 사(邪)가 있고 내(內)에 수음(水飮)이 있는 증(證)이며, 월비가반하탕(越婢加半夏湯)은 열(熱)을 낀 수음(水飮)의 증(證)이다. 표증이 풀린 즉시라면 또 본허(本虛)가 주요 표현이 되는데, 이때는 마땅히 속폐(屬肺)와 속신(屬腎) 등 같지 않은 허증을 명백히 변별하여야 한다.

이 외에도 변증상에서는 음양 오행의 이론을 운용하여 병리 변화상의 복잡한 전변 규율, 예를 들면 기병급혈(氣病及血), 혈병급기(血病及氣) 등에서 음양 기혈과 장부간(臟腑之間)을 설명해야 하는데, 이에 밝으면 때에 이르러 병정(病情)의 표본과 전변 발전 경향을 예측하고, 더 이상 악화되지 않도록 방지하여 치료상의 주도권을 장악할 수 있다.

역자 신상우 / 교정 하수연

원 저 : 중의약학보 1995년 5기(95385003)
仲景辨證學科學精華概論

『상한론』 '경'자의 네 가지 함의

山東泰安市中醫醫院 王光輝·韓培信
泰安市郊區醫院 薛俊宏
泰安市滿莊醫院 王端岳

『상한론(傷寒論)』 중에 '경(經)'이란 글자가 모두 20개인데, 그 중 중경(仲景)의 서(序)에 한 개가 나타나고 나머지 19개는 14개의 조문 중에 분포하는데, 이것의 함의는 4종으로 다음과 같다.

[경락(經絡)을 가리킴] "그 환자의 촌구맥이 부(浮)하고 대(大)하니, 부한 것은 풍(風), 대한 것은 양허이다. 풍이 있으면 미열이 발생하고 양허하면 양 정강이가 땡기는 것이다. 그 증이 계지탕증과 비슷하므로 계지탕에 부자를 가하고 계지의 양을 더하여 환자로 하여금 땀을 내게 한다. 부자는 경락을 따뜻하게 하니 이것을 사용한 것은 망양(亡陽)한 때문이다."[1] (제30조) 본 조문의 병기(病機)는 음양양허(陰陽兩虛)이나 양허(陽虛)가 위주가 되니, 마땅히 계지가부자탕(桂枝加附子湯)을 써서 족소음신경(足少陰腎經)을 온(溫)하여 고표렴한(固表斂汗) 해야 한다. 의사가 몰라서 부자를 가하지 아니하고, 오히려 계지의 양을 증가하면 변증(變證)이 발생하는데, 이때는 마땅히 부자를 급히 써서 신경(腎經)을 온하고, 망양(亡陽)을 구해야 한다. "태양병의 6~7일에 표증이 아직 있거나 맥이 미약하면서 침하나 도리어 결흉되지 아니하고 그 사람

1) 寸口脈浮而大, 浮爲風, 大爲虛, 風則生微熱, 虛則兩脛攣, 病形象桂枝, 因加附子參其間, 增桂令汗出, 附子溫經, 亡陽故也.

이 발광하는 것은 열이 하초에 있기 때문이니 소복이 마땅히 경만할 것이다. 소변이 자리한 자는 하혈시키면 곧 치유된다. 그렇게 된 것은 태양의 경락을 따른 어열이 리(裏)에 있는 까닭이니 저당탕이 이를 주치한다."[2](제124조) 본 조문의 "태양수경, 어열재리(太陽隨經, 瘀熱在裏)"는 태양의 표사(表邪)가 열로 화(化)하여 경락으로부터 안으로 들어가서 혈과 서로 결합하여 하초(下焦)에 쌓인 것을 말하는 것이다. 중경의 서 중에 "경락부유, 음양회통(經絡府兪, 陰陽會通)"이란 두 개의 구(句)가 있는데, 그 중에 '경락' 두 글자의 뜻이 잘 드러나 있다.

[경맥(經脈)을 가리킴] "상한을 혹은 토하게 하거나 혹은 사하시킨 뒤에 심하부가 역만하고 기가 올라와 흉부를 찌르며, 일어서면 어지럽고 맥이 침긴(沈緊)하다. 땀을 내게 하면 곧 경을 동하게 해서 몸이 진진하여 동요하는 자는 복령계지백출감초탕이 이를 주치한다."[3](67조). 본 조문은 토하(吐下)로 비양(脾陽)을 상하게 하여 수음(水飮)이 안에 머무르면 영계출감탕(苓桂朮甘湯)을 써서 치료할 수 있으나, 이때 만약 강하게 발한(發汗)하면 머물러 모여 있는 수음을 피주(皮腠)로 내보내 땀을 내게 할 수 없는데, 바로 필연적으로 경맥 중의 영음(營陰)·기음(氣陰)까지 상하게 하여 전신을 영양할 수 없어서 전신의 진진요동(振振搖動)하는 증후가 나타날 수 있음을 가리킨다. "상한병을 토시키고 하시킨 뒤에 발한하여 허번하고 맥이 심히 미약하며, 8~9일에 심하가 비경하고 협하가 동통하며 기가 인후로 상충하고 현모하며, 경맥이 동척한 자는 오래되면 위병이 된다."[4](제160조) 본 조문은 토하한(吐下汗)뒤 8~9일에 비경이 나타나는데, 협하통·기충인후로 표현되는 것을 제외하고, 더욱이 정기(精氣)가 경맥을 영양할 수 없어서 발생하는 근

2) 太陽病六七日, 表證仍在, 脈微而沈, 反不結胸, 其人發狂者, 以熱在下焦, 少腹當硬滿, 小便自利者, 下血乃愈, 所以然者, 以太陽隨經, 瘀熱在裏故也, 抵當湯主之.
3) 傷寒, 若吐若下後, 心下逆滿, 氣上衝胸, 起則頭眩, 脈沈緊, 發汗則動經, 身爲振振搖者, 茯苓桂枝白朮甘草湯主之.
4) 傷寒吐下後, 發汗, 虛煩, 脈甚微, 八九日心下痞硬, 脇下痛, 氣上衝咽喉, 眩冒, 經脈動惕者, 久而成痿.

맥동척(筋脈動惕)이 있고, 날이 오래되어 위증(痿證)이 발생할 가능성이 있음을 가리킨다.

[월경(月經)을 가리킴] "부인의 중풍에 발열 오한하는데 경수가 마침 나왔다. 이것을 얻은 7~8일이 되어 열은 제거되면서 맥이 느려지고 몸은 서늘하나 흉협하가 그득하여 결흉 증상 같으며 헛소리하는 자는 이는 열이 혈실에 들어간 때문이니 마땅히 기문을 찌르고 그 실함을 따라서 이것을 사해야 한다."[5] (제148조) 나머지 제149, 제150조문 중의 '경'도 한결같이 월경을 가리킴은 의심의 여지가 없다.

[시간(時間)(병정)을 가리킴] 장중경(張仲景)은 장기간의 임상 실천과 관찰을 거쳐 상한병의 몇몇 유형의 발병과 회복으로 돌아가는 시간에 일정한 규율을 따르고 있다는 데에 도달하였는데, 대체로 6일이 하나의 과정이 되며 그 과정이 바로 '경(經)'이라고 칭한다. 이것은 『상한론』의 경이란 글자의 중요한 함의이다. "태양병의 두통 등의 증이 7일 이상에 이르러 스스로 낫는 것은 사기가 태양병의 진행을 다 끝마쳤기 때문이다. 만일 다른 경으로 다시 전할 증이 발작하려 하는 것은 족양명경혈을 침자하여 다른 경으로 전하지 못하게 하면 곧 치유된다."[6] (제8조) 본 조문의 "행기경진(行其經盡)"은 태양병의 제6일 즉 첫번째 경의 끝을 가리킨다. "재경(再經)"은 곧 두번째의 경이니 또한 바로 태양병의 제7일에서 12일까지이다. "사경부전(使經不傳)"은 태양병이 첫번째 경에서 두번째 경으로 들어가는 것을 방지하는 것을 가리킨다. "태양병을 불로 훈(熏)하였으나 땀내지 못하면 그 사람은 반드시 번조하여 경이 끝마쳐도 풀리지 아니하고 반드시 하혈하니 이름하여 화사(火邪)라 한다.[7]"(제114조) "도경(到經)"은 곧 태양병 제6일이며, "경진(經

---

5) 婦人中風, 發熱惡寒, 經水適來, 得之七八日, 熱除而脈遲身凉, 胸脇下滿, 如結胸狀, 譫語者, 此爲熱入血室也, 當刺期門, 隨其實而取之.

6) 太陽病, 頭痛至七日以上自愈者, 以行其經盡故也, 若欲作再經者, 針足陽明, 使經不傳則愈.

7) 太陽病, 以火熏之, 不得汗, 其人必躁, 到經不解, 必清血, 名爲火邪.

盡)"과 뜻이 같다. 본 조문은 태양병의 발한에 화훈법(火熏法)을 오용(誤用)하거나, 그 사람의 양(陽)이 또한 울결된 것이 너무 심하여 땀이 나지 않는다면, 화열(火熱)이 땀을 따라 나가지 않고 반드시 안을 공격하므로 심신(心神)이 어지럽고, 그 사람은 반드시 조(躁)한 것을 말하는데, 이런 번조(煩躁)에는 첫 번째 경의 끝(6일)에 이르러 절로 낫는 사람과, 또한 낫지 않고 변혈(便血)이 있는 사람도 있다. "태양병이 경과한 10여일에 반대로 이, 삼차나 이것을 하시켰으나 그 뒤 4~5일이 되어도 시호증이 아직 있는 자는 먼저 소시호탕을 준다. 구역이 그치지 아니하고 심하가 구급하며 울울하여 약간 번한 자는 풀리지 아니한 것이니 대시호탕을 주어 이것을 사하시키면 곧 낫는다."[8)] (제103조) "과경(過經)"은 태양병이 첫번째 경을 경과했다는 것이다. 본 조문은 태양병을 앓은 지 십여 일이며 이미 한 경을 거쳤으나 낫지 않고, 환자의 맥증(脈證)에 근거하여 분명히 이미 소양병(少陽病)에 속하나, 전의(前醫)가 오히려 반복하여 공하법(攻下法)을 오용하였으나, 다행히 환자의 정기(正氣)가 오히려 왕성하여 하법(下法)을 오용했지만 변증을 조성하지 않았고, 후 4~5일에 시호증이 존재하므로 먼저 소시호탕을 주어 소양을 화해(和解)시켰는데, 만약 이 탕을 복용하여도 구토(嘔吐)가 그치지 않고 또 심하가 구급(拘急)한 것 등은 자주 하(下)한 뒤에 병사(病邪)가 양명에 겸입(兼入)하여 조(燥)나 실(實)로 화(化)했기 때문이므로 대시호탕을 써서 화해와 통하(通下)를 병행하는 것을 말한다. 제123, 217조문 중의 "과경(過經)"과 제103조의 뜻은 같은데, 한결같이 한 경을 경과하는 것을 가리킨다. 그러나 제105조의 "상한병이 13일이 되어도 (풀리지 아니하고) 경을 경과하여 섬어하는 자"[9)]의 "과경(過經)"은 두 개의 경을 경과하는 것을 가리킨다. "상한병을 앓고 있는 환자의 맥상이 약간 삽하게 나타나는 것은 환자가 본래 곽란병을 앓았기 때문이다. 현재 앓고 있는 것이 상한병인데 4~5일이 되어 병사가 바

---

8) 太陽病, 過經十餘日, 反二, 三下之, 後四五日, 柴胡證仍在者, 先與小柴胡湯, 嘔不止, 心下急, 鬱鬱微煩者, 爲未解也, 與大柴胡湯下之則愈.

9) 傷寒十三日, 過經譫語者.

로 리(裏)로 들어가는 때이며, 만약 음경으로 전입하면 설사의 증상이 나타날 수 있다. 곽란병은 본래 구토와 설사하는 것인데, 지금 또 설사가 보이므로 치료를 도모할 수 없다고 말하는 것이다. 만약 대변을 보고 싶은데 오히려 방귀만 나오고 오래도록 설사하지 않는 것은 양명으로 전속된 것으로서 대변은 반드시 굳어져서 30일이 되면 마땅히 낫게 된다. 설사 후에는 응당 변이 굳어지고 변이 굳어져 식사를 할 수 있으면 당연히 낫게 된다. 현재 먹지 못하는 것은 후에 하나의 과정 중에 이르면 약간 먹을 수 있고, 단지 이 하나의 과정만 지나면 또 능히 음식을 먹을 수 있어 다시 하루를 지나면 나을 수 있다. 만약 낫지 않으면 양명에 속하지 않은 것이다."[10](제384조) 어떤 학자는 본 조문의 "지음경상(至陰經上)"과 "경진(經盡)"의 표현에서 경락을 버린다면 해석할 방법이 없다고 인식한다. 그러나 사실은 꼭 서로 반대가 되는데, 중경은 이 안에서 결코 경락을 가리키는 것이 아니라 여전히 시간을 가리킨다. "지음경상(至陰經上)"은 태음병이 증상을 드러내는 시기를 가리키고, "경진(經盡)"은 두번째 경의 끝 즉 상한 제12일을 가리킨다. "후경"은 두번째의 경을 가리키고, "부과일경"은 곧 두 개의 경을 거치는 것이니, 바로 12일 뒤이다. 본 조문의 뜻은 상한에서 맥이 미삽(微澁)한 것은 먼저 곽란을 앓아 토리(吐利)를 거친 뒤에 진액(津液)이 크게 상하여 혈류(血流)가 불창(不暢)하여 이루어지게 된 것이다. 4~5일에 태음병이 증상을 드러내는 시기에 이르러, 예를 들어 표사(表邪)가 풀어지지 않고 태음으로 전입하면 반드시 하리(下利)하게 된다. 곽란을 앓을 때 환자가 구토와 하리를 발생한 것이 극렬해지거나, 지금 상한이 태음으로 전입하여 또 다시 하리하는 것을 '허허(虛虛)'라고 부르는데, 예후(預後)가 대부분 불량하다. 예를 들어 4~5일 뒤에 하리가 나타나지 않고 대변을 볼 것 같으나 다만 시기(矢氣)만을 배출하는 것은 병이 태음으로 들어가지 않고 양명으로 전입한 것이고, 대변이 굳어질

---

10) 傷寒, 其脈微澁者, 本是霍亂, 今是傷寒, 却四, 五日, 至陰經上, 轉入陰必利. 本嘔, 下利者, 不可治也. 欲似大便, 而反失氣, 仍不利者, 此屬陽明也. 便必硬, 十三日愈, 所以然者, 經盡故也. 下利後, 當便硬, 硬則能食者愈, 今反不能食, 到後經中, 頗能食, 復過一經能食, 過之一日則愈. 不愈者, 不屬陽明也.

수 있는 것은 바로 그것이 낫는다라고 예측할 수 있고, 낫는 시기는 두번째 경의 뒤 즉 12일 뒤라고 관망할 수 있다. 임상 소견상 일반적으로 허한(虛寒)하여 하리하는 것은 대변이 굳어지면 하리가 그치는데, 대변이 굳어졌으나 먹을 수 있는 것은 위기(胃氣)가 화(和)한 것이므로 낫게 된다. 다만 곽란 뒤 상한하여 위기의 회복이 비교적 늦은데, 통상 한 경의 뒤에는 약간이나마 먹을 수 있고, 두 번째 경의 뒤에는 먹고 마시는 것이 정상을 회복하므로 대략 13일이면 완전히 건강을 회복할 수 있다. 만약 제13일에 먹고 마시는 것이 아직도 정상을 회복할 수 없는 것은 위에서 언급한 13일에 낫는 양명병이 아니므로 마땅히 그 임상 표현에 근거하여 증을 따라 치료하여야 한다.

위에서 분석한 것을 종합하면, '경'은 『상한론』에서 네 가지의 함의, 즉 경락·경맥·월경과 시간이 있는데, 깊이 연구할 때에 정확히 구분하여 혼동하여서는 안 되고, 그 함의를 확실하고 적절하게 남김없이 하는 것은 '육경(六經)'의 실질을 확실히 이해하고 중경의 학설을 깊이 연구하는 데에 중요한 의의가 있다.

역자 문기영 / 교정 이정금

원 저 : 사천중의 1993년 4기(93104005)
『傷寒論』'經'字涵義四種

『상한론』의 중심 사상인 『주역』의 음양학설

江西省武寧縣人民醫院 朱璧光

음양학설은 『주역』에서부터 나왔으며 중의이론의 기초이기도 하다. 음양은 비록 만사 만물의 철학적 이치를 포괄하고 있지만, 변화지부모(變化之父母)와 생살지본시(生殺之本始)라는 두 가지 항목을 벗어나지 못한다. 전자는 『주역』 음양학설의 통일론, 즉 『내경』의 음양수응이고 후자는 「홍범(洪範)」 오운종(五運綜)의 단계론(段階論)이다. 그러나 『내경』은 이 두 종류의 내용을 포함하고 있다.

중경 『상한론』은 『내경』과 『주역』 학설을 계승하였으며 병리와 방약상에서는 물론 모두 음양학설의 수응 관계를 두드러지게 나타내었으므로 중의 임상 치료학의 이론적 기초를 다졌다.

1. 음양수응은 『상한론』의 이론적 기초이다

(1) 중경 음양학설 변석(辨析) : 『소문(素問)·음양응상대론(陰陽應象大論)』에 "음양이라는 것은 천지자연계가 운동변화해가는 규율이며, 만물의 강기이고, 변화의 부모이며, 살고 죽는 근본이자 처음이며 신명을 발하는 곳이다"[1]라 하였다. 인체에서 본다면, 음진양기(陰津陽氣)의 상호 수응은 변화지부모이고, 장부 기화유통과 경맥 순환은 바로 생살지본시이지만, 이 두 종류의 내용 모두는 단지 일음 일양으로써 기화유통 및 경맥순행의 시말(始末)과 음진양기의 전수 상응 관계를 설명해서는 안 된다는 것이다. 그래서 『주역』에서는 음양이 나뉘어져 육효

1) 陰陽者, 天地之道也, 萬物之綱紀, 變化之父母, 生殺之本始.

(六爻)가 된다고 논하였으며, 『내경(內經)』에서는 음양이 나뉘어져 삼음삼양(三陰三陽)의 여섯 가지 단계가 된다고 논하였고, 『영추(靈樞)·경맥(經脈)』에 경맥 순행을 기재한 것을 중요한 삼음삼양으로 삼고 육경(六經)이라 칭하였다. 『소문(素問)·오운행대론(五運行大論)』과 『소문(素問)·육미지대론(六微旨大論)』에는 풍(風)·한(寒)·서(暑)·습(濕)·조(燥)·화(火) 육기(六氣)로써 인체의 기화 유주와 자연계 기후 변천의 삼음삼양을 기재하여 육기라 칭하였다. 그러나 『소문(素問)·음양유론(陰陽類論)』에는 태양(太陽)을 삼양(三陽)이라 하고, 양명(陽明)을 이양(二陽)이라 하고, 소양(少陽)을 일양(一陽)이라 하였으며, 태음(太陰)을 삼음(三陰)이라 하고 소음(少陰)을 이음(二陰)이라 하고, 궐음(厥陰)을 일음(一陰)이라고 하였다. 왜냐하면 그것은 경맥이 내포하고 있는 뜻의 육경을 대표하지 않고, 또한 운기(運氣)가 내포하고 있는 뜻의 육기도 대표하지 않기 때문이다. 또한 음양 개합(개폐) 수응이 음양학설의 여섯 가지 단계를 이룬 것이기 때문에 삼음삼양을 육경이라 칭할 뿐만 아니라, 이것은 『주역』의 "음양은 항상 바뀌므로 법칙을 구할 수 없다. 오직 변화해나갈 뿐이다"[2]라는 변증 법칙이고, 『내경』 음양학설을 정확히 설명하는 것이며 『주역』 음양학설의 발전이다. 따라서 각 종 변증적 음양 철학 이치를 포괄한다.

중경(仲景)의 『상한론』도 『주역』 음양학설의 영향을 받았다. 그는 자서(自序) 중에 "撰用素問九卷, 八十一難, 陰陽大論"이라 하였다. 후세의 사람들이 『음양대론』이 어떠한 책인지 알지 못해 늘 추측하였는데, 더러는 『소문』 운기칠편을 『음양대론』으로 여기기도 하고, 더러는 『내경』을 『음양대론』으로 여기기도 했으나 『소문』이 이미 운기칠편을 포괄하고 있는데, 『소문』 즉 『내경』 지면에 왜 수고스럽게 반복해서 나타내었겠는가? 더구나 『내경』 음양은 『주역』으로부터 나왔으며 "역은 천지와 더불어 허가되었으므로 천지의 도를 더욱 따른다"[3]라 하였다. 그래서 천지 만사 만물의 음양 철학 이치를 내포한 『주역』으로 포괄하였

2) 剛柔(指陰陽)相易, 不可爲典要, 唯變所適.
3) 易與天地准, 故能彌綸天地之道.

다. 또 어떤 이는 『음양대론』을 보충하여 이야기하는데, 그렇다면 『음양대론』은 바로 『주역대전(周易大傳)』 혹은 『역경(易經)』을 가리킨 것이다. 그래서 『상한론』 중의 발표(發表)하여 리양(裏陽)이 허하게 된 것에는 계지감초탕(桂枝甘草湯)·복령계지감초대조탕(茯苓桂枝甘草大棗湯), 그리고 리(裏)를 공(攻)하고 또 표부(表部)의 진액을 손상한 하법(下法)을 쓴 후에 또 발한법(發汗法)을 써서 진한(振寒)하고 맥이 미세해지는 것 및 양을 구함으로써 음을 조화롭게 하는 것에는 계지가부자탕(桂枝加附子湯), 음을 구함으로써 양을 조화롭게 하는 백호가인삼탕(白虎加人蔘湯) 등은 바로 『주역』 음양학설 이론의 발전이며, 동시에 논(『상한론』) 중에 또 『주역』 괘 이치의 흔적을 보유하고 있는데, 이를테면 대소청룡탕(大小青龍湯)은 모두 『주역』 건괘(乾卦)로부터 나온 것이고, 대청룡은 건괘 5효의 비룡재천(飛龍在天)을 형상함으로써 구름이 비를 내리고 인체 음진양기를 중계 운송함으로써, 발한해표(發汗解表)의 목적을 이룬다. 소청룡은 건괘 2효의 현룡재천(見龍在天)을 형상함으로써 양기(陽氣)를 아래로 중계 운송함으로써 화기행수(化氣行水)의 목적을 이룬다. 심하비(心下痞)는 한가운데에서 천지가 불교비색(不交否塞 : 만나지 못하고 막힘)한 비괘(否卦)를 형상한 것 등등은 중경이 『주역』 음양학설을 계승하고 『내경』의 부족한 점을 보충하였다는 것을 설명한다.

⑵ 음양수응과 '육경'의 관계 : 진(晋)나라 왕숙화(王叔和)에서부터 『상한론』의 변증 강령은 순수하게 『소문(素問)·열론(熱論)』의 육경 변증에서 나왔다고 인식되었다. 논 중의 "상한병이 발병한 지 2~3일이 경과했는데도 양명병증이나 소양병증의 증후가 나타나지 않는다면, 이는 병이 여전히 태양에 있는 것이며 아직 전변하지 않은 것이다"[4]와 "상한을 앓은 지 사흘이 되어 삼양경을 다하면 당연히 삼음경이 사기를 받게 된다"[5] 등은 『소문(素問)·열론(熱論)』과 일치함을 명확히 하였

4) 傷寒二三日, 陽明, 少陽症不見者, 爲不傳也.
5) 傷寒三日, 三陽爲盡, 三陰當受邪.

지만, 기술한 실제 병사 전변은 오히려 경락의 순서에 구속되지 않고 많은 경우에 이웃한 장기간에 서로 전달된다. 이를테면 폐와 표(체표)가 가까이 있어 수태음폐(手太陰肺)의 병변은 태음편에 있지 않고, 태양편에 있다. 위와 소장이 가까이 있어 수태양소장(手太陽小腸)의 병변은 태양편에 있지 않고 양명편에 있다. 간과 담이 가까이 있어 족궐음간(足厥陰肝)의 병변 또한 소양편에서 나타난다. 이로 인해 표의 병은 대부분 흉중 및 심·폐·삼초로 전달되고, 부(腑)의 병은 대부분 대·소장으로 전달되며 간의 병은 대부분 담으로 전달되고, 방광의 병은 대부분 신으로 전달되는 것 등이다. 비록 신과 방광, 간과 담은 이미 이웃한 장기일 뿐 아니라 육경 표리이기도 하지만, 위와 소장, 표와 삼초 흉중 심폐는 경락 표리도 아닐 뿐 아니라 경락 순서와도 무관하지만 이웃한 장기로서 서로 전달될 뿐이다. 이것은 『상한론』의 순수한 육경 변증 관점을 틀리다고는 할 수 없고, 그 전경 학설에 회의적 의견을 가질 수 있는데, 이를테면 가운백(柯韻伯)이 "중경의 육경은 지면을 여섯 구역으로 나눈 것으로 갖추어진 바가 넓다"[6]라고 하였다. 논 중에서 확실히 경락 실질을 반응하였다고 볼 수 있다. 예를 들면 기운을 자극함으로써 간경의 사를 몰아내고 풍지(風池)·풍부(風府)를 자극함으로써 태양경의 사를 몰아내는 것과 소음병의 자법(刺法)·구법(灸法) 등이다. 그러나 이것은 단지 일부 병사 소재의 경을 설명한 것에 불과하며, 아울러 모든 장부 병변을 파악할 수 없으며 모두 육경 내에서 통솔되므로 다시 전경 문제를 설명할 수 없다.

그래서 『상한론』 중의 이른바 '육경'의 음양 이론은 ① 병사 소재 부위를 확정한다. 비록 그 경락 내용을 갖고 있지만 중요한 것은 여섯 개의 단계로 증을 나눈다는 것이다. ② 정기가 회복된다는 것을 말한다. 이를테면 "태양병에 두통이 있은 지 7일 이상이면 저절로 낫는다"[7]와 육경의 병이 회복되려고 할 때 등의 조목은 모두 장부 운기학설을 근거로 삼은 것이다. ③ 병기 전변을 논술할 때, 『주역』 육효 이

6) 仲景六經, 是分六區地面, 所該者廣.
7) 太陽病頭痛至七日以上自愈.

기(理氣)와 상통하는 음양학설에 부합된다는 것도 『음양유론』 중의 여섯 단계의 개합(開合) 수응적인 병사 전변이며, 『상한론』 변증논치의 주요 기초 이론을 이룸과 동시에 경락학설과 운기학설의 전형이 아직 갖추고 있지 못한 질병의 단계적인 귀류 및 인근 장부 전변을 두루 보충하였고, 완전한 『상한론』 입법을 체현하였으며, 또 다변적인 이론 구성을 융통성 있게 하였다.

(3) 음양수응과 '육음(六淫)'의 관계 : 『상한론』 한 권을 육기의 장부 기능 이를테면 태양한수(太陽寒水)·소양상화(少陽相火)·양명조금(陽明燥金)·태음습토(太陰濕土)·소음군화(少陰君火)·궐음풍목(厥陰風木)을 포괄할 뿐만 아니라 동시에 육음 병변의 치료 방법, 이를테면 풍을 치료하는 계지탕(桂枝湯)·오수유탕(吳茱萸湯)·오매환(烏梅丸), 한을 치료하는 마황탕(麻黃湯) 및 사역배(四逆輩), 서를 치료하는 백호가인삼탕(白虎加人蔘湯)·과체산(瓜蔕散), 습을 치료하는 계지부자탕(桂枝附子湯)·감초부자탕(甘草附子湯), 조를 치료하는 삼승기탕(三承氣湯)·저부탕(猪膚湯)·마인환(麻仁丸)·고주탕(苦酒湯), 화를 치료하는 치자시탕(梔子豉湯)·대황황련사심탕(大黃黃蓮瀉心湯) 등을 포괄한다. 그러나 『상한론』은 왜 단지 풍한 양사(兩邪)로 입론하여 전서(全書)의 삼음삼양을 총괄했는가? 이것은 풍한 양사에서 풍의 성질인 경질강렬(勁疾剛烈), 승등고탕(升騰鼓盪)은 동(動)으로써 특징을 삼고, 한사(寒邪)의 응취수인(凝驟收引), 폐고봉장(閉固封藏)은 정(靜)으로써 특징을 삼기 때문이며, 일동일정(一動一靜)은 바로 『주역』의 태극(太極)의 동이생양(動而生陽), 정이생음(靜而生陰)의 뜻이다. 태극은 본래 무극(無極)으로, 즉 음양의 나뉨이 없는 것이고, 음양이 있은 후에 팔괘(八卦)가 생겨났다. 복희(伏羲)는 건곤(乾坤)으로써 천지(天地)를 대표하였고 (천지가) 음양으로 대응하여 상하(上下)가 서로 끌어당겨 팔괘를 이루었는데 이를 선천(先天) 팔괘라 칭한다. 주(周) 문왕(文王)은 감리(坎離)로써 수화(水火)를 대표하였으며, (수화가) 음양으로 대응하여 상하 상제(相濟)하여 팔괘를 이루었는데 이를 후천(後天) 팔괘라 부른다. 천지상초(天地相招) 혹은 수

화상제(水火相濟)를 막론하고 모두 음양이 서로 합한 것이며, 비로소 팔괘를 만들어 변화를 이루며 음양으로써 천지·수화·동정·기혈·남녀 등 상대 개념을 대표한다. 그래서 음양이 변화의 부모라고 말한 것은 부모가 변화를 이루기 때문이며, 또 남녀 합덕의 결과이기 때문인데 합덕의 의의 또한 음양은 고립적인 것이 아니라 전수 상응적이란 것을 말한 것이다. 『내경』에서 이야기한 음양수응, 중경의 『상한론』도 이처럼 동정 양사로써 음양수응을 대표하였고, 동정이 서로 섞이어 육음이 생긴다는 것도 앞의 건곤이 팔괘를 생(生)한다는 것, 감리가 팔괘를 생한다는 것과 한가지 이치여서 단지 풍한 양사를 토론하여 육음이 그 가운데에서 다한다는 것은 음양이 수응하여서 변화를 생기게 한다는 것이다. 또 음승즉양병(陰勝卽陽病)·양승즉음병(陽勝卽陰病)은 풍의 성질은 동하므로 그 병은 진(津)·혈(血)·정(精)에 있고, 한의 성질은 정하므로 그 병은 위(衛)·기(氣)·양(陽)에 있다는 것인데, 더러는 풍한을 동시에 받으면 기혈이 동시에 병들고 이에 풍한 양사로써 육경 논증을 통괄하게 되므로 육음의 변화에 기혈의 손상이 포함되지 않는 곳이 없는데, 이것은 『상한론』 논병 방면에서 음양 합덕의 의의를 체현한 것이다.

2. 음양수응은 『상한론』의 치료 특징이다

(1) 입방적의(立方適宜) : 정상적인 인체의 생리 기능, 내외, 장부, 기혈은 본래 상호 수응적인데, 전체적으로 이야기하면 바로 음양 합덕이다. 그러나 병리적 상황에서는 내외 위화(違和), 장부 위화, 기혈 위화는 바로 서로 수응을 할 수 없다는 것이다. 즉 음양이 합덕하지 못하였다는 것이며 이것은 승부적 적대 관계를 이루게 된다. 그래서 넓은 의미에서 말하자면 음양수응적 합덕 관계는 새로운 한 세대를 번연(蕃衍)케 하는 변화의 부모일 뿐 아니라, 동시에 기혈 장부 기능 협조의 중요한 보증이기도 하다. 중경 『상한론』은 입방 용약상에서 예를 들면 음양동치법(陰陽同治法)인 계지탕 등, 공양화음법(攻陽和陰法)인 마황

탕·승기탕(承氣湯) 등, 공음회양법(攻陰回陽法)인 사역탕(四逆湯)·진무탕(眞武湯) 등, 보양구음법(補陽救陰法)적인 계지가부자탕·감초건강탕(甘草乾薑湯) 등과 보음생양법(補陰生陽法)인 죽엽석고탕(竹葉石膏湯)·백호가인삼탕 및 땀이 난 후 양을 상함과 동시에 음을 상한 경우와 하리(下利) 후 음을 상함과 동시에 양을 상한 경우의 치료 모두는 음양 일체의 수응법적인 신비로운 용법으로 인체 생리 기능의 음양 합덕에 적절한 치료를 이루었다.

⑵ 입법상덕(立法相德) : 중경 『상한론』의 입법은 음양 합덕적 상호 수응적이라는 것이며 아래와 같이 다만 3가지 예의 병만을 열거하였다.

① 표리 수응 : 소모씨, 남자, 42세. 급성 세균성 이질(痢疾), 복통 변체(便滯)빈번, 발열40℃. 땀이 많이 나고 바람을 싫어하며 옷을 거듭 입어도 따뜻하지 않거나, 다리의 경련이 위급하면 이것은 표리 위화이다. 때문에 내외 진액이 빠져나오게 되어서 다리의 경련이 위급하게 되는 것이므로 마땅히 표리 음양 합덕을 시킨 후에야 병이 치료된다. 대한 오풍은 신속하게 표를 구하는 것이 마땅하다. 양기가 한(汗)을 따라서 빠져나가기 때문에 옷을 거듭 입어도 따뜻하지 않은 것이다. 표를 구하는 것은 양기는 굳게 잡아 두고 음이 새어나가지 않게 하는 것이다. 이른바 소를 잃었으면 먼저 외양간을 고치는 게 마땅하다. 처방은 계지가부자탕 2첩이며 대한오풍은 1첩이면 모두 낫고 후에 백두옹탕(白頭翁湯)을 쓰면 낫는다. 유가언(喩嘉言)은 “외소통, 내창수(外疏通, 內暢遂)”라 하였다. 중경의 구표구리(救表救裏) 또한 표리 수응적 음양 합덕 치료 방법이다.

② 기혈 수응 : 냉(冷)모씨, 남자, 41세. 위 수술 후 해가 갈수록 먹는 것이 적고 위통이 없어지지 않았다. 먼저 황련탕(黃連湯)을 주어 조치하여서 건강해졌다. 이후에 비록 식사를 잘 할 수는 있지만 현훈도부(眩暈倒仆 : 어지러워 기절함)를 일으켰다. 이것은 위허풍사(胃虛風邪)가 위쪽에서 요동을 치는 것이다. 섭천사(葉天士)는 ‘양기변동위풍(陽氣變動爲風)’이라 하였다. 비위의 영혈을 조화롭게 하지 못했는데

어떻게 위쪽에서 요동치는 풍사를 멈출 수 있겠는가. 우재경(尤在涇)은 소건중탕(小建中湯)이 음양을 조화시키고 영위를 조절하는 대법이므로 그대로 소건중탕에 인삼을 더하여 스무 첩을 복용하면 낫는다고 하였다. 이것은 중경의 기혈 수응으로써 음양 합덕을 구하는 신비로운 용법이다.

③ 장부 수응 : 팽(彭)모씨, 남자, 34세. 간신종합증(肝腎綜合症)에 걸려 복수(腹水), 소변불리(小便不利), 애기완창(噯氣脘脹 : 트림이 나고 배가 더부룩하다), 이수재급(利水在急)하였다. 그러나 여러 이수약이 효과가 없었다. 이것은 장(臟)에 병이 들고 부기(腑氣)가 불행(不行)하기 때문인데, 이수약이 어떻게 이익이 있겠는가. 생강사심탕(生薑瀉心湯)에 인삼을 제거하고 사역산을 합하여 장기(臟氣)의 비색(痞塞)을 내리고 음양을 조종해서 수기(水氣)를 유통시킨다. 그러나 간병이 신에 영향을 미쳐 설령 간비(肝脾)가 중계 운송을 하더라도 신기(腎氣)가 일시적으로 막히게 되면 소변이 어떤 이유로 빠져 나올 수 있겠는가. 다음으로 자신통관환(滋腎通關丸)에 사향(麝香)·구맥(瞿麥)을 더한다. 양방을 번갈아 가며 매일 각 한 첩을 복용하는데, 스무 첩을 복용하면 배가 편안해지고 증이 치유된다. 이것은 중경의 장부 수응법으로써 음양 합덕을 구하는 신비로운 용법이다.

⑶ 중경방과 시방(時方)의 비교 및 수응법의 넓은 관찰(견해) : 비록 후세 각자의 입방 입법도 음양수응을 지켜서 평온(안정)한 것으로써 기약을 삼았지만, 많은 경우에 고립적이고 보양하는 것이 부족하여 모자라거나 남음이 있고 해표하였으나 땀을 고려하지 않았다. 예를 들면 신출탕(神朮湯)·향소음(香蘇飮)은 음을 도우기는 하나 오히려 양기를 손상시키며 천왕보심단(天王補心丹)·대보음환(大補陰丸)·육미지황환(六味地黃丸) 같은 것은 비록 일정한 치료 효과를 가질 수는 있다 하더라도 음을 보하지만 음이 자라나는 힘을 얻을 수 없고 발한하면서 은근히 정기를 손상시킨다. 이에서 벗어나지 못한 많은 의견에 따르면 동원(東垣)의 승양익기(升陽益氣), 단계(丹溪)의 자음잠양(滋陰潛陽)은 물

론 더러는 온병학파(溫病學派)의 고한청열(苦寒淸熱), 감한양음(甘寒養陰), 함한입신(鹹寒入腎)은 모두 일정한 편향성, 즉 구양이유음(救陽而遺陰), 구음이유양(救陰而遺陽)이 존재하므로 다시 이양화음(以陽和陰), 이음양양(以陰養陽)적 음양 합덕을 말할 수 없다. 심지어 은교산(銀翹散)의 신량해표(辛凉解表), 형개(荊芥)가 신온(辛溫)하다고 여겨 열을 조장하는 것이 두려워 제거하고 사용하지 않는다. 청영탕(淸營湯)·청궁탕(淸宮湯) 1가지 약물이 직접적으로 영열(營熱)을 내리게 하지만 양기존망(陽氣存亡)을 살피지는 않는다. 대소정풍주(大小定風珠)와 삼갑복맥(三甲復脈)은 더욱 순음(純陰)이고 양은 없다.

그러나 중경의 음양수응은 편향적인 공음공양(攻陰攻陽)과 보음보양(補陰補陽)이 결코 아니며 음양합덕의 수응법이다. 바로 이것은 어떤 상황하에 약을 사용할 때, 이를테면 열병구음적(熱病救陰的) 한약방(寒藥方) 가운데 통양(通陽) 혹은 부양(扶陽)하는 온약(溫藥)을 더하여서 양기의 움직임을 빌하게 한다. 온학(溫瘧)의 병번을 치료하는 백호탕은 백호가계지탕(白虎加桂枝湯)으로, 양허열비(陽虛熱痞)를 치료할 때 대황황련사심탕을 변용하여 부자사심탕으로, 한수(寒水)가 뒤섞이고 또 열사가 안에서 요동쳐서 번(煩)이 된 것을 치료할 때 치자시탕을 변용하여 치자건강탕(梔子乾薑湯)과 치자생강탕(梔子生薑湯)으로, 음이 허하고 또 양운(陽運)이 없는 것을 치료할 때 작약감초탕(芍藥甘草湯)을 변용해 작약감초부자탕(芍藥甘草附子湯)으로 사용하는 등이다. 한증구양적온약(寒證救陽的溫藥)은 한약(寒藥)을 더하여 음을 보호한다. 마황탕의 용법을 변화시킨 대청룡탕, 계지탕의 용법을 변화시킨 계지이월비일탕(桂枝二越婢一湯) 모두는『주역』음양 합덕적 통일론에서 볼 때 수응법을 운용한 것이다. 그래서 제가들은 상응하는 효과를 내었다.

상한 용약의 이러한 특징을 근거하여, 나는 외감 열병을 치료하는 은교산과 상국음(桑菊飮) 중에 마황 1가지 약물을 더하여 양울(陽鬱)을 발산시키고 계지 한 가지 약물을 더하여 양비(陽痹)를 통하게 하여 모두 아주 좋은 치료 효과를 얻었다. 그것을 미루어 짐작하면 사입심포(邪入心包)한 청영탕·청궁탕은 만약 심이 쇠약한 상황이라면 부자를 더하여 회양구역(回陽救逆)시키는 것이 결코 불가능하지 않다. 즉, 간풍내동(肝風內動)한 대소정풍주(大小定風珠)는 만약 양이 허약한 상황이라면 부자를 더함으로써 허풍을 진정시켜서 양의 쓰임을 생기게 하는 것 또한 결코 불가능하지 않다.

결어

『소문(素問)·금궤진언론(金匱眞言論)』에 "이는 모두 음양·표리·내외·자웅으로 서로가 주고받으면서 응함이다. 그러므로 하늘의 음양에 상응한다"[8]라고 말하였다. 즉 『상한론』 육경의 외적인 단계로 증을 나눈 것, 단계적으로 전변하는 것과 풍한양사가 육음을 생기게 하는 것, 또 입방 입법의 음양수응 모두는 음양 합덕의 보편적 의의를 체현하였고 역에 "천지인온(絪縕)[9] 만물의 순화(자연의 발육), 남녀의 맺어짐의 오묘함, 만물의 화생 …… 모두 하나를 만남을 말한다"[10]라 하였다. 비록 음양을 이야기하였으나 육경 순서에 동일하지 않고 또 육기 본말(本末)에 동일하지는 않지만, 『주역』 음양 일체 전수 상응의 합덕 관계이고 이것은 『상한론』의 중심 사상이다. 그것은 제가 학설을 학습하는 것을 지도하고 중의의 새로운 전경(前景)을 창조하는 데 모두 깊은 의의를 갖추고 있다.

역자 김혜선 / 교정 이정금

원 저 : 강서중의약 1990년 2기(90032002)
『周易』陰陽合德是『傷寒論』的中心思想

요 점 : 『주역』 음양학설은 바로 『내경』(內經)의 음양수응(陰陽輸應:전수반응)이며, 음양수응은 『상한론』의 이론 기초와 치료 특징이기 때문에 『주역』 음양학설은 『상한론』의 중심 사상이라고 말한다.

주제어 : 『상한론』 / 『주역』 / 음양학설

---

8) 此皆陰陽表里, 內外雄雌相輸應也, 故以應天之陰陽.

9) 만물을 생성하는 기운이 왕성한 모양.

10) 天地絪縕, 萬物化醇, 男女構精, 萬物化生. …… 言値一也.

제 V 편

본초학

인체에 대한 오미의 자양조치 작용

厦門大學海外函授學院 王長榮

오미(五味)에는 산고감신함(酸苦甘辛鹹)의 구분이 있는데, 각기 편향(偏向)된 성질이 있으므로 오장(五臟)에 대한 자양작용(滋養作用) 또한 다르다. 예를 들어 『영추(靈樞)·오미(五味)』에는 "오미(五味)는 각각 좋아하는 곳으로 가는데, 음식의 맛이 산(酸)하면 간(肝)으로 먼저 가고, 음식의 맛이 고(苦)하면 심(心)으로 먼저 가고, 음식의 맛이 감(甘)하면 비(脾)로 먼저 가고, 음식의 맛이 신(辛)하면 폐(肺)로 먼저 가고, 음식의 맛이 함(鹹)하면 신(腎)으로 먼저 간다[1]"라고 하고, 『소문(素問)·오장생성(五臟生成)』에도 "심(心)은 고미를 좋아하고, 폐(肺)는 신미를 좋아하고, 간(肝)은 산미를 좋아하고, 비(脾)는 감미를 좋아하며, 신(腎)은 함미를 좋아하는데, 이것이 바로 오장(五臟)과 오미(五味)와의 대응 관계입니다"[2]라고 한 것은 오미소입(五味所入)[3]이 오장의 생리 특성을 기초로 삼은 것을 설명한 것이다. 오장은 또 근기혈골육(筋氣血骨肉)과 상합(相合)하는데, 즉 오미의 선택적 자양작용(滋養作用)도 달리 나누어지고 이것과 상응한다는 것이다. 예를 들면 『영추(靈樞)·구침론(九鍼論)』의 "산미는 간으로 들어가고, 신미는 폐로 가며, 고미는 심으로 들어가고, 감미는 비로 들어가며, 함미는 신으로 들어가는데, 이를 오입(五入)이라고 합니다"[4]라는 말은 오장을 중심으로 한 정체관(整體觀)

---

1) 五味各走其所喜, 穀味酸, 先走肝. 穀味苦, 先走心. 穀味甘, 先走脾. 穀味辛, 先走肺. 穀味鹹, 先走腎.

2) 心欲苦, 肺欲辛, 肝欲酸, 脾欲甘, 腎欲鹹, 此五味之所合五臟之氣也.

3) 五味所入: 五味가 각각 五臟에 들어가는 것.

사상을 나타낸 것이다.

오미는 오장에 대해 자양작용이 있을 뿐만 아니라 오장의 기능활동을 조절하기도 한다. 예로 산(酸)은 수렴작용이 있다. 『소문(素問)·장기법시론(藏氣法時論)』에는 "심은 느슨해짐을 싫어하므로 빨리 산미를 먹어 수렴하도록 한다"5), "폐는 수렴하고자 하므로 빨리 산미를 먹어 수렴하도록 한다"6), "간은 발산하고자 하므로 …… 산미로써 사(瀉)하도록 한다"7)라고 하였는데, 임상에서 심양허탈(心陽虛脫)로 야기되는 냉한임리(冷汗淋漓), 폐기허약(肺氣虛弱), 위표실고(衛表失固)로 야기되는 자한(自汗), 폐실숙강(肺失肅降)으로 야기되는 천해(喘咳) 및 간기소설(肝氣疏泄), 태과(太過)로 야기되는 횡역(橫逆)8)은 모두 변증(辨證)을 기초로 하여 산렴(酸斂)의 약을 사용할 수 있는데, 예를 들어 오미자(五味子)·백작(白芍)·오매(烏梅) 등은 효과가 비교적 좋다.

고미(苦味) : 고(苦)에는 조설견발(燥泄堅發)의 작용이 있다. 『소문·장기법시론』에서 "비(脾)가 습(濕)으로 고생하면 빨리 고미를 먹어서 건조시킨다"9), "폐(肺)의 기운이 역상(逆上)하면, 급히 고미를 먹어서 설(泄)한다"10), "신(腎)을 견(堅)하게 하려면 급히 고미를 먹어서 견고하게 하라"11)고 하였고, 『소문(素問)·지진요대론(至眞要大論)』에는 "열사(熱邪)가 안으로 들어가면 …… 고미로써 떨쳐내고 …… 화사(火邪)가 안으로 들어가도 고미로써 떨쳐낸다"라고 하였는데, 고(苦)의 조(燥)는 습(濕)을 제거할 수 있고, 습(濕)이 제거된 비(脾)는 비로소 건(健)해지는데, 한성(寒性)인 황금(黃芩)·황련(黃連)·황백(黃柏)·용담초(龍膽草)에 속하는 것은 습열곤비증(濕熱困脾證)에 활용되고, 온성(溫性)인 창출

---

4) 酸走筋, 辛走氣, 苦走血, 鹹走骨, 甘走肉, 是謂五走也.
5) 心苦緩, 急食酸以收之.
6) 肺欲收, 急食酸以收之.
7) 肝欲散, …… (以)酸瀉之.
8) 橫逆 : 衛氣가 上逆한다는 말에 대비되는 말로, 肝의 기능실조로 발생하는 肝氣의 病變.
9) 脾苦濕, 急食苦以燥之.
10) 肺苦氣上逆, 急食苦以泄之.
11) 腎欲堅, 急食苦以堅之.

(蒼朮)·후박(厚朴)의 종류는 한습곤비증(寒濕困脾證)에 쓰인다. 설(泄)은 곧 설강(泄降)의 뜻인데, 모든 폐열(肺熱) 혹은 담음(痰飮)이 폐(肺)를 막아 폐실숙강(肺失肅降)에 이른 자는 고한(苦寒)이나 고온(苦溫)의 강설약(降泄藥)을 분별 선택하여 사용해야 하며, 부열불통(腑熱不通)하여 폐기불강(肺氣不降)에 이른 자는 대황(大黃) 등의 고한통설(苦寒通泄)의 약을 사용해야 한다. 견(堅)은 견음(堅陰)[12]·호음(護陰)을 일컫는데, 모든 상화(相火)가 항역(亢逆)하여 음정(陰精)을 빼앗기기 쉬운 자는 마땅히 지모(知母), 황백(黃柏)을 써서 상화(相火)를 청설(淸泄)해야 하고, 신음(腎陰)을 보호해야 한다. 발(發)은 바로 울화(鬱火)를 발월(發越)[13]시키는 뜻인데, 고미약(苦味藥) 중의 시호(柴胡)·상엽(桑葉)이 곧 이것에 속한다.

감미(甘味) : 감(甘)에는 완급(緩急)·보중(補中)의 효능이 있다. 『소문·장기법시론』에서 "간(肝)이 급격하게 고통을 받으면 빨리 감미를 먹어서 완화시킨다"[14], "비(脾)를 완화시키고자 하면, 빨리 감미를 먹어서 완화시킨다. …… 감미는 그것을 보(補)해 준다"[15]라고 하였다. 모든 간급(肝急)으로 인하여 생기는 복통(腹痛)은 주로 감초(甘草)·이당(飴糖) 등으로 완화시킨다. 모든 비기중허(脾氣中虛) 자는 대부분 당삼(黨參)·황기(黃芪)·산약(山藥)·대조(大棗)·감초(甘草) 등 감미(甘味)가 비(脾)로 들어가는 약으로 보(補)한다.

신미(辛味) : 신(辛)에는 발산(發散)·이기(利氣)·통윤(通潤)의 작용이 있다. 『소문·장기법시론』에서 "간(肝)을 풀어 주고자 하면, 빨리 신미를 먹어서 그것을 풀어준다"[16], "신(腎)이 건조하여 고생을 하면 빨리 신미를 먹어서 축축하게 하고, 주리를 열고, 진액이 도달하도록 하고, 기(氣)를 통하게 한다"[17]라고 하였고, 『소문·오장생성』에서는 "폐(肺)

---

12) 堅陰은 腎陰을 든든하게 하고 相火가 動한 것을 억누르는 방법.
13) 뭉쳐진 火를 떨쳐버린다는 뜻.
14) 肝苦急, 急食甘以緩之.
15) 脾欲緩, 急食甘以緩之, …… 甘補之.
16) 肝欲散, 急食辛以散之, 用辛補之.
17) 腎苦燥, 急食辛以潤之, 開腠理, 致津液, 通氣也.

는 신미를 좋아한다"[18]라고 하였다. 간(肝)이 소설(疏泄)을 잃으면 신미(辛味)를 써서 이기해울(利氣解鬱)할 수 있는데, 예를 들면 청피(靑皮)·향부(香附)·불수(佛手)·향연(香櫞)·오수유(吳茱萸)의 종류이고, 폐(肺)가 선발(宣發)을 잃으면 폐기(肺氣)를 선발(宣發)시키는 작용이 있는 신미(辛味)를 쓰는데, 예를 들면 마황(麻黃)·반하(半夏)의 종류이고, 신미(辛味)가 이기(利氣)·선발(宣發)하여 진액(津液)을 통달(通達)케 하고, 땀과 오줌을 배설(排泄)케 하는 것이 정상적이면, 신음(腎陰)이 자윤(滋潤)하게 되므로 통윤(通潤)할 수 있다고 말한다.

함미(鹹味) : 함(鹹)에는 윤하(潤下)·연견(軟堅)의 작용이 있다. 『소문·장기법시론』에서 "심(心)을 유연하게 하려면 빨리 함미를 먹어 연(軟)하게 한다"[19], "비(脾)의 색은 황색이며 의당 함미를 습취하는 것이 좋다"[20]라고 하였는데, 함한(鹹寒)한 망초(芒硝), 함온(鹹溫)한 종용(蓯蓉)은 모두 윤하(潤下)의 효능이 있어 부기(腑氣)를 통달케 하니, 즉 비운(脾運)이 건(健)하게 된다. 함미(鹹味)는 사물을 견실(堅實)하게 할 수 있어서 어혈(瘀血)·종괴(腫塊)·증적(症積) 등을 연(軟)하게 하고 소멸시킬 수 있는데, 예를 들면 산갑(山甲)·별갑(鱉甲)·자충(䗪蟲)·수질(水蛭) 등은 모두 이러한 효과가 있다. 감미(甘味)의 약인 모려(牡蠣)·영양각(羚羊角)·석결명(石決明)·진주모(珍珠母)·대자석(代赭石)·원삼(元參) 등은 심하잠강(心下潛降)하는 작용이 있으므로 심기(心氣)를 충화(冲和)[21]시키고 막힘이 없게 하는데, 이것이 곧 심연(心軟)의 또 하나의 뜻이다.

단미(單味)약의 조절 치료 작용은 실제로 한계가 있으므로 종종 복잡한 질병에 대해 여러 종류의 약을 서로 배합하는 방법이 필요하다. 이는 방제(方劑), 배오(配伍), 응용의 범주에 속하는 것으로 『내경(內

18) 肺欲辛.
19) 心欲軟, 急食鹹以軟之.
20) 脾色黃, 宜食鹹.
21) 衝和 : 뭉쳐진 것을 풀어준다는 의미이고, 고른 기운으로서 세지도 약하지도 않은 기운(衝和之氣).

經)』에도 이미 언급(言及)되어 있는 바이니, 더 이상 설명은 필요치 않을 것이다.

역자 권충경 / 교정 박현식

원 저 : 중의잡지 1989년 1기(89391057)
五味對人體的滋養調治作用

오미 기능의 차이

泰安市中醫院 劉德泉

중약(中藥)의 오미(五味)는 중약학의 기본 이론으로, 그것은 중약의 작용 규율을 종합한 것이다. 오미의 기능을 거습리수(祛濕利水), 소적산결(消積散結)과 양음생진(養陰生津) 방면에서 분석하면 공통되는 부분을 갖추고 있으나, 실제 응용해 보면 같은 중에 다른 것이 있다. 그 작용의 특징을 파악하기 위해서 이 글에서는 그것에 대해 연구 토론해 보기로 한다.

1. 신고담미(辛苦淡味)의 거습리수(祛濕利水)

습과 수는 이름은 다르나 같은 류로서, 병의 원인이 되는 요소와 병의 산물을 치료하는 작용을 하지만, 수종(水腫)·설사(泄瀉)·담음(痰飮)·비증(痺證) 등과 같은 여러 종의 병증을 야기할 수 있다. 신고담(辛苦淡)은 모두 거습리수(祛濕利水)의 작용이 있으나 작용부위, 사기(邪氣)를 제거하는 방식, 역량(力量)의 강약은 모두 같지 않다. 신은 산(散)하여 발산지성(發散之性)을 갖추고 있으며, 주로 상초(上焦)·피모(皮毛)·기육(肌肉)·근골(筋骨)의 수습지사(水濕之邪)를 치료하고, 습곤상초(濕困上焦), 풍습습표(風濕襲表), 상반신수종(上半身水腫) 및 풍습비증(風濕痺證) 등에 사용되어 사를 외부로 발산시켜 표면에서부터 풀리게 한다. 고는 조(燥)하여 조습지공(燥濕之功)을 갖추고 있으며 주로 중초(中焦)에 작용하여 설사(泄瀉)·이질(痢疾)·황달(黃疸)·흉수(胸水)·복수(腹水) 등 병증을 치료하는 데 사용되며 수습지사를 내부에서 건조시켜 제거한다. 담은 삼(滲)하여 삼리지성(滲利之性)을 갖추고 있어, 주로 임탁(淋濁)·대하(帶下)·소변불리(小便不利)·수종 등의 하초수습지사(下焦水濕之邪)를 치료하며, 소변을 용이하게 하는 데 있어서 중요하고, 수습지사를 삼설(滲泄)시켜 아래로 나가게 한다.

삼자의 작용을 통한 강약을 분석해 본다면, 일반적으로 고미의 작용이 가장 강하다. 고미는 조열강설(燥烈降泄)하여 수음(水飮)을 공격하여 몰아낼 수 있으므로 고질성 수종·흉수·복수 등을 치료하는데, 감수(甘遂)·대극(大戟)·원화(芫花)와 같은 류가 있다. 고인(古人)은 그것을 강하(江河)를 뚫어 통하게 하고, 배와 차를 통행시키는 기능으로 형용하였으나, 형기(形氣)가 실하지 않은 자에게는 함부로 투여할 수 없다. 고미는 비록 이뇨소종(利尿消腫)의 힘이 비교적 강하나 축수에는 힘이 미치지 않는다. 그리고 신미는 거습의 힘이 가장 약하여 수습의 경증(輕證)에 많이 이용된다. 그러나 수습지성이 침윤미만(浸潤彌滿)하여 항상 전신의 내외상하에 퍼져 있을 때는 신고담 삼자가 항상 상호배합함으로써 치료의 효과를 증강시키는데, 예를 들면 방제에는 곽향정기산(藿香正氣散) 등이 있다.

2. 신고함미(辛苦鹹味)의 소적산결(消積散結)

기혈담식(氣血痰食) 등은 모두 적체산결(積滯散結)하여 신체를 위해(危害)할 수 있어 비만(痞滿)·증하(症瘕)·담핵(痰核)·나력(瘰癧) 등의 병증을 형성한다. 신고함은 모두 소적산결의 기능이 있으나 신체에 응용되면 서로 같지 않다. 신은 신향으로 흩어지고 행기활혈(行氣活血)하여 특히 행기의 기능이 현저하며, 기체혈어(氣滯血瘀)에 의한 창만동통(脹滿疼痛), 어점어반(瘀點瘀斑) 등의 경증을 치료하는 데 많이 이용되고, 약재에는 천궁(川芎)·홍화(紅花) 등이 있다. 고미는 순후력맹(醇厚力猛)하고, 파기산결(破氣散結)의 기능이 있는데, 그 산결력이 강하여 증하적취(症瘕積聚) 등 기체혈어의 중증을 치료할 수 있으며, 수질(水蛭)·맹충(蝱蟲) 등의 약재가 있다. 함미는 연견산결(軟堅散結)하고, 담습정취(痰濕停聚)의 영류나력(瘿瘤瘰癧) 등의 병증을 주로 치료하며, 해조(海藻)·곤포(昆布) 등의 약재가 있다.

여기에서 고미와 신미의 약은 똑같이 기체혈어의 적(積)을 치료하지만 작용에는 강약대소의 차이가 있고, 또 신미는 행기에 편중되고, 고미는 활혈에 편중됨을 간파할 수 있다. 함미로 말한다면 담습의 적(積)과 기체혈어의 적(積)을 전문적으로 주관하며, 그 성질은 전혀 같지 않다.

3. 감함산미(甘鹹酸味)의 자음생진(滋陰生津)

음진(陰津)은 인체를 영양하는 중요 물질로서 부족하면 각종 병변을 낳는다. 음허(陰虛)하면 조(燥)하고, 인건구갈(咽乾口渴), 설면무진(舌面無津)이 나타날 수 있다. 음허하면 내열하고, 오심번열(五心煩熱), 조열골증(潮熱骨蒸)이 자주 나타난다. 음허하면 양항(陽亢)하며, 현훈이명(眩暈耳鳴)이 나타나기 쉽고, 심하면 음허풍동(陰虛風動)하여 수족추축(手足抽搐), 전두(顫抖)하게 된다. 감한한 약물은 진을 생하고, 함한한 약물은 음을 자양하며, 산과 감은 음을 화하므로, 감산함에는 모두 자음생진의 작용이 있음을 알 수 있다. 다만 감미는 폐와 위의 음을 자양함을 주로 하여 구조인건(口燥咽乾), 건해소담(乾咳少痰) 등의 증상을 치료할 수 있으며 약재에는 사삼(沙參)·맥동(麥冬) 등이 있다. 산은 간에 속하고 함은 신에 속하는데, 간신동원(肝腎同源)이므로 2가지는 모두 간과 신의 음적작용을 자양하나 차례에 다름이 있을 뿐이다.

산미는 간음을 보하는 것을 주로 하고, 두목현훈(頭目眩暈)·근련(筋攣)·동통(疼痛)을 주로 치료하며, 한련초(旱蓮草)·백국(白菊) 등의 약재가 있다. 함미는 신음을 보하는 것을 주로 하고, 골증노열(骨蒸勞熱), 수족계종(手足瘈瘲) 등의 증상을 주로 치료하며, 약재에는 별갑(鱉甲)·귀판(龜板) 등이 있다.

이것으로 감산함 3가지는 귀경(歸經) 및 주치병증에서 모두 같지 않은 바가 있다는 것을 알 수 있다. 보력(補力)의 대소로 말한다면, 함미의 약이 동물의 품(品)을 있게 하므로 보음력이 강하며 전정(塡精)할 수 있고, 감미는 보력이 그 다음이며, 산미는 보력이 가장 약하다.

역자 서윤지 / 교정 박현식

원 저 : 산동중의잡지 1992년 2기(92112014)
談五味功能的同中之異
주제어 : 중약(中藥) / 오미(五味) / 이론연구

제 Ⅵ 편

경혈학
침구학

경락의 생리기능에 대한 검토

北京針灸骨傷學院附屬醫院 楊淑暉·李漢友

경락 계통은 인체의 중요한 조직 구조이다. 대량의 과학 실험에서 증명되었듯 경락은 객관적으로 존재한다는 것이고, 아울러 신경·혈관·내분비 계통과 밀접하게 관련되어 있으며 또 신경·혈관·내분비 계통 이외에 또 하나의 완전한 계통으로 독립하고 있다는 것이다. 경락 이론은 일상의 변증시치(辨證施治)를 지도할 수 있는데, 현대 과학으로 해석할 방법이 없는 많은 생리 현상을 해석할 수 있다. 필자는 실천 중에서 경락 계통의 생리 기능은 주로 이하 몇 개 분야가 있다는 것을 체험하였다.

1. 협조통일기능(脇調統一機能)

경락 계통은 인체를 하나의 유기정체로 구성하므로 전신의 조직 기관, 장부 기능이 경락의 협조 통일에 의지하지 않을 수 없다. 이를테면 폐의 선발숙강(宣發肅降), 비의 운화(運化) 및 기기승강(氣機升降), 음평양비(陰平陽秘) 등 모두가 이와 같다. 만약 경락의 이러한 기능이 약화되거나 소실되면 장부의 기능 또한 그를(경락의 기능을) 따라 실조되고, 심하면 음양이 분리되는 심각한 결과를 나타낼 수 있다. 필자가 건강한 사람과 위독한 환자의 경(經)에 대한 전기측정시험 중에 발견한 것은, 건강한 사람은 각 장부와 관련되는 경(經)의 전기가 현저한 차이가 없고, 위독한 환자는 경(經)의 전기가 심각하게 평형을 잃었음을 뚜렷하게 나타내었다는 것이다. 동일한 환자의 신체상에서 어떤 경의 전기는 1μA보다도 적고 어떤 경은 100μA보다도 컸다. 그것은 경락의 협조 통일 기능이 극단적인 차이를 나타내는 것이다.

2. 평형조절기능(平衡調節機能)

경락 계통 중에서 한 가지 경락의 기능이 실조되거나 병이 있으면 다른 경맥·락맥·기경팔맥이 경기(經氣)를 통하여 병경(病經) 및 관련 장부에 대해 평형 조절을 하여 그것(병경 및 관련 장부)을 정상으로 회복되게 한다. 필자는 120례의 건강한 사람의 12정혈(十二井穴)에 대해 전기 전도량을 (전기를 통하게 하여) 측정하여, 그 좌우 동명경(同名經)이 비교적 두드러진 차이가 없었다는 것은 건강한 사람의 좌우 동명 경맥의 경기가 평형이었다는 것을 설명한다. 60례의 위병(胃病) 환자의 경우는 불평형으로 나타났다. 치료를 통하여 병정(病情)이 경감되었을 때 경전(經電)의 균형 상실이 호전되었으며, 병이 치유되었을 때는 경전(經電)이 평형을 회복하였다. 임상상 침구(針灸)·안마(按摩)·중약외치법(中藥外治法) 등은 모두 경락의 평형 조절 기능을 통하여 작용을 발휘함으로써 인체의 건강이 회복된다.

3. 정보전도기능[傳導信息機能]

경락은 내외소통 기능과 정보 전달 기능을 갖추고 있어서 인체의눈·귀·코·입·혀·피부 등의 감각 기관은 경락을 통하여 관련 있는 장부와 연결된다. 노상간(怒傷肝 : 화를 내면 간이 손상된다), 희상심(喜傷心 : 너무 기뻐하면 심을 상한다), 우사상비(憂思傷脾 : 근심은 비를 상한다) 등은 바로 경락이 이러한 정서 정보를 상응하는 장부에 전해준 결과이다. 임상에서 나타나는 내병외현(內病外現 : 속의 병이 밖으로 드러남), 외병내요(外病內擾 : 밖의 병이 속을 어지럽힘)는 경락을 통하여 정보를 전달하는 기능이 진행된 것이다. 예를 들면, 장부에 병이 있으면 체표의 관련이 있는 경락에 압통 혹은 이상 반응물이 나타난다. 이것은 경락이 정보를 전달하는 기능이 있음을 명확하게 제시한다. 우리들은 60례의 위병(胃病) 환자에 대하여 체표 검사를 진행하여 양성 반응이 있는 것을 모두 29례 발견하였다. 아래의 표와 같이 나타났다.

穴 位	病 理 反 應	例 數
背兪, 3~11椎及兩傍	條索狀反應物 壓痛+++	8
肝兪雙側	壓痛+++	1
足三里雙側 肝兪雙側	壓痛+++	4
足三里雙側 脾兪雙側	壓痛++~+++	8
足三里雙側 腎兪雙側	壓痛+++	4
足三里雙側 三陰交雙側	壓痛+++~++++	2
足三里雙側 陰陵泉雙側	壓痛+++	1
足三里雙側 魚際雙側	壓痛+++	1

4. 영양운송기능[運送營養機能]

경락의 영양 운송 기능은 문헌 중에 명확하게 기재되어 있나. 『영추(靈樞)·본장(本臟)』에서는 "경맥은 기혈을 행(行)하여 음양을 영(營)하고 근골을 적시고 관절을 통하게 한다"1)라고 하였다. 임상에서 우리들은 일찍이 10례의 지체기육위축(肢體肌肉萎縮) 환자에 대하여 경전(經電) 측량을 진행하였는데, 결과는 위축된 지체의 각 경의 경전(經電)이 모두 3μA보다 낮았으며, 건측(健側)의 각 경의 경전(經電)은 모두 30~45μA 사이에 있었다. 이것은 환측(患側)경락의 영양운송 기능이 건측(健側)보다 분명히 약하며, 경락이 기육(肌肉)·근골(筋骨)에 좋은 영양을 운송하지 못한 것이 위증발병(痿症發病)의 주요 원인이라는 것을 설명한다.

5. 병사항어기능(病邪抗御機能)

외사가 안으로 침입하면 먼저 손락(孫絡)·부락(浮絡)을 범하고, 경락 중에서 위기(衛氣)와 사기(邪氣)가 서로 싸우는데 이것이 표증(表證)이

---

1) 經脈者所以行血氣而營陰陽, 濡筋骨, 利關節者也.

된다. 사기(邪氣)가 이기고 정기(正氣)가 패(敗)하면 표에서부터 리로 들어가는데, 순서에 따르면 락맥(絡脈)·경맥(經脈)·장부(臟腑)이고, 차츰차츰 깊이 들어가며, 정기(正氣)는 차례차례로 저항하고 방어한다. 정기가 이기고 사기가 패하면 리에서부터 표로 나와 인체의 건강이 회복된다. 임상에서 침구(鍼灸)·안마(按摩)·중약(中藥) 치료를 응용하여, 경락 자체의 병사(病邪)에 저항하고 방어하는 능력을 분발시키거나 향상시킴으로써 질병을 치유한다. 필자는 임상에서 63례의 신체가 허약하여 풍한(風寒)으로 쉽게 감기가 걸리는 자를 무작위로 조를 나누어 관찰하였다. 실험조 35례에서는 계지·황기·백출·방풍·백지·백작약 각 10g을 이용해 베로 만든 자루에 넣어 달여서 양 발을 씻고 아울러 용천혈구(湧泉穴區)를 15분간 문질렀다. 하루에 1번씩 15일을 하나의 치료 과정으로 삼아 모두 2번의 치료 과정으로 하였다. 대조군 28례에서는 위 처방 전탕(煎湯)을 구복(口服)하여 매번 100㎖를 복용하는데 하루에 2번 복용하고 다른 치료는 하지 않았으며, 15일을 하나의 치료 과정으로 삼아 모두 2번의 치료 과정으로 하였다. 결과는 기간 내의 관찰에서 실험군은 감기에 걸린 사람이 한 명도 없었고, 대조군은 감기에 걸린 사람이 15명이 있었다. 3개월 동안 추적 관찰하였더니, 대조군에서 감기에 걸린 환자의 수는 실험조에서보다 분명하게 높았다. 이것은 실험조에서는 약물이 경락의 기를 직접 분발시켜 경락의 병사(病邪)에 저항하고 방어하는 능력이 이동됨으로써 예방 효과가 대조조보다 우수하다는 것을 설명하고 있는 것이다.

위에서 서술한 것을 종합하면, 경락 계통은 생리상에서 협조통일, 평형조절, 정보전달, 영양운송, 병사항어의 5대 기능을 갖추고 있다는 것이다.

역자 김혜선 / 교정 이진광

원 저 : 중국침구 1995년 2기(95332025)
經絡生理功能初探
주제어 : 경락 생리학 / 경락 생리병리학

체표-내장의 상관성과 경락의 연계에 대한 시론

北京市第六醫院 張軍·李定忠

필자는 무작위로 선발한 55례의 각종 질병 환자에 대하여 체표 천층 감각(통각과 촉각) 검사를 진행하여, 천층 감각에 변화가 있는 자(민감 혹은 둔감)가 47례를 나타내어 85.5%를 차지하였으며, 아울러 아래에 열거된 특징과 규율성이 있음을 밝혀내었다.

1. 특징

(1) 경(經)을 따른 마비 감각 반응 구역으로서 내장병은 그 존재와 변화의 조건을 삼았다. 반응은 통각 변화를 위주로 삼는데, 다시 나누면 통각 과민과 통각 지둔의 두 종류가 된다. 일반적으로 병정(病情)과 서로 관련이 있는데, 즉 병정이 중(重)하면 마비 감각도 중하고, 병정이 경(輕)하다면 마비 감각도 경하다. 예를 들어 병정이 호전(好轉)적이면 마비 감각 구역이 세(細)로 변하고 넓이도 균일하지 않으며 만곡(彎曲)·단열(斷裂) 등을 나타낸다. 그와 반대로 병정이 악화된다면 마비 감각 구역이 넓어지고, 심하면 서로 관련 있는 각 경(經)에까지 모두 나타날 수 있다.

(2) 마비 감각 반응 구역은 일반적으로 발병 초기 혹은 병정 회복기에 통민대(痛敏帶 : 통증이 민감한 구역)를 주요 표현 형식으로 삼거나 마비 통증 상호간의 대상구(帶狀區)를 나타낸다. 병정이 중하거나 질병의 만성기는 마비구역(麻木帶)을 주요 표현 형식으로 삼는다. 뿐만 아

니라 마비(痲痺)와 통민(痛敏)은 일정 조건하에서 서로 변화된다.

(3) 마비 감각 반응 구역에 영향을 미치는 요소

① 마비 감각 반응 구역은 불안정한 상황하에서 흔히, 때로는 통증이 있고 때로는 마비감이 있으며 경계가 분명하지 않은 현상이 있는데, 만약 알콜이나 냉수를 이용해서 닦으면 질병이 있는 구역 위에서 마비 감각 구역이 신속하게 안정될 수 있다.

② 마비 감각 구역은 일반적으로 안정적이지만, 체위(體位)의 변화에 의해 변화될 수 있거나 검사 구역에 의해 증가되거나 넓어질 수 있다.

2. 규율성

(1) 순경(循經)은 내장병 마비 감각 구역의 기본 규율이다.

(2) 많은 종류의 내장병은 모두 경을 따라 마비 감각 반응 구역을 나타낸다.

(3) 마비 감각 반응 구역은 본 경락에 나타나는 것 이외에 표리경(表裏經)·동명경(同名經), 혹은 표리경의 동명경(表裏經的同名經) 및 방광경 등의 부위에서 나타난다. 12경의 마비 감각 반응 구역은 3조로 나눌 수 있는데, 4경이 1조가 되어 서로 영향을 미친다. 병정이 가벼우면 본경(本經) 혹은 표리경(表裏經)에 나타나고, 병정이 위중하면 동명경(同名經) 및 표리경의 동명경(表裏經的同名經)에 동시에 나타날 수 있다.

폐경 ⇔ 대장　　　심경 ⇔ 소장
⇅　　　⇅　　　　　⇅　　　⇅
비경 ⇔ 위경　　　신경 ⇔ 방광

심포 ⇔ 삼초
⇅　　　⇅
간경 ⇔ 담경

3. 간단한 실례(實例) 조사

예1) 이××, 남자, 50세, 1988년 11월 1일~2일 검사.

환자가 발병한 지 2주째, 체온 39℃쯤, 해수, 기침할 때 황색의 냄새나는 담(黃臭痰), 백혈구 3.2×109/L, 흉곽 X레이 사진상 좌측 아래 폐에 2㎜의 큰 원형의 투명한 부분이 있는데 안에는 액면(液面)이 있고 주위에는 염증 반응을 보인다. 좌측 횡격막 부위의 상태가 유착되어 있다. 진단은 좌측하폐농양(左側下肺膿瘍)이었다.

경락검사 : 왼쪽 폐·대장·비·위경에 고르게 마비 감각 반응 구역이 나타나고, 아울러 담경에까지 파급되었다.

오른쪽 폐·대장 및 위경에도 약간의 마비 감각(痲感)의 반응 구역이 있다.

내장병이 치유되면 마비 감각(痲感)의 반응 구역도 소실된다.

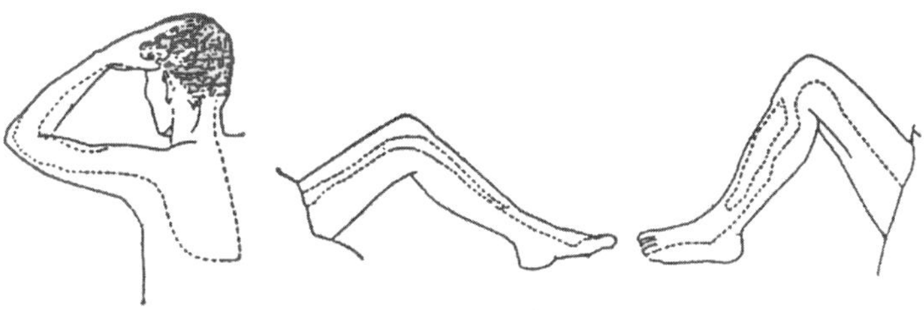

그림1. 이××. 폐농양은 폐경·대장경·비경·위경에 반영된다.(담경의 일부분)

예2) 곽××, 여자, 30세, 1988년 9월 23일, 경락 검사를 병행하였다.

병을 앓은 지 9년째, 항상 심계(心悸)가 있는데, 피로가 쌓이면 더욱 심해진다. 검사를 해보니 심첨(心尖) 부위에서 이완기에는 우뢰소리 같은 잡음이, 수축기에는 바람소리 같은 잡음이 있다는 것이 밝혀졌다.

X-ray 사진상 심장 양측이 확대되어 있고 이 둘 사이에는 변형이 나타났으며, 폐동맥 부위 및 좌심실이 팽창되어 부풀어올라 있었다. 진단상 풍습성(風濕性)심장병이었다. 최근 1년에는 우측 상하지(上下肢)의 마비(痲痺) 현상을 비롯하여, 오른쪽으로 누우면 심황(心慌)·폐기(憋氣)·현훈(頭暈)·핍력(乏力) 증상이 출현했다.

경락검사 : 좌측 심경(心經)에 마비 감각(痲感)의 반응 구역이 나타났고, 우측 심경 및 소장경에도 마비감각의 반응 구역이 생겼다. 우측 신경(腎經)에는 슬관절 이상의 부위에 통증이 민감한 구역이 있고, 슬관절 이하에는 마비 감각의 구역이 나타난다.

검사를 처음 시작할 때는 좌측 상지(上肢) 심경 및 심포경에 각각 1조의 폭 0.5㎜정도 되는 통증이 민감한 구역이 있었는데, 동통이 극렬하였기 때문에 오른쪽 신경으로 바꾸어 검사하였다. 다시 좌측 상지를 검사할 때에는 심경 및 심포경의 통증이 민감했던 구역은 없어졌고, 심경에 1조의 마비 감각의 반응 구역으로 변하였다. 침 치료를 함에 따라 병정이 호전되었고, 마비감각의 반응 구역은 광범위하게 축소되었거나 소실되었다.

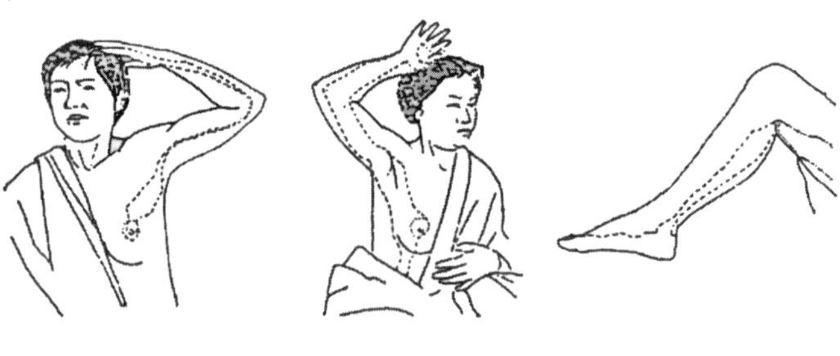

그림2. 곽××. 풍습성심장병은 심경·소장경·신경 및 방광경 일부에 반영된다.

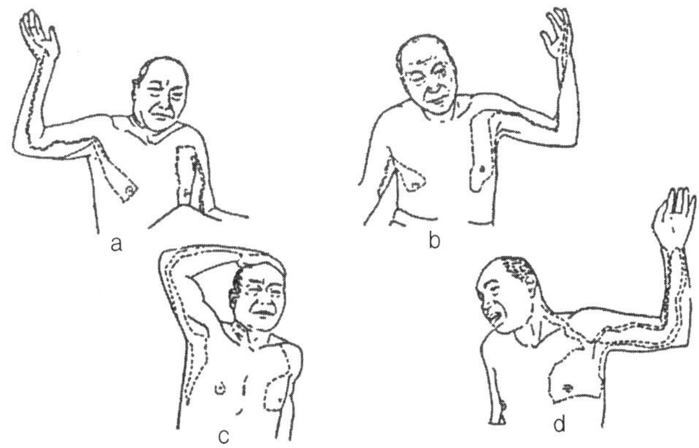

그림3. 장××. 심근경색은 심경에 반영된다. 증상 해소, 마비감 각구역 소실, 병이 심경 및 심포경에 다시 파급됨.

4. 도론

(1) 임상 의의와 응용

① 진단상의 의의

각종 질병은 일정한 정도 상에서 모두 마비감각이나 통민(痛敏)의 형식을 통하여 체표 경락 선상에 반영된다. 일반적으로는 서로 관련 있는 4개의 경락에서 벗어나지 않는데, 곧 본경(本經)·표리경(表裏經)·동명경(同名經)과 표리경의 동명경(表裏經的同名經)이다. 예를 들면, 심장병에서는 먼저 심경·소장경, 나아가서는 신경(腎經)과 방광경에 나타난다. 간혹 표리경(表裏經) 혹은 동명경(同名經)에서 먼저 나타날 수도 있다. 그래서 심경·소장경, 혹은 신경(腎經)에 마비감각이나 통민을 나타낼 때에는, 먼저 심장 질환에 주의하고 그 다음에는 신장 질환에 주의해야 한다. 이렇게 하면 표적이 되는 질병 소재를 탐색할 수 있다.

② 치료상의 응용

㉠ 침첨(鍼尖)을 가볍게 마비 감각 반응 구역의 가장자리 부위에 점자(點刺)하면 검사와 동시에 치료가 된다. 매 한번 점자할 때마다 한번

씩의 자극 신호가 된다. 이렇게 함으로써 치료 목적에 도달하면, 마비 감각이 있는 구역(혹은 痛敏이 있는 구역)이 점점 축소되고 증상도 점점 호전된다.

㉡ 마비 감각이 있는 구역으로부터 경(經)을 따라 압통점을 조사해 가면, 자주 반대측 동명경(同名經)의 합혈(合穴)·극혈(隙穴), 혹은 원혈(原穴)에서 압통점을 찾아낼 수 있으며, 압통점을 자극하면 치료 목적에 도달할 수 있다.

㉢ 병정 관찰 상에서의 응용

일반적으로 말하면 병정이 가중되면 마비 감각 반응 부위가 넓어지거나 비교적 증가되고, 장부병과 서로 관련 있는 경(經)의 선(線)상에서도 마비 감각 구역을 나타낼 수 있다. 반대로 병정이 호전되면 마비 감각 반응 부위도 세(細)·불균(不勻)·만곡(彎曲)·단열(斷裂)·소퇴(消退)되어 간다.

(2) 이론 연구 분야의 의의와 가치

이 항의 연구 결과는, 중의가 이천년 전에 제출한 경락학설이 과학적 근거가 있고, 경락간의 연계는 객관적으로 존재하는 것이며, 경락과 체표 내장과의 상관성은 객관적으로 존재하는 것이라는 점을 증명하고 있다. 따라서 출현한 경락 진단과 경락 치료 또한 객관적인 사실을 근거로 한 것이다.

1883년 서방 학자 Ross, Dana 등이 제출했고, 후에 Head 등이 보충하여 Head의 통민대(痛敏帶)를 형성하였으며, 아울러 Foerster 등이 제작한 외주신경피절(外周神經皮節)과도 일치된다고 인식한다. 근 백년 이래 현대 생리학과 현대 의학 모두 Head씨 대(帶)로써 기준을 삼았으며, 연관되는 통증이 내장 통증의 체표 반영 구역에 속한다고 인식하였고, 아울러 내장병을 진단, 치료하는 근거로 삼았다. 그러나 아직 마비감각구역(麻木區)을 제기하지 못했으며, 체절(體節)의 경락 반영 구역 문제도 아직 제기하지 못했다. 작자는 자기의 연구 자료를 통하여, 서로 다른 인식을 제기했다. 첫번째는 내장병의 체표 반영에서 통민감(痛敏感)이 있을 뿐만 아니라 통각지둔(痛覺遲鈍)이 있거나, 혹은 두 가지가 겸하여 있기도 한다. 서방 학자들은 단지 전자만을 주의하고 후자를 소홀히 여겨 질병의 서로 다른 단계와 전체에 대한 전반적인 이해를 할 수 없었다. 둘째, 경락간의 연계와 제약의 관계를 전반적으로 이해할 수 없어 경락 내부의 대칭 제약의 규율과 교차 대응 제약 규율을 이용한 질병 치료를 진행할 수 없었다. 필자는 70년대 말부터 체표-내장과 경락의 상관성을 발견하여 지금에 이르기까지 근 20년의 역사를 이미 갖고 있으며, 많은 임상 실천으로 이러한 인식들이 정확하다는 것은 이미 증명되었다. 또한 필자는 경(經)을 따른 감각의 전이(感傳)가 명확한 사람(經絡敏感人)의 12경 정혈(井穴) 자극을 통하여 생리적 순경마목대(循經麻木帶)의 형성을 관측했다. 12경은 모두 마비감각 구역〔麻木帶〕을 나타낼 수 있고, 모두 표리경(表裏經), 동명경(同名經) 및 표리경(表裏經)의 동명경(同名經), 그리고 방광경·독맥과 함께 경락환(經絡環)을 형성할 수 있다. 내장병에서 유발되어 나타나는 마비감각〔循經麻木帶〕과 생리적 마비 구역〔生理的 循經麻木帶〕은 기본적으로 일치한다는 것이다. 그러나 신경피절(神經皮節) 분포를 이용한 것은 해석하기가 어렵다.

5. 결어

(1) 내장병 환자의 체표 감각 개변의 성질은, 통증이 민감할 뿐만 아니라 마비 감각이 있으며 경을 따르는 성질(循經性)은 긍정적이고 명확한 것이다.

(2) 내장병에서 유발된 경락 마비 감각 구역은 경락간의 관계를 명확하게 나타낸다. 체표-내장의 경락 연계는 경락 진단을 위한 근거를 제공하였고, Head씨대〔海特氏帶〕에 비하여 완전한 것이다.

(3) 내장병의 경을 따른 마비감각구역〔循經麻木帶〕 상의 압통점은 가장 좋은 치료점이고, 경혈 치료를 위한 선택을 제공하였으며, Head씨

대(帶)에 비하여 더욱 계통적인 것이다.

(4) 내장병의 경을 따른 마비감각구역〔循經麻木帶〕의 발현은 Head씨 대(帶)를 수정하고 풍부하게 하였으며, 이론상 신경절단론(神經節段論)을 초월한 경락과 체표 내장 상관론의 내용을 제기하였다.

역자 김혜선 / 교정 이진광

원 저 : 중국침구 1995년 2기(95332027)
論體表-內臟相關性與經絡的聯系

요 점 : 본문은 47가지 각 계통 질병의 체표 감각 검사 중에서, 체표 천층의 감각 변화를 나타내는 성질로써 감각지둔(麻木)을 주로 삼고 통민반응(痛敏反應)을 그 다음으로 한다. 내장병은 체표에 반영된 부위에서 경(經)을 따른 "경락환(經絡環)"을 주로 삼고 부분(局部)을 그 다음으로 한다. 이러한 발견은 서방 학자 Head씨가 통민대(痛敏帶 : 통증이 민감한 구역) 관점과 신경피절(神經皮節) 반영의 논점이 서로 다르다고 인식한 데 말미암는다. 작자는 또 내장병은 체표에 반영된다는 규율성을 통하여, 경락진단(經絡診斷)과 내병외치(內病外治)를 위한 이론 근거를 제공하였다.

주제어 : 경락 / 생리학 / 체표와 내장상관(體表和內臟相關)

경락 계통과 침치료 원리에 대한 재인식

山西省運城地區頭鍼研究所 焦順發

침자(鍼刺)를 이용하여 질병(疾病)을 치료하는 방법은 중국 의가들이 아주 오래 전에 발명한 것인데, 이에 아울러 인체의 경락 계통을 발견하였다. 일찍이 춘추 전국 시대에 침치료의 방법은 이미 보편적으로 사용되었을 뿐만 아니라 상당한 수준까지 발전하여 중국 의료 보건의 중요한 방법 중 하나가 되었다. 당시에는 학술 사상이 대단히 활발하였다. 의가들은 해부·병증·기능 등을 통해 경락과 침치료 원리에 대해 연구하여 풍부한 성과를 거두어 『황제『내경』(黃帝內經)』 등 매우 가치 있는 저작을 출현시켰다. 수천 년의 오랜 세월을 거치면서도 침치료는 여전히 사라지지 않고 흥성하는 좋은 방법으로서 세계의 많은 나라에 전파되었다.

그러나 침치료의 원리면에 있어서, 특히 경락(經絡)의 실질적 인식에 대해서는 이론이 분분하여 확실한 결론이 없다. 요즘 경락의 인식에 대해서 침구학계에는 두 가지의 주요 관점이 있다. 하나는 현재 사용하는 침구경락혈위괘도(鍼灸經絡穴位掛圖) 중의 선(線)은 경락의 체표(體表)에 있어서의 선으로서 신경 혈관과 구별되는 독립된 계통이라는 인식이다. 이 논점은 그저 학설일 뿐 아직 뒷받침할 논거가 부족하다. 다른 하나의 관점은 상술한 논점에 의거하여 소위(所謂) 십사경락(十四經絡)의 범위 내에서 현대 과학 기술 지식과 방법을 응용하는 것으로서 수십년 동안 깊고 자세한 연구를 하여 경락의 실질을 찾고 전자현미경을 이용한 50만 배 관찰까지 포괄 운용하는데, 아직 그 물질 구조를 찾아내지는 못했다. 그들은 이에 의거하여 경락은 옛사람들이 제기한 하나의 가설이고 인체에 있어서는 근본적으로 존재하지 않는다고 발표하였다.

경락은 중국 고대인이 발견한 것인데, 경락 계통의 실질을 밝히려면 먼저 옛사람들이 경락에 대해 어떻게 묘사하고 있는 지부터 명확하게 해야 한다. 『황제『내경』(黃帝內經)』은 어느 정도의 의학과 철학이 서로 결합된 거작(巨作)으로서 당시의 조건 하에서 침치료 및 경락 계통에 대해 정밀한 논술이 있는데, 이와 같이 찬란한 성과는 충분히 높이 평가할 만 하다. 이제 4대 경전 의서의 경락 계통과 침치료 방법에 대한 주요 내용을 아홉 가지로 나누어 간략히 서술하면 아래와 같다.

1. 추공(椎空) 속의 척수(脊髓)는 경락 계통의 중요 부분이다

(1) 추골(椎骨), 추공(椎空) 속의 척수(脊髓)에 대한 경전 의서 중의 기재

『영추(靈樞)·골도(骨度)』에서 "후발제(後髮際) 아래로 대추(大椎)에 이르기까지의 길이가 2촌(寸) 반이고, 첫번째 흉추(胸椎) 이하 꼬리뼈(coccyx)까지 21개 척추가 3척(尺)인데, 윗쪽에 있는 척추의 길이가 1촌(寸) 4푼(分) 1리(釐)이고, 이 밖에 남거나 모자라는 나머지 분수는 7추(椎) 이하에 있는 각 척추의 평균 계산에 따라 윗쪽의 7개 척추는 첫번째 흉추로부터 모두 9촌(寸) 8푼(分) 7리(釐)의 길이가 된다. 이것은 일반인의 골절 길이이며 경맥의 길이를 정하는 근거가 된다"[1]라고 하였는데, 이 문장에서 말하고 있는 상절(上節)·배골(背骨)·여골(膂骨)·미저골(尾骶骨)은 곧 척추(脊椎)를 가리킨다.

『소문(素問)·골공론(骨空論)』에서는 "척주(脊柱)의 윗쪽 구멍은 풍부(風府)의 위에 있다"[2], "척주(脊柱)의 아랫쪽 구멍은 꽁무니뼈(coccyx)

---

1) 項髮以下至背骨長二寸半, 膂骨以下至尾骶二十一節三尺, 上節長一寸四分, 分之一奇分在下, 故上七節至于膂骨九寸八分分之七, 此衆人骨之度也. 所以立經脈之長短也.

2) 脊骨上空在風府上.

의 아랫쪽 구멍에 있다"3)라고 하여 척골의 윗구멍과 아랫구멍의 위치를 말했다. 이것은 옛사람들이 이미 분명하게 척골 상공과 하공의 사이가 추공(椎空)이라는 것을 알고 있었음을 말한다.

또 『소문(素問)·골공론(骨空論)』에서 "수공은 뇌 뒤쪽의 세 곳에 나누어져 두개골 끝의 예골 하부에 있는데, 하나는 고골 하부의 구멍속에 있다"4)라고 했는데, 이 글 중의 '수공(髓空)'은 추공(椎空) 속의 '척수(脊髓)'가 차지하는 공간을 가리킨다. 또 '수공(髓空)'은 추공(椎空) 속의 '척수(脊髓)'가 뇌(腦)와 왕래하고 통하는 공간이라고 말할 수도 있다. 머리뼈의 가장자리 예골(銳骨)의 하공(下空), 풍부(風府) 윗쪽의 척골상공(脊骨上空)은 추공(椎空) 속의 '척수(脊髓)'가 뇌(腦)와 통하는 공간이므로 줄여서 '수공(髓空)'이라고 부른다.

그리고 『영추(靈樞)·해론(海論)』에서는 "뇌(腦)는 수액(髓液)으로 차 있는 곳이다"5)라고 했는데, 뇌(腦)로 들어가는 수공(髓空)이 머리뼈의 가장자리 예골(銳骨)의 아래에 있어서 척골상공(脊骨上空)과 연결되고 뇌(腦)는 또 추공(椎空) 속의 수액(髓液)과 척골상공(脊骨上空)에서 연결되므로 "뇌(腦)는 수액(髓液)으로 차 있는 곳이다"는 뇌(腦)가 추공(椎空) 속의 수액(髓液)이 많이 들어 있는 곳이라는 뜻이다.

(2) 추공(椎空) 속의 뇌(髓)와 『난경(難經)』 중의 독맥(督脈)

『난경(難經)·이십팔난(二十八難)』에서는 "독맥(督脈)은 아랫쪽 끝에서 일어나 척추(脊椎) 속을 따라 위로 풍부(風府)에 이르고 뇌(腦)로 들어가서 속한다"6)라고 했는데, 여기의 하극지수(下極之兪)는 장강혈(長强穴)을 가리키는 것으로 곧 척골하공(脊骨下空)이다. "척추 속을 따라"는 척추 속에 있다는 것이다. "위로 풍부에 이르고"는 추공(椎空) 속에서 위로 올라가 풍부혈(風府穴 : 脊骨上空)에 이르는 것이다. "뇌에 들어가서 속한다"는 척골상공(脊骨上空)인데 뇌(腦)의 가장자리 예

3) 脊骨下空在尻骨下空.
4) 髓空在腦後三分, 在顱際銳骨之下. 一在脊骨上空, 在風府上.
5) 腦爲髓之海.
6) 然, 督脈者, 起于下極之兪, 并于脊裏, 上至風府, 入屬于腦.

골(鍛骨)의 아래로 들어가는 수공(髓空)으로 위로 올라가 뇌(腦)와 연결된다. 위에서 말한 인용문의 뜻은 『난경(難經)·이십팔난(二十八難)』에서 말하는 독맥(督脈)이 추공(椎空) 속의 척수(脊髓)라는 것을 대단히 명쾌하게 나타내고 있다.

(3) 추공(椎空) 속의 수액(髓液)의 병증

『소문(素問)·자금론(刺禁論)』에서는 "척추 사이의 척수를 찌르면 곱사등이가 된다"[7]라고 했는데, 침을 가지고 극돌기 사이를 찌를 때 너무 깊이 찔러서 추공(椎空) 속의 '척수(脊髓)'를 찌르면 하지(下肢) 혹은 사지(四肢)가 위축되는 탄탄(癱瘓)을 초래한다는 것을 가리킨다.

『소문(素問)·골공론(骨空論)』에서는 "독맥(督脈)에 병이 생기면 등이 뻣뻣하고 반대로 휜다"[8]라고 했고, 『난경(難經)·이십구난(二十九難)』에서는 "독맥(督脈)에 병이 생기면 등이 뻗뻗하면서 정신을 잃고 쓰러진다"[9]라고 했는데, 추공(椎空) 속의 척수(脊髓)의 병증(病症)은 척골강직(脊骨强直), 각궁반장(角弓反張)을 초래하며 혼궐(昏厥)을 일으킬 수 있음을 가리키고 있다.

(4) 추공(椎空) 속의 척수(脊髓)의 병에 대한 치료

『소문(素問)·골공론(骨空論)』에서 "영맥(營脈)에 병이 생기면 영맥을 다스리고, 골을 다스린다. ……"[10]라고 했는데, 이 글의 뜻은 독맥(督脈)에 병이 생기면 독맥(督脈)에서 치료를 해야 하는데 반드시 골상(骨上)에서 치료를 해야 한다는 것으로, 치료 중에 추공(椎空) 속에 침을 찔러 독맥(督脈)에 손상을 일으켜서는 절대로 안 된다는 것을 강조하고 있다.

(5) 추공(椎空) 속의 척수(脊髓)와 등의 안쪽 경락(經絡)의 바다

『갑을경(甲乙經)·기경팔맥(奇經八脈)』에서 "충맥(衝脈)과 임맥(任脈)

7) 刺脊間中髓爲傴.
8) 督脈爲病, 脊强反折.
9) 督脈爲病, 脊强而厥.
10) 督脈生病治督脈, 治在骨上. ……

은 모두 포중(胞中)에서 시작하여 위로 척추의 안쪽으로 올라가서 경락의 바다가 되며 밖으로 나와 있는 것은 배를 따라 위로 올라가서 인후(咽喉)에서 만난다"[11]라고 했는데, 여기에서 "충맥(衝脈)과 임맥(任脈)은 모두 포중(胞中)에서 시작하여"라고 한 것은 곧 모두 자궁(子宮)·방광(膀胱) 등의 부위에서 시작한다는 것을 가리킨다. "경락의 바다가 되며"라는 것은 곧 추공(椎空) 속에서 척수(脊髓)와 만나 경락의 바다를 형성한다는 것이다.

(6) 추공(椎空) 속의 척수(脊髓)와 '추(樞)'

『갑을경(甲乙經)·권삼(卷三)』에서는 "현추는 13추 아래에 있다"[12]라고 했는데, 이 글 중의 현추(懸樞)는 비록 혈위(穴位)의 명칭이기도 하지만 사실 그 속에 담긴 뜻은 매달린 '추(樞)'이다. "13추 아래에 있다"라는 것은 대추혈(大椎穴)에서 아래로 내려가 열 세번째의 척추(脊椎) 아래라는 뜻이다. 개괄해서 말하면 십삼추(十三椎)의 아래에 매달린 '추(樞)'라는 뜻이다.

상술한 자료로 중국 의가들은 춘추 전국 시대 이전에 인체의 척골(脊骨)·추공(椎空)을 발견했으며, 아울러 추공(椎空)의 속이 '수액(髓液)'이라는 것을 발견했고, 추공(椎空) 속의 척수(脊髓)는 윗쪽 끝이 척골상공(脊骨上空)에 있는데 머리뼈의 가장자리 예골(銳骨)의 아래로 들어가는 '수공(髓空)'은 뇌(腦)와 연결되어 있고, 아랫쪽 끝이 열세번째 척추 아래에 매달려 있다는 것도 분명하게 인식하고 있었음을 알 수 있다. 아울러 그 기능, 위치 및 특수 작용에 근거하여 추공(椎空) 속의 수(髓)를 '경락지해(經絡之海)'·'추(樞)'·'독맥(督脈)'으로 나누어 명명했고, 또 특별히 추공(椎空) 속의 척수(脊髓)의 병증은 척골강직(脊骨强直), 혼궐(昏厥) 혹은 위축되는 탄탄(癱瘓)이 되며 추공(椎空) 속의 '수(髓)'(督脈)의 병증은 다만 추골(椎骨) 위에서만 치료할 수 있고 절대로 추공(椎空) 속까지 침을 찔러 '척수(脊髓)'에 손상을 초래해서는 안 된

11) 衝脈任脈皆起于胞中, 上循脊裏, 爲經絡之海. 其浮而外者, 循腹上行, 會于咽喉.
12) 懸樞在十三椎下間.

다는 것을 강조했다. 옛사람들은 이미 추공(椎空) 속의 '수(髓)'가 경락 계통의 중요한 부분임을 확실히 알고 있었다는 것을 나타낸다.

2. 뇌(腦)는 수(髓)의 바다이고 경락의 총독(總督)이다

『영추(靈樞)·해론(海論)』에서는 "뇌위수지해(腦爲髓之海)"라고 했는데, 본문 중의 "뇌위수지해"는 뇌(腦)가 추공(椎空) 속에 있는 수(髓)의 바다라는 것을 가리킨다. 뇌(腦)로 들어가는 수공(髓空)이 머리뼈의 가장자리 예골(銳骨)의 아래에 있어 척골상공(脊骨上空)과 서로 연결되고, 뇌(腦)는 또 추공(椎空) 속의 수(髓)와 척골상공(脊骨上空)에서 서로 만나므로 "뇌위수지해"라는 것은 뇌(腦)가 추공(椎空) 속에 있는 수(髓)의 바다라는 뜻이다. 추공(椎空) 속의 수(髓)는 경락의 바다이고 뇌(腦)는 또 추공(椎空) 속의 바다이므로 "뇌(腦)는 당연히 경락(經絡)의 대해(大海)이다"라고 말할 수 있다. 추공(椎空) 속의 수(髓)는 경락(經絡)의 독맥(督脈)이고, 독맥(督脈)은 풍부혈(風府穴) 부위에서 또 뇌(腦)로 들어가 속하므로 "뇌(腦)는 당연히 경락(經絡)의 총독(總督)이다"라고 말할 수 있다.

이미 뇌(腦)는 경락(經絡)의 대해(大海), 경락(經絡)의 총독(總督)으로서 뇌(腦)는 경락 계통 중에서 매우 중요한 위치를 차지한다.

3. 충맥(衝脈)·임맥(任脈)은 오장육부(五臟六腑)를 지배하는 경락(經絡)이다

인체의 대부분의 경락(經絡)은 모두 장부(臟腑)와 관계가 있다. 『영추(靈樞)·해론(海論)』에는 "무릇 12경맥은 안으로는 장부에 속하고, 밖으로는 지절에 락(絡)한다"[13]는 언급이 있는데, 곧 이에 대한 증거가 된다. 근대와 현대의 침구학 저서 중에서는 오장육부(五臟六腑)를 전문적으로 지배하는 경락에 대한 언급이 없다. 필자는 4대 경전 의서에서 충맥(衝脈)과 임맥(任脈)에 대해 서술한 원문을 연구, 정리한 뒤에 충

---

13) 夫十二經脈者, 內屬于臟腑, 外絡于肢節.

맥(衝脈), 임맥(任脈)은 주요 부분이 흉복강(胸腹腔)의 내부에 위치하며, 또 오장육부(五臟六腑)를 지배한다는 것을 발견하였다.

(1) 경전의서(經典醫書) 중의 충맥(衝脈)에 대한 기재

『영추(靈樞)·역순비수(逆順肥瘦)』에서 "충맥(衝脈)은 오장육부(五臟六腑)의 바다이다. 위로 올라가는 것은 항상(頏顙)으로 나온다. 아래로 내려가는 것은 소음(少陰)의 대락(大絡)으로 흘러가서 기가(氣街)로 나와 사타구니 안쪽을 따라 오금으로 들어가고 정강이뼈의 안쪽으로 가서 아래로 안쪽 복숭아뼈의 뒤쪽에 이르러 갈라진다. 아래로 내려가는 것은 소음(少陰)의 락맥(絡脈)을 따라간다. 앞으로 가는 것은 속으로 가다가 발등으로 나오고 발등을 따라 내려가다가 엄지발가락으로 들어가는데 모든 락맥(絡脈)으로 흘러 들어가서 기육(肌肉)에 영양을 공급한다"[14]고 했다.

『영추(靈樞)·동수(動輸)』에서는 "충맥(衝脈)은 십이경맥(十二經脈)의 바다이다. ……"[15]라고 했고, 『영추(靈樞)·해론(海論)』에서는 "충맥(衝脈)은 십이경맥(十二經脈)의 바다이다. 그 상태가 나타나는 것은 위로 대저(大杼)에 있고 아래로 상거허(上巨虛)·하거허(下巨虛)로 나온다"[16]고 했으며, 『영추(靈樞)·위론(痿論)』에서는 "충맥(衝脈)은 경맥(經脈)의 바다이다. 계곡에 흘러들어가서 관개(灌漑)하는 것을 주관하고 종근(宗筋)에서 음양(陰陽)과 합한다. 음양(陰陽)은 종근(宗筋)이 모인 것을 총괄하고 기가(氣街)에서 만나는데 음양(陰陽)이 모든 것을 길러주고, 모든 것은 대맥(帶脈)에 속하고 독맥(督脈)에 락(絡)한다"[17]고 했고, 『난경(難經)·이십팔난(二十八難)』에서는 "충맥(衝脈)은 기충(氣沖)에서 시작한다. 족양명위경(足陽明胃經)을 따라서 배꼽을 끼고 위

---

14) 衝脈者, 五臟六腑之海也. 其上者, 出于頏顙. 其下者, 注少陰之大絡, 出于氣街, 循陰股內廉入膕中, 伏行骭骨內, 下至內踝之後屬而別. 其下者, 幷于少陰之絡, 其前者, 伏行出跗屬, 下循跗入大指間, 滲諸絡而溫肌肉.

15) 衝脈者, 十二經之海也. ……

16) 衝脈者, 爲十二經之海, 其輸上在于大杼, 下出于巨虛之上下廉.

17) 衝脈者, 經脈之海也. 主滲灌溪谷, 如陰陽合于宗筋, 陰陽揔宗筋之會, 會于氣街, 而陰陽爲之長, 皆屬于帶脈, 而絡于督脈.

로 올라가 가슴에 이르러서 흩어진다"18)라고 했는데, 『갑을경(甲乙經)·기경팔맥(奇經八脈)』에 기재된 것은 이것과 같다.

(2) 경전의서(經典醫書) 중의 임맥(任脈)에 대한 기재

『소문(素問)·골공론(骨空論)』에서는 "임맥(任脈)은 중극(中極)의 아래에서 일어나 모제(毛際)로 올라가고 뱃속을 따라 관원(關元)으로 올라가서 인후(咽喉)에 이르고 턱으로 올라가 얼굴을 따라서 눈으로 들어간다"19)라고 했는데, 『난경(難經)』과 『갑을경(甲乙經)』의 기재도 기본적으로 이것과 같다.

『영추(靈樞)·오음오미(五音五味)』에서는 "충맥(衝脈)·임맥(任脈)은 모두 포중(胞中)에서 시작하여 위로 등의 안쪽을 따라가는데 경락(經絡)의 바다가 되며, 밖으로 나와 있는 것은 배를 따라 위로 올라가서 인후(咽喉)에서 모이고 갈라져 입술에 락(絡)한다"20)라고 했는데, 『갑을경(甲乙經)』의 기재도 이것과 같다.

경전의서(經典醫書) 11곳의 충맥(衝脈)·임맥(任脈)과 관련된 언급으로부터 당시 충맥(衝脈)과 임맥(任脈)에 대해 많은 학파가 연구를 했고, 또 의견이 매우 다양했다는 것을 알 수 있다. 『황제『내경』(黃帝內經)』 중의 충맥(衝脈)과 임맥(任脈)에 대한 기재에서는 단지 흉복부(胸腹部) 내(內)에만 있는 경우도 있고 흉복부(胸腹部) 내외(內外)에 모두 있는 경우도 있다. 『난경(難經)』 중의 충맥(衝脈)과 임맥(任脈)의 기재에 이르기까지 한 구절씩 골라 보자면,

- "임맥(任脈)은 중극(中極)의 아래에서 일어나 생식기 외부의 털이 있는 곳으로 올라가서 뱃속을 따라 관원(關元)으로 올라가고 인후(咽喉)에 이른다."21)

- "충맥(衝脈)은 기충(氣冲)에서 일어나서 족양명위경(足陽明胃經)을

18) 衝脈者, 起于氣冲, 并足陽明之經, 夾臍上行, 至胸中而散也.

19) 任脈者, 起于中極之下, 以上毛際, 循腹裏, 上關元, 至咽喉, 上頤循面入目.

20) 衝脈任脈皆起于胞中, 上循背裏, 爲經絡之海, 其浮而外者, 循腹上行, 會于咽喉, 別而絡脣口.

21) 任脈者, 起于中極之下, 以上毛際, 循腹裏, 上關元, 至咽喉.

따라 배꼽을 끼고 위로 올라가 가슴에 이르러 흩어진다."22)

『갑을경(甲乙經)』에 이르러서는 「기경팔맥(奇經八脈)」 중에서 "충맥(衝脈)과 임맥(任脈)은 모두 포중(胞中)에서 일어나 위로 척추의 속으로 따라 올라가 경락(經絡)의 바다가 된다. 밖으로 나온 것은 배를 따라 위로 올라가고 인후(咽喉)에서 만나는데 갈라져 입술에 락(絡)한다"23)라고 기재되어 있는데, 특히 『영추(靈樞)·오음오미(五音五味)』의 '배리(背裏)'를 '척리(脊裏)'라고 고쳤다.

'배리(背裏)'를 '척리(脊裏)'라고 고친 것에 대해서, 현대의 침구학(鍼灸學) 서적 중에서는 척(脊)이 배(背)의 오자(誤字)라고 해석하고 있다. 필자는 이 해석이 알맞지 않다고 생각한다. 당시 옛사람들은 배골이 척골의 일부분을 가리킨다는 것을 알고 있었으므로(『靈樞·骨度』의 "목 뒤의 후발제에서 적골까지의 길이는 2.5치이다."24)) 『영추(靈樞)·오음오미(五音五味)』에서 말한 "상순배리(上循背裏)"는 척배(脊背)의 배(背)를 가리키는 것이 아니라 배골(背骨)의 속일 수도 있다. 『갑을경(甲乙經)』에 대해서 필자는 후학들이 더욱 분명하게 『영추(靈樞)·오음오미(五音五味)』에 나오는 "상순배리"의 진정한 뜻을 이해하도록 하기 위해 특별히 "상순척리(上循脊裏)"라고 고쳤다. 이렇게 하나의 글자를 고치는 것은 경락 계통에 대한 인식의 심화이다.

충맥(衝脈)·임맥(任脈)은 모두 포중(胞中)에서 시작하는 것으로, 곧 충맥·임맥은 모두 자궁(子宮)·방광(膀胱) 등의 부위에서 시작하는 것이다. 소위 위로 배리(背裏)를 따라 가는 것이 경락(經絡)의 바다가 된다는 것은 자궁·방광 등의 부위에서 시작하여 추공(椎空) 속을 따라 올라가서 척수(脊髓)와 만나고 경락(經絡)의 바다를 형성하는 것이다. 그 밖으로 나간 것이 배를 따라 위로 올라간다는 것은 척추의 안쪽을 따라 위로 올라가는 것과 상대가 된다는 것을 가리켜 말한 것이다. 그것이 복강 내의 자궁·방광 등의 부위에서 시작하므로 밖으로 나간 것은

---

22) 衝脈者, 起于氣冲(街), 并足陽明之經, 夾臍上行, 至胸中而散也.

23) 衝脈任脈皆起于胞中, 上循脊裏, 爲經絡之海. 其浮而外者, 循腹上行, 會于咽喉, 別而絡脣口.

24) 項髮以下至背骨長二寸半.

척리(脊裏)의 바깥, 복강의 안쪽에서 시작하는 경락(經絡)을 가리킨다. 인후(咽喉)에서 만난다는 것은 복강(腹腔)의 안쪽에서 인후(咽喉)에 이른다는 것을 가리킨다. 갈라져 입술에 락(絡)한다는 것은 충맥(衝脈)의 갈래가 충맥(衝脈) 자체는 아니라는 것을 가리킨다.

이상 각 편의 충맥(衝脈)·임맥(任脈)에 대한 언급으로부터 충맥·임맥의 주요 부분은 복강(腹腔)·흉강(胸腔) 내에 위치한다는 것을 알 수 있다. 충맥은 그저 "오장육부의 바다"만 되는 것이 아니라 또 오장육부를 지배한다. 『영추(靈樞)·역순비수(逆順肥瘦)』에서 "오장육부는 모두 (충맥으로부터) 받는다"[25]라고 한 것은 이러한 것에 대한 증거이다. 품(稟)이라는 것은 '보고한다, 받아들인다'는 뜻이므로 오장육부는 모두 충맥의 지도를 받는 것이며, 당연히 충맥은 오장육부를 지배하는 것이다.

4. 장부(臟腑), 신체(身體)의 경락은 추공(椎空) 속의 척수(脊髓)와 만난다

경전의서(經典醫書) 중에는 장부(臟腑), 신체(身體)의 경락과 추공(椎空) 속의 척수(脊髓)와의 관계에 대한 기재가 많이 있다.

(1) 장부경락(臟腑經絡)과 추공(椎空) 속의 척수(脊髓)

『영추(靈樞)·오음오미(五音五味)』에서 "충맥(衝脈)·임맥(任脈)은 모두 포중(胞中)에서 일어나 위로 등의 안쪽을 따라가는데 경락(經絡)의 바다가 된다. ……"[26]라고 했는데, "상순배리(上循背裏)"는 곧 "상순척리(上循脊裏)"이다. 『갑을경(甲乙經)』에서는 특히 '배리(背裏)'를 '척리(脊裏)'라고 고쳤다. 옛사람들은 장부(臟腑)를 지배하는 경락이 "위로 척추의 안쪽을 따라 올라가서" 척수(脊髓)와 만나 "경락(經絡)의 바다"를 형성한다는 것을 알고 있었음을 설명해 준다.

(2) 신체경락(身體經絡)과 추공(椎空) 속의 척수(脊髓)

경맥은 추공(椎空) 속의 척수(脊髓)와 만나는데 『영추(靈樞)·경맥(經

25) 五臟六腑皆稟焉.

26) 衝脈, 任脈皆起于胞中, 上循背裏, 爲經絡之海. ……

脈)』에서 말하고 있는 십이경맥(十二經脈)은 모두 하나의 장(臟)과 부(腑)에 속(屬)하고 락(絡)한다. 다만 관련된 서술을 자세히 읽어보면 추공 속의 척수에서 만나는 것과 관계가 있음을 발견하게 될 것이다. 예를 들면 수양명대장경(手陽明大腸經)은 "위로 올라가서 척추의 윗쪽으로 나오는데" 곧 대추(大椎) 부위의 추공(椎空) 속에서 서로 만난다는 뜻이다. 이 경맥은 추공(椎空) 속에서 척수(脊髓)와 만난 뒤에 다시 폐(肺)·대장(大腸)에 속락(屬絡)한다. 족태양방광경(足太陽膀胱經)은 "척추를 끼고 허리 속에 이르러 척추 옆의 살을 따라 신(腎)에 속(屬)하고 방광(膀胱)에 락(絡)하는데" 곧 허리 부위에서 추공(椎空) 속을 따라 척수(脊髓)와 만난 뒤에 신(腎)에 속(屬)하고 방광(膀胱)에 락(絡)하는 것이다. 족소음신경(足少陰腎經)은 "넓적다리 안쪽의 뒤로 올라가 척추를 뚫고 신(腎)에 속(屬)하고 방광(膀胱)에 락(絡)하는데" 곧 넓적다리 안쪽의 뒤를 따라 위로 올라가서 허리 부위에서 추공(椎空) 속의 척수(脊髓)와 만나 신(腎)에 속(屬)하고 방광(膀胱)에 락(絡)하는 것이다.

상술한 자료들은 옛사람들이 이미 상지(上肢)의 경맥은 대추(大椎) 부위의 추공(椎空) 속에서 척수(脊髓)와 만난 뒤 흉부(胸部)의 내장(內臟)과 서로 속락(屬絡)하고, 하지(下肢)의 경맥은 허리 부위의 추공(椎空) 속에서 척수(脊髓)와 만난 뒤 복부(腹部)의 내장(內臟)과 서로 속락(屬絡)한다는 것을 알고 있었음을 설명해 준다.

5. 경락은 생사를 결정짓고, 모든 질병을 처리하고, 허실(虛實)을 조절하며, 만물을 볼 수 있고, 흑백을 구별하며, 장단을 살필 수 있다

옛사람들은 이미 경락의 기능이 복잡하고도 중요하다는 것을 분명히 알고 있었는데, 경전의서(經典醫書) 중에 기재된 것 또한 비교적 많다. 『영추(靈樞)·경맥(經脈)』에서는 "경락(經絡)은 죽고 사는 것을 결정짓고, 모든 병을 처리하고, 허실(虛實)을 조절하므로 통하지 않으면 안된다"[27]라고 했다.

죽고 사는 것을 결정짓는다는 것은 경맥 계통의 가장 중요한 기능으로 경맥계통의 중요하고도 복잡한 기능에 대한 고도의 개괄이다. 모든 질병을 처리한다는 것은 경락 계통이 건강할 때는 병사(病邪)를 방어하고 인체의 건강을 지켜준다는 것을 가리킨다. 이 계통에 손상이 있거나 건강하지 못할 때는 인체에는 여러 가지 질병이 발생할 수 있다. 허실(虛實)을 조절한다는 것은 인체의 허(虛)와 실(實)을 가리킨다. 허(虛)는 부족(不足)을 가리키고 실(實)은 유여(有餘)를 가리킨다. 허실(虛實)을 조절한다는 것은 인체의 부족(不足)과 유여(有餘)를 조절하는 것으로, 침치료는 허실(虛實)을 조절하여 인체가 상대적 평형 상태에 있도록 만드는 것이다. 허실(虛實)을 조절한다는 말은 경락 계통이 인체의 가장 중요한 조절 계통이라는 것을 충분히 긍정하는 것이다. 통하지 않으면 안 된다는 말은 비록 구체적인 기능은 아니지만 매우 중요하다. 이 말은 경맥 계통의 중요하고도 복잡한 기능은 막힘 없이 잘 통해야 완전할 수 있는데, 만약 경맥 계통의 어느 부위가 통하지 못하게 되면 곧바로 경락 계통의 기능은 파괴된다는 것을 깊이 있게 서술한 것이므로 또한 인체에 확실히 존재하고 있는 경락 계통을 설명하는 것이다.

이밖에 뇌(腦)는 경락의 우두머리이고 뇌(腦)의 기능 또한 마땅히 경맥 계통의 기능이라는 것을 이미 알고 있었다. 『소문(素問)·맥요정미론(脈要精微論)』에서는 "정명(精明)이라는 것은 만물(萬物)을 보고 흑백(黑白)을 분별하고 장단(長短)을 살피는 것이다"[28]라고 했고, 또 "머리는 정명(精明)의 부(府)이다"[29]라고 했다. 확실히 말하면 뇌(腦)가 정명(精明)의 부가 되어야 한다. 두부(頭部)의 두피(頭皮)·뇌골(腦骨)·뇌막(腦膜) 등의 조직은 모두 만물(萬物)을 보고, 흑백(黑白)을 분별하고, 장단(長短)을 살필 수 있는데, 이러한 기능은 뇌(腦)에 있는 것이다.

경맥이 생사(生死)를 결정하고, 모든 질병을 처리하고, 허실(虛實)을

---

27) 經脈者, 所以能決死生, 處百病, 調虛實, 不可不通.
28) 夫精明者, 所以視萬物, 別黑白, 審長短.
29) 頭者精明之府. ……

조절한다는 것은 추공(椎空) 속의 척수(脊髓)와 뇌(腦)의 중요한 작용인데, 특히 뇌(腦)의 결정적인 작용이다.

6. 경맥의 주요 병증은 동통(疼痛), 통궐(痛厥), 종궐(腫厥), 불용(不用), 위궐(痿厥), 불인(不仁) 등이다

경맥의 병증은 복잡한데『영추(靈樞)·경맥(經脈)』에서는 일일이 십이경맥(十二經脈)의 각종 병증에 대한 예를 들었다. 전편(全篇)을 읽어보면 신체경맥(身體經脈)의 손상은 주로 경락이 지나는 부위에 동통(疼痛)·통궐(痛厥)·종궐(腫厥)·불용(不用)·위궐(痿厥)·불인(不仁) 등의 증후가 나타나는 것인데, 신체경락(身體經絡)과 동통(疼痛)·불인(不仁)·불용(不用) 등 증후의 관계가 밀접하다는 것을 설명한다.

7. 신체경락(身體經絡)의 침자(鍼刺)로 병증을 치료한다

침치료는 경락에 침자(鍼刺)한 뒤에 치료의 목적에 도달하는 것이다. 경전의서(經典醫書) 중의 매우 많은 서술은 모두 침자(鍼刺)의 구체적인 요건을 설명하고 있다.

① 침자(鍼刺)는 득기(得氣)를 요구한다.『영추(靈樞)·구침십이원(九鍼十二原)』에서는 "침을 찔렀는데도 득기(得氣)가 안 되면 횟수에 구애되지 말고 다시 찌르고, 찔러서 득기(得氣)가 되면 곧 침을 빼고 다시 찌르지 않는다"[30]라고 했는데, 본문의 뜻은 자침(刺鍼)시에 득기(得氣)가 안 되면 원칙대로 하지 말고, 마땅히 계속해서 침자(鍼刺)해야 하고 득기(得氣)하도록 해야 하며, 득기(得氣) 후에는 침을 빼고 다시 계속해서 침을 찌르지 않는다는 것이다. 침자(鍼刺)는 반드시 득기(得氣)를 해야 한다는 것을 설명하는 것이다. '득기(得氣)'는 침을 찔렀을 때 경락(經絡)에 맞았다는 구체적인 표현이다. 그러므로 "찔러서 경락(經絡)에 맞는 것은 득기(得氣)의 증거이다"라고 말한다.

② '득기(得氣)' 후에는 치료 효과가 좋다.『영추(靈樞)·구침십이원(九

30) 刺之而氣不至, 無問其數, 刺之而氣至, 乃去之, 勿復鍼.

鍼十二原)』에서는 "침을 찌르는 요점은 득기(得氣)가 되어야 효과가 있다는 것인데 효과의 신호는 바람이 구름을 불어 밝게 푸른 하늘을 볼 수 있게 되는 것과 같다"31)라고 했는데, 이 글의 뜻은 침자(鍼刺)시에 만약 '득기'가 되면 치료 효과가 좋고, 또 대단히 빠른데 바람이 구름을 불어 곧바로 푸른 하늘을 보게 되는 것과 같다는 것을 설명한다. 또한 찔러서 경락(經絡)에 맞아야 분명한 효과를 나타낸다는 것을 말하기도 한다.

8. 장부(臟腑), 신체(身體)를 지배하는 경락(經絡)에는 구역성(區域性)이 있다

『영추(靈樞)·경맥(經脈)』과 『갑을경(甲乙經)·기경팔맥(奇經八脈)』에서 말하는 상지경맥(上肢經脈)은 머리 혹은 가슴에 이르고 하지경맥(下肢經脈)은 배·가슴에 이르는데 어떤 것들은 얼굴에 이르기도 한다. 그러나 그 밖의 편에서 말하는 장부(臟腑)와 신체(身體)의 경락(經絡)은 구역성(區域性)의 지배 관계를 갖는다.

(1) 장부경락(臟腑經絡)의 구역 지배

『영추(靈樞)·배수(背腧)』에서 "오장(五臟)의 수혈(腧穴)이 등으로 나오는 것에 대해 듣고 싶다"32), "가슴의 대수(大腧)는 저골(杼骨)의 끝에 있고 폐수(肺俞)는 세번째 흉추(胸椎) 밑에 있고 심수(心俞)는 다섯번째 흉추(胸椎) 밑에 있고 격수(膈俞)는 일곱번째 흉추(胸椎) 밑에 있고 간수(肝俞)는 아홉번째 흉추(胸椎) 밑에 있고 비수(脾俞)는 열한번째 흉추(胸椎) 밑에 있고 신수(腎水)는 열네번째 척추(脊椎)(두번째 腰椎) 밑에 있는데 그곳을 어루만지면 반응이 내부에서 일어나 통증이 풀어지므로 곧 그 수혈(腧穴)이 된다"33)라고 했는데, 오장(五臟)의 배수혈(背腧穴)이 척추 옆에 위치한 부위에 의해 오장(五臟)을 지배하는

---

31) 刺之要, 氣至而有效, 效之信, 若風之吹雲, 明乎若見蒼天, 刺之道畢矣.

32) 願聞五臟之腧出于背.

33) 胸中大腧在杼骨之端, 肺腧在三焦之間, 心腧在五焦之間, 膈腧在七焦之間, 肝腧在九焦之間, 脾腧在十一焦之間, 腎腧在十四焦之間, 按其處應在中而痛解, 乃其腧也.

경락은 척추의 같지 않은 구역에 위치하고 있음을 알 수 있다. 즉 삼추간(三椎間)은 폐(肺)를 지배하고 오추간(五椎間)은 심(心)을 지배하며 칠추간(七椎間)은 횡격막(橫膈膜)을 지배하고 구추간(九椎間)은 간(肝)을 지배하고 십일추간(十一椎間)은 비(脾)를 지배하며 십사추간(十四椎間)은 신(腎)을 지배한다. ……

(2) 신체 경락의 구역 지배

①『영추(靈樞)·위기(衛氣)』에서 "흉기(胸氣)에도 가(街)가 있고 복기(腹氣)에도 가(街)가 있고 두기(頭氣)에도 가(街)가 있고 경기(脛氣)에도 가(街)가 있다. 그러므로 기(氣)가 머리에 있는 것은 뇌(腦)에서 그친다. 가(街)가 가슴에 있는 것은 가슴과 배수(背腧)에서 그친다. 기(氣)가 배에 있는 것은 기가(氣街 : 사타구니)에서 그치는데 승산(承山)과 더불어 과(踝)로써 오르내린다"[34]라고 했고, 『영추(靈樞)·동수(動輸)』에서는 "네 곳의 기가(氣街)는 기(氣)의 지름길이다"[35]라고 했다.

이 글에서 말한 '사가(四街)'는 경기(經氣)가 통하는 지름길이다. 경기(經氣)는 경락(經絡)으로 다니는 것이다. 그러므로 경기(經氣)가 머리·가슴·배·정강이 네 부위 사이에서 다니는 것은 경락(經絡)이 머리·가슴·배·정강이에 따라 구역을 나누어 지배하고 있는 결과이다.

②『영추(靈樞)·해론(海論)』에서는 "사람에게는 수해(髓海)·혈해(血海)·기해(氣海)·수곡지해(水穀之海)가 있다"[36], "위는 수곡(水穀)의 바다인데 그 상태가 나타나는 곳은 위로는 기가(氣街)에 있고 아래로 삼리(三里)에 이른다. 충맥(衝脈)은 십이경맥(十二經脈)의 바다인데 그 상태가 나타나는 곳은 위로는 대저(大杼)에 있고 아래로는 상거허(上巨虛)·하거허(下巨虛)로 나온다. 전중(膻中)은 기(氣)의 바다인데 그 상태가 나타나는 곳은 위로는 주골(柱骨)의 위아래에 있고 앞으로는 인영(人迎)에 있다. 뇌(腦)는 수액(髓液)의 바다인데 그 상태가 나타나는 곳

34) 胸氣有街, 腹氣有街, 頭氣有街, 脛氣有街. 故氣在頭者, 止之于腦. 氣在腦者, 止之于膺與背腧. 氣在腹者, 止之于氣街(腹股溝處), 與承山踝以上下.

35) 四街者, 氣之徑路也.

36) 人有髓海, 有血海, 有氣海, 有水穀之海.

은 위로는 그 덮개에 있고 아래로는 풍부(風府)에 있다"[37]라고 했다.

이 글에 기재된 사해(四海)는 충맥(衝脈) 외에 머리·가슴·배의 세 구역으로 구분했는데, 각 구역 사이에는 신체 내외의 경기(經氣)에 있어서 특수한 관계가 있다. 경기(經氣)가 각 구역 사이에서 특수하게 운행하는 것은 경락이 구역을 나누어 지배하는 결과이다.

상술한 것으로 장부(臟腑), 신체(身體)를 지배하는 경락(經絡)에는 구역성(區域性)이 있다는 것을 알 수 있다.

9. 경락(經絡)의 구역성지배(區域性支配) 관계에 따라 침치료를 행한다

침치료의 임상 실천 중에서 의가들은 항상 "순경취혈(循經取穴)"을 주요 선혈원칙(選穴方法)으로 삼았다. 따라서 침구학 서적 중에 서술된 십이경락(十二經絡)은 모든 경락(經絡)이 하나의 장부(臟腑)에 속(屬)한다. 이러하므로 그 경락 상의 혈위(穴位)는 소속 장부의 병증에 대하여 치료 작용을 갖는다.

"순경취혈(循經取穴)"의 가치를 증명하기 위하여 필자는 모든 주치기능에 대해 탐구해 보았다. 50년대에 상용하던 침구학 서적을 골라, 그 각 경락의 모든 혈위를 가지고 그 경락이 속하는 장부의 병증에 대해 치료 작용이 있는지 없는지 조사하고 통계를 내 보았다. 그 결과 십이경맥(十二經脈)의 혈위는 그 소속 장부의 병증에 대해 31.1%의 치료 작용이 있다는 것을 발견하였다. 이러한 결과는 장부의 병증을 치료하는데 완전히 "순경취혈(循經取穴)"의 원칙을 따를 수는 없다는 것을 설명한다.

통계 결과 또한 상지내측(上肢內側)의 세 경맥은 모든 혈위가 그 경맥의 소속(胸腔) 장부의 병증을 치료하는 작용이 있다는 것을 나타낸다. 그리고 상지외측(上肢外側)의 세 경맥의 혈위(穴位)는 절대다수가

---

37) 胃者水穀之海, 其輸上在于氣街(腹股溝處), 下至三里. 衝脈者, 爲十二經之海, 其輸上在于大杼, 下出于巨虛之上下廉. 膻中者, 爲氣之海, 其輸上在 于柱骨之上下, 前在人迎. 腦爲髓之海, 其輸上在于其蓋, 下在風府.

본경(本經)의 소속(腹腔) 장부의 병증에 대해 치료 작용이 없다. 하지(下肢)의 여섯 경맥, 모두 218개의 혈위는 본경(本經)이 속한 장부의 병증에 대해 치료 작용이 있는 혈이 77개이다. 그 중 76개의 혈위의 분포는 배·허리·꼬리뼈 및 하지(下肢)에 있다. 이것은 상지(上肢)의 혈위가 흉강장부(胸腔臟腑)의 병증에 대해 치료 작용이 있고, 허리·배·꼬리뼈 및 하지(下肢)의 혈위는 복강장부(腹腔臟腑)의 병증에 대해 치료 작용이 있다는 것을 설명한다.

이것으로부터 침치료의 임상 실천에서 경락(經絡)의 구역성(區域性) 지배 규율 또한 중요한 선혈원칙(選穴原則)이 된다는 것을 알 수가 있다. 『황제 내경 (黃帝內經)』까지 거슬러 올라가 보아도 그 장부 병증 치료는 경락(經絡)의 구역성지배(區域性支配)에 따라 선혈(選穴)한 것이었다.

취혈 원칙을 더 깊이 탐구하기 위해 특히 장부기관(臟腑器官)과 서로 대응하는 체표(體表)의 혈위에 대해 탐구해 보았다. 먼저 장부(臟腑), 기관(器官)의 부위 구분과 아울러 서로 대응하는 체표(體表) 혈위의 기능에 대해 통계 조사를 하고 장부기관(臟腑器官)과 서로 대응하는 체표(體表) 혈위의 관계에 대해 관찰한다. 연구 결과 두뇌표면(頭腦表面) 혹은 주위의 혈위에서 모두 두뇌병증(頭腦病症)에 대해 치료 작용이 있음을 나타내었다. 가슴과 등의 혈위에서는 모두 흉강장기(胸腔臟器)의 병증에 대해 치료 작용이 있었다. 배·허리·꼬리뼈 부위의 혈위에서는 모두 복강장기(腹腔臟器)의 병증에 대해 치료 작용이 있었다. 사지(四肢)의 혈위는 모두 사지병증(四肢病症)에 대해서 치료 작용이 있었다. 이러한 결론은 경락(經絡)의 구역성(區域性)이 선혈(選穴)을 좌우한다는 것을 나타낸다.

이밖에 경전의서(經典醫書) 중에는 또한 여러 가지 특이한 치료 방법이 있다. 예를 들면 수모혈(兪募穴)이 장부(臟腑)의 병증을 치료하고, 배수혈(背腧穴)이 장부(臟腑)의 병증을 치료하며, 하합혈(下合穴)은 육부(六腑)의 병증을 치료하고, '사가(四街)'·'사해(四海)' 등의 논술도 모두 경락(經絡)의 구역성지배(區域性支配)에 따라 취혈하여 치료하는 것이다.

상술한 것으로 옛날부터 지금까지 침치료는 사실 경락(經絡)의 구역성지배규율(區域性支配規律)에 따라 선혈(選穴)하는 것이 주(主)가 된다는 것을 알 수 있다.

10. 결론

이상에서 말한 것으로부터 이천오백년 이전에 이미 발견된 인체의 경락 계통(經絡系統) 중 추공(椎空) 속의 척수(脊髓)가 경락의 독맥(督脈)이고, 뇌(腦)는 경락의 우두머리이며, 인체에서의 경락 분포는 망락성(網絡性)을 갖추고 있고 신체 양측은 대칭성(對稱性)을 갖추고 있으며 구체적인 지배(支配)에는 구역성(區域性)이 있고, 그 위에 침을 찔러 "득기(得氣)"하게 되는 것은 구역(區域)에 따라 선혈(選穴)하여 치료 효과가 뚜렷해지는 것임을 알 수 있다. 경락계통(經絡系統)에는 인체의 생사(生死)를 결정짓고 평형(平衡)을 조절하는 기능이 있다.

현대 의학 지식은 인체에 모두 9대 계통이 있는데, 그 중 신경계통(神經系統)이 인체의 주도적인 계통(系統)이고 전신에서 가장 중요한 계통(系統)으로, 사람의 생사(生死)를 결정짓고 훌륭한 조절 작용을 갖추고 있음을 증명하고 있다. 그 구조는 척수(脊髓)와 뇌(腦)가 중추(中樞) 부분이 되고, 신체내장신경(身體內臟神經)이 주위(周圍) 부분이 되며, 전신 분포에 망락성(網絡性)이 있고, 신체 양측에는 대칭성(對稱性)이 있으며, 머리·상지·가슴·배·하지(下肢)를 따라 구역(區域)을 나누어 지배한다. 그 위를 손으로 주무르거나 침을 찌르면 이상 감각이 갑자기 출현하게 되어 침자(鍼刺)의 치료 효과가 나타난다.

현대 의학의 신경계통(神經系統)과 고대의 경락계통(經絡系統)에 대해 비교 분석해 보면, 양자(兩者) 모두 생사(生死)를 결정짓고, 모두 인체에서 가장 중요한 계통이며, 모두 인체에서 가장 큰 조절계통(調節系統)이라는 것을 발견하게 된다. 양자(兩者)에서 가장 중요한 부분은 모두 추공(椎空) 속의 척수(脊髓)와 뇌(腦)이다. 이밖에도 전신에 분포되어 있는 망락성(網絡性), 신체 양측의 대칭성(對稱性), 머리·가슴·배·하지(下肢)의 구역성(區域性), 그 위에 침을 찌르면 이상 감각이 나타나는 것, 침을 찌르면 뚜렷한 치료 효과가 있는 것 등의 측면에서 양자(兩者)는 일치한다. 이러하므로 중국 의가들이 발견한 경락계통(經絡系統)은 곧 현대 의학에서 말하고 있는 신경계통(神經系統)이다. 곧 중국 의가들이 이천오백년 이전에 이미 인체의 신경계통(神經系統)을 발견했고 인체의 신경(神經)에 침을 찔러 전신의 여러 가지 질병을 치료하는 과학적인 방법을 발명했다는 것을 알 수 있다.

역자 이봉효 / 교정 이진광

원 저 : 중국침구 1995년 6기(95336045)
關于經絡系統和鍼刺治療原理的再認識

요 점 : 필자는 경전의서(經典醫書) 중에서 경락 계통과 침치료에 대한 약간의 논술을 총괄 분석하고 경락 계통 이론과 현대의 인체 신경 계통을 서로 비교하여, 양자(兩者)가 인체의 중요 위치, 골수와의 관계 및 전신 분포적인 망락성, 신체 양측의 대칭성, 지배의 구역성 등 여러 방면에서 매우 유사함을 발견하였다. 따라서 중국 의가들이 발견한 경락 계통은 곧 현대 의학의 신경 계통을 가리키며 침구치료(鍼灸治療)는 곧 신경에 대한 침자(鍼刺)라고 생각한다.

주제어 : 경락연구(經絡研究) / 침구원리(鍼灸原理) / 신경계통(神經系統)

경락은 고정되어 있는 선상의 조직이 아니다

厦門大學海外教育學院 周然密

경락(經絡)의 형태는 어떠한가? 현재로서는 아직 명확하지 않다. 연구 과정 중에서는 신경(感覺神經), 혈관(血管) 등의 해부 조직적인 형태의 영향을 받아 결국 습관적으로 경락(經絡)을 하나의 고정된 가느다란 선으로 간주하고 있다. 이것은 경락실질(經絡實質)의 분석에 있어서 어느 정도 얽매인 것이다. 필자는 여러 경락현상(經絡現象)의 총괄을 거쳐 경락(經絡)은 결코 고정된 선상(線狀)의 조직이 아니라고 생각하며, 이에 이러한 관점을 가지고 상세히 서술해 보면 아래와 같다.

1. 경락(經絡)의 굵기

경락(經絡)은 결코 가느다란 선(線)이 아니라 상당히 굵으며, 모든 경락은 그 경락이 순행하는 부위의 사지(四肢)의 크기와 같다고 말할 수 있다.

2. 경락중심선(經絡中心線)

모든 경락의 굵기가 비록 그 경락이 지나는 부위와 같다고 했지만, 그 경락 특성의 반영은 동일한 것이 아니라 경락의 특성을 가장 강하게 반영하는 가느다란 선(線)이다. 설명하기 편하도록 잠시 그것을 '경락중심선(經絡中心線)'이라고 부르자. 경락의 특성은 '경락중심선'이 중심이 되고, 주위로 나아가면서 점점 줄어든다. 즉 '경락중심선'에서 멀어질수록 그 경락의 특성은 약해진다. 이것은 자력선의 분포와 비슷한

데 전류가 전도체를 통과하는 상황과도 같다. '경락중심선'의 체표투사 부위(體表投射部位)는 고서(古書)에서 말하고 있는 '경락체표순행선(經絡體表循行線)'이다.

3. 경락(經絡)의 특성은 서로 가릴 수가 있다

몇 개의 경락이 동시에 어느 한 부위를 지나갈 때는 이 경락들의 특성이 서로 가려질 수가 있는데, 곧 그 부위는 동시에 몇 개의 경락의 특성을 갖게 된다. 그 강약(强弱)은 '경락중심선'의 거리와 관계가 있는데 예를 들어 어느 한 부위에 갑(甲)·을(乙) 두 경맥(經脈)이 통과한다면 갑·을 두 경맥의 특성이 모두 이 한 부위에 반응되어 나타난다. 갑경(甲經)의 특성은 갑경의 '경락중심선'을 중심으로 해서 주위로 퍼져 나가고, 을경(乙經)의 특성은 을경의 '경락중심선'을 중심으로 해서 주위로 퍼져 나간다. 갑·을경의 특성은 서로 을·갑경의 '경락중심선' 인근 부위에 반영되어 나타날 수 있다. 다만 강약(强弱)의 부동(不同)에 따라 두 경맥(經脈) 사이의 '경계선'을 찾을 수 있는데 설명하기에 편하도록 잠시 그것을 '양경상린선(兩經相隣線)'이라고 부르자.

4. 경락(經絡)은 이동(移動)할 수 있다

정상적인 상황에서 '양경상린선'은 상대적으로 안정되어 있지만 질병 등의 어떤 특수한 상황에서는 경락의 특성에 강약의 변화가 있게 되는데, 이때 '경락중심선'과 '양경상린선'은 이동할 수가 있다.

임상실천

(1) 침감(鍼感)의 강약(强弱)

인체의 여러 부위에 침을 찌르면 모두 침감(鍼感)이 생기는데 다만 경락은 경락이 아닌 부위의 침감과 차이가 있다. 대부분의 상황에서 경락은 경락이 아닌 부위보다 비교적 강하고 또 비교적 쉽게 경락을 따라 확산될 수 있다. 더 자세히 관찰한 결과 침감에는 점점 증가하고 혹은 점점 감소하는 현상이 존재한다는 것을 나타냈다. 즉, 경락에 접근할수록 침감은 더욱 강해지고 더욱 쉽게 경락을 따라 확산되고, 반대가 되면 더욱더 약해지는데, 다만 존재하지 않는 것은 아니다. 또한 설득력을 갖는 것은, 만약 갑을(甲乙) 양경(兩經)의 중간에 침을 찌르면 비록 침감이 비교적 약하지만 부분적으로는 순경감전(循經感傳)을 일으킬 수 있는데, 이러한 감전(感傳)은 갑경(甲經)을 따를 수도 있고 을경(乙經)을 따를 수도 있다. 이것은 경락이 결코 하나의 가느다란 선(線)이 아님을 설명한다. 상술한 이런 종류의 감전은 또한 인체 상태의 변화에 따라 같이 변할 수 있다. 즉 같은 수검자(受檢者)의 같은 부위에 침을 찌르면 감전은 갑경(甲經)을 따를 것인가, 아니면 을경(乙經)을 따를 것인가? 시간이 같지 않음에 따라서 달라질 수 있는데, 이것은 또한 경락이 고정된 선상(線狀)의 조직이 아니라 이동할 수 있다는 것을 증명하는 것이다.

(2) 감전(感傳)의 폭

경락에 침을 찌르면 경락을 따라 흐르는 감전(感傳)을 일으킬 수 있다. 경락을 따라 흐르는 감전에는 일정한 폭이 있다. 문헌에 의하면 감전의 폭은 사지부위(四肢部位)에서는 대부분 수 cm이고 몸통 부위에서는 10cm를 초과하기도 한다. 그리고 필자는 임상에서 매우 많은 예를 발견했는데, 그 감전의 폭이 '양경상린선(兩經相隣線)'에 이르기도 하고, 심지어 '양경상린선'을 넘어서서 다른 경락으로 전해지기도 한다. 만약 경락이 겨우 하나의 가느다란 선(線)이라면 감전이 어떻게 이와 같은 폭에 이를 수 있겠는가?

(3) 감전(感傳)의 과경(跨經) 현상

감전(感傳) 과정 중에서 어떤 때는 감전이 본경(本經)에서 떠나 주위의 다른 경맥(經脈)으로 전해질 수가 있다. 이러한 감전과경(感傳跨經)이 나타나는 부위를 보면 대부분 락맥(絡脈)이나 경맥(經脈)의 교차 같은 것이 없다. 만약 경락이 겨우 하나의 가느다란 선이라면 어떻게 경맥을 뛰어 넘어 감전될 수가 있겠는가? 경락 사이에 존재하고 있는 또 다른 관계를 볼 수 있다. 이것이 바로 경락 사이에서 자체적으로 서로 갈리게 되는 까닭이다. 더 자세히 관찰한 결과 감전의 과경현상(跨經現象)은 인체의 상태와 관계가 있고, 어느 하나의 경락에 급성 병증이 생겼을 때 주위 경락이 감전되어 쉽게 그 경락으로 전해진다는 것을 발견할 수 있다. 이것은 경락이 고정된 선상(線狀)의 조직이 아니기 때문이며, 경락에 급성 병증이 생겼을 때 그 경락의 특성이 증강되는 것은 '분포구역'이 넓어지게 되는 까닭이다.

(4) 순경감전(循經感傳)의 요도(繞道) 현상

경락에 흉터 등의 이상 상황이 있을 때는 감전(感傳)이 이 부위를 지나다가 이것 때문에 막힌다는 것이 임상 실천으로 실증되었다. 다만 흉터가 크지 않으면 감전은 경락으로부터 떠나서 흉터 조직을 돌아 다시 원래의 경락으로 돌아와서 계속 전도된다. 이런 현상은 흉터 조직이 '양경상린선'을 지나지 않았을 때에 나타날 확률이 높다. 경락의 주위 부분도 마찬가지로 경락의 특성을 갖추고 있음을 볼 수 있는데, 단지 정상 상황에서는 주요 작용을 일으키지 않고 뚜렷하게 나타나지 않는 것이다.

(5) 양성반응물(陽性反應物)

장부 조직 기관에 질병이 있을 때 어떨 때는 그 경락순행선(經絡循行線) 상에 반응이 나타나는데, 이 반응은 대부분 경락의 노선과 일치하며 단지 하나의 가느다란 선상(線狀)으로 나타난다. 그러나 어떨 때는 경락을 중심으로 하면서 양 가장자리 '양경상린선'에 이르는 홍반(紅斑)·구진(丘疹)·압통(壓痛)·종괴(腫塊) 등을 나타내는데, 경락이 결코 가느다란 선(線)이 아니라는 것을 볼 수 있다.

(6) 서로 다른 자침방향(刺鍼方向)의 침감(鍼感) 차이

인체의 같은 부위에 침자(鍼刺)하여 자침방향(刺鍼方向)을 달리하면 감응(感應)과 침감(鍼感)이 모두 바뀔 수 있다. 수천 번의 자침 실험 후 발견된 것을 총괄해 보면 경락에 자침한 뒤 관상(冠狀)의 단면상에서 계속 자침방향을 바꾸면 상대적으로 침감이 가장 강한 방향을 찾을 수가 있다. 설명하기 편하도록 잠시 그것을 '침자주방향(鍼刺主方向)'이라고 부르자. 자침방향을 바꾸면 자침방향과 '침자주방향'의 각도가 커짐에 따라 침감과 감전(感傳)은 줄어든다. 경락이 아닌 부위에 자침했는데 방향이 '침자주방향'과 일치하면 침감은 대부분 비교적 약하다. 다만 점점 방향을 바꾸어 '침자주방향'의 어느 한 점과 교차하게 되고 또 '침자주방향'의 깊이를 적당히 지나치게 될 때 침감과 감전은 '침자주방향'의 강도에 가까이 갈 수 있다. 잠시 그것을 '비경락침자주방향(非經絡鍼刺主方向)'으로 부르자. 이렇게 자침방향을 바꿀 때는 '비경락침자주방향'과의 각도가 커짐에 따라 침감과 감전이 점점 줄어든다. 비경락(非經絡) 부위의 수평선상에서 계속 자침 부위를 바꾸고 아울러 매 부위마다 관상(冠狀)의 절단면 상에서 계속 자침 방향을 바꾼 결과 매 부위 모두 상대적으로 침감이 가장 강한 방향을 찾을 수 있었는데, 곧 '비경락침자주방향'이었다. 각각의 '비경락침자주방향'과 '침자주방향'의 교차점은 기본적으로 일치하는데, 이 교차점은 곧 앞에서 말한 '경락중점(經絡中點)'이다. 만약 상술한 것과 같은 방법으로 계속해서 관상의 절단면을 바꾸어가면 매 관상절단면(冠狀切斷面) 상에서 모두 '경락중점'을 찾아낼 수 있는데, 서로 다른 위치의 '경락중점'이 연결되면 앞에서 말한 '경락중심선(經絡中心線)'이 된다. 임상 실천은 이 '경락중심선'이 대체적으로 경락의 심부(深部)에 처(處)한다는 것을 증명한다. 다만 부위에 따라 골격(骨格), 금침기관(禁鍼器官) 등에 분포되는 것이 있으므로 너무 깊이 자침하거나 여러 방향으로 투자해서는 안 되며 이런 것 때문에 진정한 '경락중심선'을 찾아내기가 어렵다.

실험연구

(1) 경락 부위는 뚜렷하게 특이한 조직이 없다

해부를 해 보면 경락 부위에 뚜렷하게 특이한 조직이 없고 단지 상대적으로 집중된 혈관(血管)·신경(神經)과 비대세포(肥大細胞) 등을 볼 수 있다. 이것은 경락이 결코 신경(神經)·혈관(血管)과 같은 특이한 조직이 아니라 여러 종류의 조직이 조성된 후 생기는 일종의 특별한 기능이며, 그러한 어떤 조직들이 경락 부위에서 상대적으로 집중되어 있으므로 이러한 기능은 경락 부위에서 상대적으로 두드러진다.

(2) 저저항(低抵抗), 고전압점(高電壓點)의 상대적 집중

임상 실험은 인체 표면에 존재하는 매우 많은 저저항(低抵抗)과 고전압점(高電壓點)이 존재한다는 것을 증명하는데, 이러한 점들은 경락상에 가장 많이 분포되어 있고 경락에서 멀어질수록 적어진다. 아래에 열거하는 필자의 실험은 이러한 점을 충분히 설명하고 있다. 양구(梁丘)와 비관(髀關)의 수평선을 나누어 양구(梁丘)와 비경(脾經)·담경(膽經)의 거리를 10등분하고, 마찬가지로 비관(髀關)과 비경(脾經)·담경(膽經)의 거리를 역시 10등분한다. 차례대로 매 한 등분을 위아래로 연결하면 위경(胃經)과 거의 평행하면서 다만 위가 넓고 아래가 좁은 21개의 선(線)이 이루어지는데, 다시 저항측정기를 가지고 매 선상(線上)에서 등거리의 50개 점을 나누어 측정하고 매 선상의 저저항점(低抵抗點)을 나누어 기록한다. 실험 결과 저저항점은 경락상(經絡上)에 가장 집중되어 있고 경락과의 거리가 멀어질수록 점점 감소한다는 것을 나타낸다. 다만 일정 범위를 초과했을 때 즉 '양경상린선'을 초과했을 때는 저저항점 또한 점점 증가한다. 이밖에 위경(胃經)에 "질병이 있을" 때 저저항점은 증가할 수 있는데 이러한 증가 현상 또한 상술한 저저항점 숫자의 분포 상황과 일치하는 것으로서, 즉 위경상(胃經上)에서 가장 뚜렷하고 주위로 향하여 점점 감소된다. 위경(胃經) 주위의 저저항점 증가로 인해 원래 저저항점이 가장 적은 '양경상린선'은 옆으로 이동한다. 상술한 저저항현상(低抵抗現象)은 '경락중심선'의 존재와 경락 특성의 상대성(相對性) 및 가변성(可變性)을 충분히 제시하고 있다.

역자 이봉효 / 교정 이진광

원 저 : 상해침구잡지 1994년 5기(94145230)
經絡幷非恒定的線狀組織

『내경』의 눈과 경락의 관계에 대한 논의

第二附屬醫院 祁寶玉

눈과 경락(經絡)의 관계는 예로부터 안과 관계자가 중시한 바이며 많은 학자가 『내경』을 학습한 기초상에서 임상실천을 결합하여 "十二經脈, 三百六十五絡, 其氣血皆上于面而走空竅, 其精陽氣上走于目而爲精" 등 적지 않은 상응하는 문장을 발표했는데, 이것이 중의 안과학의 발전에 촉진 작용을 했다. 그러나 그 중의 어떤 개념과 문제는 특별히 임상상의 지도 의의에 있어 진일보하여 연구, 토론하고 철저히 구명할 만하다.

1. 어떻게 이해하는가?

대체로 고금의 안과 전문서는 눈과 경락(經絡)의 관계를 연구할 때에 거의 모두 『영추(靈樞)·사기장부병형(邪氣臟腑病形)』 중의 다음과 같은 글을 인용하고 있는데, 곧 "12경맥 365락맥에 흐르는 기혈이 모두 두면부로 올라가 공규(空竅)로 들어갑니다. 그 중 양기의 정미는 눈으로 올라가서 정(精)이 됩니다"이다. 이 글을 인용한 목적에는 모든 경맥(經脈)과 락맥(絡脈)이 모두 눈의 발생관계에 필요하다는 것을 설명하는 것이다. 그러나 실제로는 그렇지 않아 12정경(正經) 중에서 단지 안부(眼部) 발생관계를 다루는 것은 8조가 있을 뿐이다. 인용하여 상술한 경문이 완전한 단락이 아님을 재고하며 아래 문장을 접하면 "그 곁을 흐르는 경기(經氣)는 두 귀로 가서 소리를 들을 수 있도록 하며, 그 종기(宗氣)는 코로 나와 냄새를 맡을 수 있도록 하고, 수곡

(水穀)의 정기(精氣)는 위에서 나와 입술과 혀로 가서 맛을 느끼게 합니다"[1]인데, 이 단락은 바로 기백이 황제가 "날이 추우면 땅이 얼어 갈라지고 얼음이 쌓이는데, 인체는 갑자기 추워지면 소족은 마비되어 잘 움직이지 않으나, 얼굴 부위는 의복을 걸치지 않아도 괜찮으니 무슨 까닭입니까?"[2] 하고 질문한 바에 대답하여 지은 것인데, 그 뜻은 경맥이 그 기혈진액(氣血津液)을 위로 얼굴에 가도록 잡아 주고 오관(五官)의 정상 기능을 발휘하도록 하여 천기(天氣)가 매우 차도 두려워하는 바가 없다는 것을 가리킨다. 12경맥과 그것이 소유하는 락맥이 모두 눈과 서로 이어져 있다고 이해하지는 말기 바란다.

2. 오장육부(五臟六腑)의 정(精)은 어떻게 눈에 모이는가?

『영추(靈樞)·대혹론(大惑論)』에 이르길 "오장육부의 정기는 모두 눈으로 올라가 정이 된다"[3]라고 하였다. 그러므로 그 정(精)은 어떤 길을 통과하여 위로 눈에 도달한다. 가까이 『중의잡지(中醫雜志)』를 보면 「시론기경계통(試論奇經系統)」이 계발되고 기경계통, 특별히 충(衝)·임(任)·독(督) 세 경맥(經脈)에 의하여 신(腎)이 오장육부의 정을 모아 위로 눈에 전달한다고 인식하게 되었다. 『영추(靈樞)·역순비수(逆順肥瘦)』 중에 명확하게 "무릇 충맥은 오장육부의 바다로서, 오장육부는 모두 충맥에서 유양받습니다. 그 상행하는 맥은 항상 비도(鼻道)로 나온 다음 여러 양맥으로 들어가 정기를 공급하고 …… "[4]라고 지적하였는데, 독맥(督脈)은 배부(背部) 정중선에서 순행하고, 그 맥기(脈氣)는 대추혈(大椎穴)을 집중점으로 삼아 수족삼양경(手足三陽經)과 서로 교회(交會)하고 또 독맥(督脈)을 따라 척리(脊裏)에 순행하며 입(入)하여 뇌에 락속(絡屬)하고 눈으로 가므로 척수와 뇌, 안목(眼目)의 관계는 매우 밀접하여 당연히 독맥의 경기(經氣)가 통달해야 하며, 그 수족삼양(手足三陽)의 경기(經

1) 其別氣走于耳而爲聽, 其宗氣上出于鼻而爲臭, 其濁氣出于胃, 走脣舌而爲味.
2) 天寒則熱地凌氷, 其卒寒或手足懈惰, 然而其面不衣何也.
3) 五臟六腑之精氣, 皆上走于目而之爲精.
4) 夫衝脈者, 五臟六腑之海也, 五臟六腑皆稟焉. 其上者, 出于頏顙, 滲諸陽, 灌諸精,

氣)는 모두 의지해서 목뇌(目腦)에 상달한다. 또 방광경 배부의 수혈(兪穴)은 독맥 경기의 지배를 받으므로 오장육부의 기능 활동과 독맥은 관계가 있어서 장부 정화의 기(氣)는 마찬가지로 그것을 통과하여 안목(眼目)과 뇌수(腦髓)에 관계한다. 임맥(任脈)은 전신의 음경맥기(陰經脈氣)에 대하여 총람하고 총임하는 작용이 있으므로 "모든 음맥을 총임(總任)한다"[5]는 것과 "음맥의 바다"[6]라는 표현이 있다. 족의 삼음(三陰)과 임맥(任脈)은 중극(中極)과 관원(關元)에서 교회한다. 양유맥과 임맥은 천돌(天突)·염천(廉泉)에서 교회한다. 임맥과 충맥은 양교(陽交)에서 교회한다. 또 임맥은 포중(胞中)에서 일어나 석문혈(石門穴)을 경과하는데, 다르게 단전(丹田)이라고도 부른다. 남자는 정기(精氣)를 저장하고 여자는 포궁(胞宮)과 연계되어 있는 곳으로 모두 생기지원(生氣之源)이 되므로 월경지맥기(月經之脈氣)와 선천지정(先天之精)은 모두 임맥(任脈)에 의지해서 눈에 도달한다. 또한 충맥(衝脈)은 임맥(任脈)과 서로 병행하고, 또 독맥(督脈)과 상통하며 오장육부의 정이 이에 의지하여 위로 뇌목(腦目)에 관개하니 그 이치는 매우 밝다. 기경(奇經) 중 다른 다섯 가닥의 경맥(經脈)과 눈의 관계에 이르면, 주행과 기능 방면에서도 소홀히 하는 것을 용납하지 않는데, 예를 들면 대맥(帶脈)은 그것이 요복(腰腹)의 사이에서 횡행하기 때문에 형태가 띠를 매는 것 같아서 전신의 경맥(經脈)을 통속하여 행하며, 또 그것으로 인해 독맥(督脈)으로부터 출(出)하여 요복에 행하는데, 요복부(腰腹部)는 곧 충·임·독 3맥이 발하는 곳이며 대맥(帶脈)과 그것의 관계는 매우 밀접하다. 양교맥과 음교맥은 눈의 내자(內眥)에서 교회하여 뇌에 들어간다. 때문에 『영추(靈樞)·한열병(寒熱病)』 중에 "양기가 성하면 눈을 부릅뜬다"[7]라는 논술이 있다. 음양교맥(陰陽蹻脈)의 맥기(脈氣)는 병행해서 빙빙 돌고, 안목(眼目)을 유양하며, 또한 안검(眼瞼)의 개폐를 주관하므로 양교(陽蹻)의 기(氣)가 성하고 음기(陰氣)가 허하면 목장불합(目張不合)한다. 음교기(陰蹻氣)가 성하

5) 總任諸陰.
6) 陰脈之海.
7) 陽氣盛則瞋目.

고 양기(陽氣)가 허하면 목폐불장(目閉不張)한다. 음유(陰維)·양유(陽維)는 모든 양경(陽經)과 음경(陰經)의 관계를 유지하는 작용을 하고, 과도와 저장을 조절하는 작용을 하며, 또한 음유(陰維)는 소퇴 내측에서 기시하여 대퇴 내측을 따라 상행하여 복부에 이르러 족태음비경(足太陰脾經)과 상합하며, 흉부와 임맥을 지나 경부에서 화하고 양유맥(陽維脈)은 곧 목 뒤에서 독맥에 합한다. 이로 미루어 보면 상술한 다섯 기경(奇經)과 안목(眼目)도 관계가 없지 않다.

3. 『내경』 중의 경락과 유관한 안병 진단, 치료, 병기 등의 방면에 있어서의 논술을 어떻게 다룰 것인가?

『내경』 중에는 관련된 조문이 매우 많다. 곧 『영추(靈樞)·경맥(經脈)』, 『영추(靈樞)·경근(經筋)』, 『영추(靈樞)·맥도(脈度)』, 『영추(靈樞)·한열병(寒熱病)』, 『소문(素問)·진요경종론(診要經終論)』, 『소문(素問)·풍론(風論)』, 『소문(素問)·무자론(繆刺論)』, 『영추(靈樞)·논질진척(論疾診尺)』, 『소문(素問)·삼부구후론(三部九侯論)』, 『소문(素問)·사시자역종론(四時刺逆從論)』, 『영추(靈樞)·종시(終始)』, 『영추(靈樞)·열병(熱病)』, 『영추(靈樞)·구문(口問)』 등에 흩어져 보이는데, 그 전반적인 정신이 정체관을 관통하고 있다. 곧 눈이 인체와 나누어질 수 없는 일부분이므로 눈이 이런 국부 기관이나 장부경락(臟腑經絡)과 모두 긴밀한 관계를 가지고 있다는 것이다. 『황제내경(黃帝內經)』은 대략 전국 진한 시기에 만들어진 책인데, 그것은 비교적 전면적으로 진한 이전의 의학 성과를 총결했고, 아울러 중국 의학 이론 체계의 기본 원칙을 확립했다. 『내경』이 출판된 시간부터 지금까지는 매우 멀지만 과학 발전은 이처럼 빨라서 지금 그것에 대하여 안과 임상실천 중에서 도대체 어떤 작용이 있는지 반드시 역사 유물주의 관점에 의지해야 비로소 비교적 정확한 결론을 낼 수 있다. 위에서 인용한 조문에서 보면, 눈과 관련 있는 경락(經絡)이 구체적으로 주행함을 명확하게 한 것을 제외하면 나머지는 비교적 조천(粗淺)하고 분산되어 있으며 뚜렷하지 않다. 예컨대 진단 방면 중에 비록 20종에 가까운 안부 증상을 열거하였으나, 그 중에는 또 여러 종의 전신성 질환의 안부 표현을 포괄하여 진정한 안병은 매우 적다. 직접 안병진단 방면에 쓰이는 것은 단지 『영추(靈樞)·논질진척(論疾診尺)』의 "눈병을 진찰할 때 적맥(赤脈)이 위에서 아래로 향해 나타나면 족태양방광경의 병이고, 적맥이 아래에서 위로 향해 나타나면 족양명위경의 병이며, 적맥이 눈의 바깥쪽 모서리에서 안쪽으로 향하면 족소양담경의 병입니다"[8]가 있다. 필자는 전신 병변 중에 출현하는 안부 증상을 많이 지적했는데, 예를 들면 "태양맥이 다하면 눈을 부릅뜬다"[9], "소양맥이 끊어지면 목계가 끊어지고, 목계가 끊어지면 일일만에 죽게 된다"[10]라고 하였다. 치료상의 내용은 매우 적은데, 예컨대 "겨울에 경맥을 찌르면, 혈기가 모두 나와 버려 사람의 눈이 어두워진다"[11]라고 하였다. 이것은 바로 침자(鍼刺)의 일반 원칙을 가리키는 것으로 구체적 안병을 치료하는 것은 아니다. 병기 방면에 있어서 상대적으로 진단과 치료 등을 비교하는 내용이 좀 더 풍부해야 한다. 어떤 사람들은 안병의 경락 병리기전을 사객경맥(邪客經脈), 경기불리(經氣不利), 경기성쇠(經氣盛衰) 및 경근실조(經筋失調)로 총결하였는데, 기본적으로 이러한 부분의 내용을 개괄해 보면 일정한 참고 가치가 있지만 안병 방면에 구체적으로 결합시켜보면 너무나 개괄적이어서 실용성이 강하지 못한 것 같다.

『내경』이 나온 이래로 줄곧 오늘날에 이르기까지 안과 전문서는 적지 않다고 할 수 있는데, 그 중 대다수는 『내경』 중 안과와 관련된 조문을 따서 적었으나 그 중에서 경락(經絡)과 관련 있는 조문을 구체적으로 응용하거나 안병으로 원의를 확대한 내용은 아주 적다. 불완전한 통계를 들면 단지 『원기계미(原機啓微)』가 있는데, 작자 예유덕은 안병 중의 응용에 있어서 경락학설(經絡學說)을 비교적 중시했다. 예를 들면 경락 주행에 근거하여 상응하는 약물을 가감하였다. 경

---

8) 診目痛, 赤脈從上下者, 太陽病. 從下上者, 陽明病. 從外走內者, 少陽病.
9) 太陽之脈, 其終也戴眼.
10) 少陽終者, 目系絶, 目系絶一日半則死矣.
11) 冬刺經脈, 血氣皆脫, 令人目不明.

락의 기혈다소(氣血多少)에 의거하여 소응산체(消凝散滯) 치료법칙을 제기했다. 권모도첩(拳毛倒睫)이 일어나는 원인은 바로 경락이 긴축되는 것을 방임하여 고르지 않게 되어서 이루어진 것이라고 판단했다. 노육반정(胬肉攀睛)은 바로 기경객사(奇經客邪)의 병이 되는 것으로, 이와 같은 것 등등이다. 그러나 이런 것은 억지로 논한 바이며, 또한 이론과 실천이 어긋나 편을 통틀어서 안병의 침술 치료를 응용한 기재는 거의 없다. 다시 『심시요함(審視瑤函)』을 보면, 전현의안(前賢醫案) 중에는 경락학설과 관련 있는 내용을 언급한 것은 매우 적은데, 권6의 「안과침구요혈도상(眼科鍼灸要穴圖像)」도 『내경』 중의 경락 내용을 아주 조금 인용했지만, 이것은 안병 원인에 근거하여 상응 혈위(穴位)를 선택했을 뿐이다. 오늘날의 육남산(陸南山) 교수는 각막후벽침착물의 변증 중에 있어서 일찍이 "양명은 눈 아래가 된다"[12]를 제시하고 백호탕(白虎湯)을 사용하여 치료해서 효과를 보았다. 고경수(高景秀) 의사는 안부 경락 주행에 근거하여 '오방변증(五方辨證)'을 제출하였지만 그 치중점은 경락 주행분포에 있고 그 중의 이론은 아주 적게 언급하였다. 이것에 근거하여 이렇게 인식할 수 있는데 눈과 관련 있는 경락이 구체적으로 주행하는 곳을 표명하기를 제외하면(이 점은 기능이 없을 수 없다.) 안과에 관한 임상 지도 의의가 크지 않다고 인식할 수 있다.

필자가 이 문장을 쓴 것은 『내경』의 뜻을 훼손하지 않고, 동업자들이 『내경』 중의 논술에 구속되지 않기를 바라며 임상 실천 중에서 경락학설을 더욱 잘 응용하여 곤란한 눈병을 해결하고 중국의학 발전을 위하여 노력하기를 바라서이다.

역자 서윤지 / 교정 이진광

원 저 : 북경중의학원학보 1993년 1기(93091013)
如何看待『內經』中眼與經絡的關係

12) 陽明爲目下罔.

『영추』의 십이경별 분포 규율에 대한 탐구

山東中醫學院附屬醫院 侯書偉·胡志强

『영추』의 십이경별(이하 經別이라고 칭한다)은 십이경맥(十二經脈)의 중요한 구성 부분인데, 별도로 행하는 정경(正經)으로서 그 분포에는 독특한 규율이 있다. 이에 대한 각가들의 인식은 일치하지 않고 있는데, 필자는 여기서 좁은 소견을 피력하여 고견(高見)을 이끌어 내고자 한다.

1. 기시종지(起始終止)

경별(經別)의 기점(起點)은 정경(正經)으로부터 갈라져 나오는 곳으로 '리(離)'라고 말한다. 엄격하게 말하면 경별은 대부분 확실한 기시점(起始點)이 없다. 예를 들면 수태음경별(手太陰經別)은 "겨드랑이의 수소음경의 앞으로 별입(別入)한다"[1]는 것과 족태음경별(足太陰經別)은 "위로 넓적다리에 이른다"[2]하는 것 등등인데, 겨우 '리(離)'의 대체적인 부위를 알 수 있을 뿐이다. 일반적으로 말하면 경별은 대부분 주슬(肘膝) 이상의 정경(正經)에서 갈라져 나오는데, 다만 경별들이 모두 이 규율을 따르는 것은 아니다. 예를 들면 수양명경별(手陽明經別)은 "손으로부터 가슴에 연(沿)하여 가며"[3], 족궐음경별(足厥陰經別)은 "발등 위에서 갈라지고"[4] 수(手)·족(足)에서 나뉘어 기시(起始)한다. 이 밖에

---

1) 別入淵腋少陰之前.
2) 上至髀.
3) 從手循膺乳.
4) 別跗上.

족태양경별(足太陽經別)은 "오금으로 갈라져 들어가고"[5]라고 하는데 반드시 오금에서 기시한다고 이해해야 하는 것이 아니라 무릎과 복숭아뼈 사이의 정경(正經)에서 갈라져 나와 상행(上行)하여 오금으로 들어가는 것이다. 족소양경별(足少陽經別)의 "오금에 도달한다"[6]에 함축된 뜻도 이와 같다.

경별의 종지점(終止點)은 양경(陽經)의 경별은 본경(本經)에 합하고, 음경(陰經)의 경별은 서로 표리(表裏)가 되는 양경(陽經)에 합하는데, 이러한 상합 관계를 '합(合)'이라고 말하고 십이경별(十二經別)이 '합(合)'하여 여섯이 되는 것을 '육합(六合)'이라고 부른다. 대체적으로 말하면 경별은 대부분 경항(頸項) 부위에서 종지(終止)한다. 예를 들면 족소음경별(足少陰經別)은 "다시 머리로 나와 태양경과 합한다"[7]는 것이고, 족태양경별(足太陽經別)은 "…… 팔을 따라 머리로 올라가 다시 태양경에 속하게 된다"[8]는 것이다. 그런데 수태양(手太陽)·수소양(手少陽)의 경별은 이러한 규율이 없고, 수소양경별(手少陽經別)은 "삼초를 따라 내려가서 흉중에서 흩어진다"[9]고 하고, 수태양경별(手太陽經別)은 "겨드랑이로 들어와서 심(心)으로 가고, 소장에 연결된다"[10]고 하여 갈라져서 흉(胸)·복강(腹腔)에서 종지(終止)한다.

이밖에 어떤 경별은 두면(頭面) 등의 부위에서 본경(本經)에 '합(合)'하는데, 예를 들면 수소음경별(手少陰經別)이 "눈의 내자(內眥)에서 합친다"[11]라는 것과 수궐음경별(手厥陰經別)이 "소장경의 완골혈 아래에서 합한다"[12]는 것 등이다.

반드시 주의해야 하는 것은 족삼음경별(足三陰經別)은 순행 초기에 서로 표리가 되는 양경(陽經)의 경별에 '합(合)'하고 서로 '합(合)'한 뒤

---

5) 別入于膕中.
6) 至膕中.
7) …… 復出于項, 合于太陽.
8) …… 從膂上入于項, 復屬于太陽.
9) 下走三焦, 散于胸中也.
10) 入腋走心, 系小腸也.
11) 合目內眥.
12) 合少陽完骨之下.

의 순행 경로는 양경(陽經)의 경별과 완전히 일치하거나 대동소이(大同小異)하다는 것이다. 예를 들면 족소음경별(足少陰經別)은 "오금에 이르면, 갈라져서 태양경과 합(合)한다"고 하는데, 여기서의 '합(合)'은 서로 나란히 가는 것이지 합쳐져서 하나가 되는 것이 아니므로 경항두면(頸項頭面)에서 '합(合)'한다는 뜻과는 다른 것이다.

2. 주행방향(走行方向)

경별의 주행방향의 기본 규율은 '추수성(趨首性)'을 띠는 것인데, 즉 사지부(四肢部)의 본경(本經)으로부터 갈라져 나온 뒤에 경항(頸項)을 향해 주행하는 것이다. 예를 들어 족소음경별(足少陰經別)은 "오금에 이르면 …… 다시 머리로 나가서 태양경과 합한다"[13]는 것이다.

이러한 규율에 맞지 않는 경별이 두 개 있는데 수태양(手太陽)·수소양(手少陽)의 경별이다. 수태양경별(手太陽經別)은 "지지(指地)는 견해(肩解)에서 갈라져 겨드랑이로 들어가 심(心)으로 가고"[14]라 하며, 수소양경별(手少陽經別)은 "지천(指天)은 머리에서 갈라져 결분으로 들어간다"[15]라고 하는데 두 개 모두 '이수성(離首性)'을 띤다.

또 제기할 것은 수소양경별(手少陽經別)은 이상의 본경(本經)으로부터 갈라져 나온 뒤 먼저 상행하여 전정(巓頂)에 이르러('指天') '추수성(趨首性)'을 띤 후에 "머리에서 갈라져서 결분으로 들어간다"[16]라고 하여 '이수성(離首性)'을 띤다는 것이다. 그런데 『유경(類經)·칠권제삼주(七卷第三注)』에서는 '지천(指天)'에서 천(天)은 양(陽)에 속하며, 지(地)의 밖에서 움직인다. 수소양경의 정경은 위로 올라가 머리에서 갈라져서 결분에 들어가고 삼초를 따라 내려가 흉중에서 흩어지는데 장부의 외곽을 감싸므로 지천(指天)이라고 한다"[17]고 말하고 있다. 필자는 위

---

13) 至膕中, …… 復出于項, 合于太陽.
14) 指地, 別于肩解, 入腋走心.
15) 指天, 別于巔, 入缺盆.
16) 別于巔, 入缺盆.
17) 指天者, 天屬陽, 運于地之外. 手少陽之正, 上別于巔, 入缺盆, 下走三焦, 散于胸中, 包羅臟腑之外, 故曰指天.

의 주석에 대해 『영추』의 뜻에 위배되는 것이라고 생각한다. 첫번째로 '지천(指天)'은 '지지(指地)'와 뜻이 같은데 모두 순행 방향을 가리켜 말하는 것으로 음양(陰陽)과는 전혀 관계가 없다. 천(天)은 위에 있으므로 위를 향해 주행(走行)하는 것을 '지천(指天)'이라고 하는 것이고, 지(地)는 아래에 있으므로 아래를 향해 주행하는 것을 '지지(指地)'라고 하는 것이다. 두번째로는 『영추(靈樞)·경맥(經脈)』에 수소양경맥(手少陽經脈)이 머리꼭대기에 이른다는 설(說)은 없으므로 그 경별이 "올라가 머리에서 갈라진다"[18]는 것은 불가능한 것이고, 수소양경맥(手少陽經脈) 순행의 최고점은 '이상각(耳上角)'으로 이것은 겨우 액각(額角)에 위치하고 있을 뿐이다.

3. 순행(循行)

경별 순행의 기본 규율은 본경(本經)으로부터 갈라져 나온 뒤에 모두 흉복강(胸腹腔)으로 들어가 일단(一段)의 순행을 거친 후 경항처(頸項處)에서 체표(體表)로 나오는 것인데, 줄여서 '입(入)'·'출(出)'이라고 부른다. 다만 두 개의 경별은 흉복강으로 들어간 뒤 다시 체표로 나오지 않는다. 수태양경별(手太陽經別)은 "겨드랑이로 들어가 심(心)으로 가고, 소장에 연결된다"[19]하고, 수소양경별(手少陽經別)은 "삼초를 따라 내려가서 흉중에서 흩어진다"[20]고 하는데, 단지 '이(離)'·'입(入)'의 규율만이 있을 뿐이고 '출(出)'·'합(合)'의 특징은 없다. 비록 그들이 소장(小腸)·삼초(三焦)를 지나가 본경(本經)과 연계를 맺고 있지만 직접 본경맥(本經脈)에 '합(合)'하는 것은 아니므로 수족삼음삼양(手足三陰三陽)이 이루는 '육합(六合)'의 관계는 완전무결한 것이 아니다.

또한 족궐음(足厥陰)과 족태음(足太陰)의 경별에는 비록 '입(入)'·'출(出)'의 규율이 있지만 다른 경별의 것과 같지가 않다. 그들은 비(髀)부위의 위아래에서 서로 표리가 되는 양경(陽經)의 경별에 '합(合)'한

18) 上別于巓.
19) 系小腸也.
20) 下走三焦, 散于胸中也.

후에 그것들을 따라서 체강(體腔)으로 진입하고 체표로 나온다. 사실상 그들을 양경(陽經)의 경별과 구별하기는 매우 어렵다.

경별은 비록 소속 혈위(穴位), 주소병증(主訴病證)이 없지만 그 순행은 이미 음경(陰經)이 두면(頭面) 순행에 있어서 부족한 점을 보충하고 또 음양경(陰陽經) 사이, 경맥(經脈)과 장부(臟腑) 사이의 연계를 증강시키며 또 임상 치료에 중요한 이론적 근거를 제공한다. 경별의 이러한 주요 기능은 그 순행의 주요 특징에 기초한 것으로 음경(陰經)의 경별은 흉복강에 진입한 뒤 본장(本臟)에 들어가고 또 서로 표리가 되는 부(腑)를 거치며, 양경(陽經)의 경별은 흉복강에 진입한 뒤 본부(本腑)에 들어가고 또 서로 표리가 되는 장(臟)에 이른다. 오직 수소음(手少陰)이 예외로서 그 경별은 "심에 속하고, 인후를 따라 올라간다"21) 라고 하여 겨우 본장(本臟)에 이를 뿐 본부(本腑)를 거치지는 않는다.

경별은 순행 과정 중에서 대부분 심(心)과 연계를 맺는다. 예를 들면 족삼양(足三陽)·수태양(手太陽)·수소음(手少陰)의 경별은 심(心)과 직접적인 연계를 맺고, 족삼음경별(足三陰經別)은 족삼양경별(足三陽經別)과의 '반행(伴行)'을 통해 심(心)과 연계를 맺으며, 수궐음경별(手厥陰經別)은 심(心)과 간접적인 연계를 맺는다. 따라서 "심(心)은 오장육부의 주(主)가 된다"22)는 함축적인 뜻을 나타내고 있다.

이밖에 경별은 대부분 분지(分枝)가 없다. 다만 족소양(足少陽)·족태양(足太陽)의 경별이 각각 한 개의 분지(分枝)를 갖고 있는데, 족태양(足太陽)은 "갈라져 항문으로 들어간다"23)하고, 족소양(足少陽)은 "별맥은 계협(季脇 : 갈비뼈 11~12사이)사이에 들어간다"24)고 한다. 경별이 십이경맥(十二經脈) 이외의 경락(經絡)과 서로 연계를 맺는 경우는 거의 없다. 오직 족소음경별(足少陰經別)이 "마땅히 14추(椎)에서 나와 대맥에 속한다"25)고 할 뿐이다.

---

21) 屬于心, 上走喉嚨.
22) 心爲五臟六腑之大主.
23) 別入于肛.
24) 別者入季脇之間.
25) 當十四椎出屬帶脈.

역자 이봉효 / 교정 이진광

원 저 : 상해중의약잡지 1995년 2기(95132042)
『靈樞』十二經別分布規律探討
주제어 : 『영추』 / 십이경별(十二經別)

'기혈다소' 이론 및 침구 임상에서의 응용

厦門大學海外教育學院中醫部 黃建軍

1. '기혈다소' 이론은 장부 경맥의 생리(生理)와 병리 변화를 개괄하고 있다

'기혈다소' 이론은 『내경』의 십이경 기혈 분포의 다소에 관한 이론으로, 아울러 자침 보사 이론을 이끌어 냈다. 후세 의가들은 대개 『내경』의 "이는 하늘이 불변하는 이치이다"[1]라는 논술을 근거로 고정 불변하는 '상(常)'이라는 양적 개념으로 이해했다. 『소문(素問)·혈기형지(血氣形志)』, 『영추(靈樞)·오음오미(五音五味)』, 『영추(靈樞)·구침론(九針論)』에 각각 각 경맥의 기혈 다소에 대한 글이 있는데 후세 의가들은 이것을 '기혈다소' 이론의 기원이라고 생각했다. 그러나 세 단락의 문장 중 양경(陽經)의 기혈 다소에 대한 기재는 동일하지만 음경(陰經)의 기혈 다소에 대한 기재는 서로 차이가 있어 후세에는 적합하지가 않다. 그러므로 세 편 중 익혀야 할 것과 아닌 것을 토론해야 한다. 장경악(張景岳)은 "이는 필시 전해져 기록된 바의 오류"[2]라고 했고, 아울러 "『영추(靈樞)』에는 오류가 많다"[3]라고 생각하여 『소문·혈기형지』가 옳다고 주장하였다. 이 말은 부화뇌동(附和雷同)하는 면도 적지 않지만 "영추에는 오류가 많다(靈樞多誤)"에 근거한 것이지 독단적인 주장은

1) 此天之常數.
2) 此必傳錄之誤.
3) 靈樞多誤.

아니다. 장지총(張志聰)은 『소문집주(素問集注)』의 장부음양표리(臟腑陰陽表裏)로부터 정립한 이론을 "기는 양이며 혈은 음이고, 부는 양이고 장은 음이다. 장부음양자웅은 상합하는데, 양이 남으면 음이 부족하고 음이 부족하면 양이 부족하니, 이는 음양의 남고 부족함에 있어 불변하는 법칙이다"[4]라고 표현하여 표리 경맥의 기혈 다소는 상반된다는 관점을 주장하였다. 그러나 이러할 것 같으면 태음경(太陰經)은 마땅히 소기소혈(少氣少血)해야 하는데 이것은 원문에 부합되지 않는다. 자체의 여러 모순된 점으로 인하여 '기혈다소' 이론은 줄곧 의심스러운 지위에 놓여져 있었을 뿐 아니라 임상 응용에 있어서도 아직 제대로 활용되지 못하고 있다. 필자는 경맥은 기혈 운행의 통로이며 기혈은 경맥 중에 운행되어 여러 요인의 영향을 받는다고 인식하고 있다. 예를 들면 생리 방면의 체질, 연령, 성별 요인, 병리 상태에서의 외사(外邪) 성질, 질환이 있는 장부 및 인체의 반응 상태 등이다. 그러므로 십이경맥의 기혈 분포의 다소는 하나의 동태적 개념이지 하나의 '상(常 : 불변함)'적 개념이 아니다. 『내경』의 각 편은 이러한 문제에 대해 '용(用)'이라는 개략적인 말로 논술하고 있다. 예를 들면 『소문·혈기형지』에 "무릇 사람에게 있어 불변하는 법칙은, 태양은 항상 다혈소기하고, 소양은 항상 소혈다기하고, 양명은 항상 다기다혈하고, 소음은 항상 소혈다기하고, 궐음은 항상 다혈소기하고, 태음은 항상 다기소혈하며, 태음은 항상 다기소혈하는데, 이것이 하늘의 불변하는 법칙이다"[5]라고 기재되어 있다. 원문을 자세히 분석해 보면 이 안의 '상(常)'이라는 글자의 함의(含意)는 '통상, 항상, 늘'이라는 뜻으로, 말하자면 십이경맥의 생리 상태에서 자주 보이는 상황이다. 실제에 있어서 십이경맥의 기혈 분포는 매우 복잡한데, 『영추(靈樞)·음양이십오인(陰陽二十五人)』에서는 인체 육양경(六陽經)의 기혈 분포, 즉 각 경맥은 모두 다기다혈(多氣多血), 다기소혈(多氣少血), 소기다혈(少氣多血)과 소기소혈(少氣少

4) 氣爲陽, 血爲陰, 腑爲陽, 臟爲陰, 臟腑陰陽, 雌雄相合, 陽有餘則陰不足, 陰有餘則陽不足, 此天地盈虛之常數也.

5) 夫人之常數, 太陽常多血少氣, 少陽常少血多氣, 陽明常多氣多血, 少陰常少血多氣, 厥陰常多血少氣, 太陰常多氣少血, 此天之常數.

血) 네 종류의 부동한 상태가 있다는 것뿐만 아니라, 경맥 상하 기혈 역시 부동(不同)하다는 것을 상세히 기재하고 있다. 『내경』에서 제시된 병리 이론의 의의는 일종의 병리 유형을 제시하고 있다는 점인데, 이 유형은 장부 경맥의 기능 활동 상태를 개괄하고 있다. '기(氣)'는 기능 활동을 대표하고 있고 '혈(血)'은 물질 기초를 대표하고 있다. '다기다혈'이 대표하는 것은 일종의 정기(精氣)가 번성하고 장부 경맥이 충만하여 분연히 생동하는 정상적인 생리 상태(혹은 정사가 모두 성하거나 기혈이 옹체된 실증)이며, '소기소혈'은 즉, 일종의 정기가 쇠퇴하고 장부 경맥의 기능이 저하된 병리 상태이며, '다기소혈'·'다혈소기'는 기능과 물질 사이의 편성(偏盛)·편쇠(偏衰)의 반영이다. 장부 경맥의 이러한 네 종류의 기능 상태는 자침의 '출기(出氣)'·'출혈(出血)'과 '악기(惡氣)'·'악혈(惡血)'을 효과적으로 이끌어 낼 수 있다. 즉, 장부 경맥의 기능 상태를 운용하여 '사혈요법(瀉血療法)' 또는 출침시 침을 흔들어 침공을 넓히고 출침 후 침공을 막지 않게 하여 사기(邪氣)를 밖으로 내보내는 사법의 채용뿐만 아니라 또한 보법의 채용도 결정할 수 있다. 그러므로 임상에 있어서의 의의는 매우 크다고 할 수 있다.

2. 십이경맥의 '기혈다소'를 결정하는 방법

십이경의 기혈 다소가 하나의 고정 불변하는 '상(常)'이라는 양적 개념이 아니라고 한 이상, 그러면 어떻게 해야 각 경맥의 '기혈다소'를 확정할 수 있는가? 『영추·음양이십오인』 등의 편을 근거로 각 경맥의 '기혈다소'를 확정할 수 있는데, 주로 각 경맥이 순행하는 부위의 모발·피부·기육(肌肉) 및 속한 장부의 기능 상태와 연령·성별 등에 근거하여 확정했다.

(1) 모발의 변별(辨別)

모발은 두발, 미(眉), 구렛나루, 콧수염, 턱수염, 액모(腋毛), 음모(陰毛), 체모(體毛) 등을 포괄한다. 그들이 분포하는 부위는 서로 다른 경맥의 상관성과 구별이 되므로 서로 다른 경맥의 기능 상태를 충분히 반영할 수 있다. 일반적으로 말하면 경맥이 지나가는 부위의 모발이 검고 반지르르하고 생장이 무성하고 심지어는 아래위로 펼쳐져 있으면 해당 경맥이 다기다혈한 것을 설명하는 것이다. 즉, 외사의 침입으로 또한 정기(正氣)가 사기에 항쟁하는 힘이 있는 실증(實證)에 속한다. 만약 모발이 희소(稀疏)하고 초고(焦枯)하고 빠지거나 부족하면 해당 경맥이 소기소혈한 것을 설명하는 것으로 경맥의 기혈이 크게 상한 표현이다. 만약 모발이 희소(稀少)하면 혈소기다의 형상이고 모발의 생장이 느리면 혈다기소의 형상이다.

(2) 기부(肌膚)의 변별

기부를 변별한다는 것은 피부·기육의 비수(肥瘦), 온도 등의 변별을 포괄한다. 경맥이 지나가는 부위의 피부가 촉촉하고 광택이 있고 기육이 풍만하고 온도가 정상이면 다기다혈이다. 피부가 고조(枯燥)하고 앙상하며 주름살이 많고 어루만져서 서늘함이 느껴지면 소기소혈이다. 피부가 얇고 연하며 동상에 잘 걸리면 혈소기다이다. 기육이 쇠약하고 청근(青筋)이 뚜렷이 드러나 있으면 혈다기소이다.

(3) 안색의 변별

인체 피부색의 변화를 근거로 또한 경맥의 '기혈다소'를 판단할 수 있다. 『영추·오음오미』에 "누렇고, 붉은 것은 다열(혈)기하며, 푸르고 흰 것은 소열(혈)기하고, 검은 색은 다혈소기한 것이다"[6]라고 기재되어 있다.

(4) 일반 상황의 변별

성별과 연령이 같지 않다면 경맥의 '기혈다소' 또한 같지 않다. 『영추·오음오미』에 "부녀자들은 기는 남음이 있으나 혈은 부족하다"[7], 『영추·역순비수』에 "영아들은 기육이 약하고 혈소(血少)하고 기약(氣弱)하다"라고 기재되어 있다.

---

6) 黃赤者多熱(血)氣, 青白者少熱(血)氣, 黑色者多血少氣.
7) 婦人之生, 有餘于氣, 不足于血.

(5) 장부가 속한 경맥의 기능 상태 변별

장부 기혈의 허실(虛實) 상태는 상응하는 경맥의 기혈 다소에 직접 영향을 미친다. 장부변증(臟腑辨證)의 결론은 경맥의 기혈 다소를 확정하는 데 중요한 근거가 된다.

3. '기혈다소' 이론의 침구 임상에 있어서의 응용

(1) 침자보사법(針刺補瀉法)을 임상에 적용함

자침의 치료 원칙은 "실(實)하면 사(瀉)하고, 허(虛)하면 보(補)한다"[8]는 것이다. '기혈다소' 이론을 근거로 다기다혈한 경맥은 '출혈'·'출기' 즉, 사혈요법 혹은 침자사법을 시행하고, 소기소혈한 경맥은 '악기'·'악혈' 즉, 사법을 채용하지 말고 보법을 사용해야 하며, 다기소혈한 경맥은 '출혈'·'악기' 즉, 사혈하되 지나치게 정기를 상하게 해서는 안 되고, 소혈다기한 경맥은 '출기'·'악혈' 즉, 사법을 사용하여 사기를 밖으로 보내되 사혈해서는 안 된다. 예를 들면, 임상에서 좌골신경통(坐骨神經痛)을 치료하는데, 위중혈(委中穴)에 사혈시키는 방법을 상용하는데, 『내경』에 "태양경은 혈(血)은 많고 기(氣)는 적다"[9]라고 기재되어 있다. 그러나 임상에서도 예외가 있기 때문에 반드시 먼저 해당 경맥이 '다기소혈'한 상태인지 변별한 후에 자침해야 한다. 만약 환자의 괵와부(膕窩部)에 청근이 뚜렷이 드러나 보이고 심하면 자흑(紫黑)하고 게다가 환자의 형체도 장실하면 안심하고 사혈 요법을 사용하여 흑혈을 많이 출혈시키면 즉시 효과를 볼 수 있다. 만약 위에서 말한 신체적 증상이 없으면 해당 경맥은 '다혈소기'한 상태가 아닌 것을 설명한 것으로 사혈해서는 안 된다. 즉, 자침하여 혈색이 대개 열고 양이 적으면 효과를 얻기 어렵다.

(2) '상병하치(上病下治)'를 이끎

'기혈다소' 이론은 각 경맥의 기혈다소의 상태를 중요시할 뿐 아니라

---

8) 實則瀉之, 虛則補之.
9) 太陽常多血少氣.

각 경맥의 상하 기혈의 평형도 중요시한다. 『영추·음양이십오인』에 "기가 신체의 윗 부분에서 남아돌면 아래로 끌어내리고, 윗쪽에 기가 모자라면 위로 끌어올린다"[10]라고 주장하고 있다. 예를 들면 소양경(少陽經)의 기가 상역(上逆)한 편두통(偏頭痛)은 소양의 상부의 기가 유여한 상태이므로 마땅히 상병하취(上病下取)의 방법을 채용하는데, 소양의 족임읍혈(足臨泣穴)을 취하여 기를 하행시키면 대개 통증이 그친다. 만약 소음(少陰)의 수해(髓海)가 부족한 신허두통(腎虛頭痛)이라면 상부의 기가 부족한 상태로 신경(腎經)의 원혈(原穴)인 태계(太溪)를 취하여 신경의 원기 부족을 보하여 기를 이끌어 상행시키면 좋은 효과를 얻을 수 있다.

(3) 득기의 상황을 판단함

'다기(多氣)'한 경맥은 자침 후 득기가 비교적 빠르며 아울러 침감(針感)도 강하고, '소기'한 경맥은 득기가 비교적 느리며 침감도 약하다. 이러한 규율은 우리가 자침시의 힘을 파악하거나 적절한 침감을 취득하는 데 도움을 준다. 『표유부(標幽賦)』에 "먼저 기의 많고 적음을 살피고, 그 다음엔 반응하여 도달하는 기를 관찰한다"[11]라 말하고 있는 것은 바로 이런 뜻에서이다.

(4) 허증(虛證)을 보하는 요혈(要穴)의 선택

침자의 보허사실(補虛瀉實) 치료 방법으로 효과를 얻음에 있어서 항상 인체의 기능 상태와 밀접한 관계가 있다. 허증 상태에서 기혈 모두 허한 경맥에 보법을 시행하면 침감이 비교적 약하고 항상 경기를 유발시키기도 힘들고 치료 효과도 이상적이지 못하다. 그러므로 임상에 경험이 있는 의사는 허증을 치료하는 데 있어 항상 '다기다혈'한 경맥의 어떤 수혈(腧穴)을 선택하여 허증을 보하는 기능을 증가시킨다. 예를 들면 족양명위경(足陽明胃經)은 항상 '다기다혈'하므로 합혈(合穴)인 족삼리(足三里)를 상용하여 허증을 보하는 요혈로 삼고 있다.

---

10) 氣有餘于上者, 導而下之. 氣不足于上者, 推而(休)揚之.
11) 先詳多少之宜, 次察應至之氣.

역자 권충경 / 교정 이진광

원 저 : 중국침구 1995년 3기(95333043)
'氣血多少'理論及記載針灸臨床中的應用

요 점 : 본문은 '기혈다소(氣血多少)' 이론에 관한 것으로 『내경(內經)』에서는 장부경락(臟腑經絡)의 기능 활동 상태의 개괄이며 일종의 병리모형(病理模型)이라고 인식하고 있다. 그러므로 그것은 하나의 고정 불변하는 '상(象)'이라는 양적 개념이 아니라 장부 경락의 기능 활동 변화에 따라 변화하는 하나의 '변(變)'이라는 양적 개념이다. 각 경맥(經脈)의 '기혈다소'는 경맥이 지나가는 부위의 모발의 생장 상황, 피부의 색택, 온도 및 속한 장부의 기능 상태를 근거로 확정할 수 있다. 이 이론을 운용함으로써 침구임상(針灸臨床)에 있어서의 보사(補瀉)·선혈(選穴) 및 자침(刺針)의 득기(得氣) 상태를 이끌어낼 수 있다.

뜸의 보사론

河南省汝陽懸人民醫院 史廣宇

『소문(素問)·이법방의론(異法方宜論)』에서 "북방(北方)은 천지(天地)가 폐장(閉藏)하는 지역이다. 그곳의 지형이 높고 구릉이 있어서 기후가 맹렬하고, …… 내장(內臟)이 차가워서 여러 가지 병이 생기는 데, 치료는 마땅히 뜸을 떠야 한다[1]"라고 했고, 『소문(素問)·조경론(調經論)』에서는 "혈기(血氣)는 따뜻한 것을 좋아하고 찬 것을 싫어하는데, 차게 되면 정체되어 흐르지 못하고 따뜻하면 정체된 것이 풀어져 흐를 수 있게 된다"[2]라고 했으며, 『영추(靈樞)·경맥(經脈)』에서는 "처진 것은 뜸을 뜬다"[3]라고 했다. 사람들은 항상 한사(寒邪)로 인한 질환, 양허제증(陽虛諸證), 중기하함(中氣下陷) 등의 증(證)에 뜸을 떠서 효과를 거두고 있다. 이러한 것으로부터 어떤 사람들은 "구법(灸法)에는 보(補)는 있으나 사(瀉)는 없다"고 인식하고 있고, 어떤 사람들은 구법(灸法)을 허증(虛證)·한증(寒證)에만 적용하고 실증(實證)·열증(熱證)에는 적용하지 않는다. 따라서 구법(灸法)의 보사관계(補瀉關係)에 대해서 명확하게 밝힐 필요가 있게 되었다.

1. 한열허실(寒熱虛實) 모두 뜸을 뜰 수 있다

명대(明代) 이천(李梴)의 『의학입문(醫學入門)』에서 "허증(虛證)에 뜸을 뜨는 것은 화기(火氣)로 하여금 원음(元陰)을 돕도록 하고자 함이

1) 北方者, 天地所閉藏之域也, 其地高陵居, 風寒凛冽, …… 臟寒生滿病, 其治宜灸焫
2) 血氣者, 喜溫而惡寒, 寒則泣而不流, 溫則消而去之.
3) 陷下則灸之.

고, 실증(實證)에 뜸을 뜨는 것은 실사(實邪)로 하여금 화기(火氣)를 따라서 발산(發散)되도록 하고자 함이고, 한증(寒證)에 뜸을 뜨는 것은 그 기운이 온기(溫氣)를 회복하도록 하고자 함이고, 열증(熱證)에 뜸을 뜨는 것은 울열(鬱熱)의 기(氣)를 이끌어서 외발(外發)되도록 하고자 함인데 화(火)가 조(燥)를 내쫓는다는 뜻이다"[4]라고 했는데, 이것은 구법(灸法)의 적응 범위가 넓다는 것을 설명한다.

구법(灸法)에는 보중익기(補中益氣), 복맥구역(復脈救逆), 회양고탈(回陽固脫), 고섭충임(固攝衝任), 배원익정(培元益精), 배보비위(培補脾胃), 보신고본(補腎固本)의 작용이 있다. 만약 신원(腎元)이 휴손(虧損)된 허약 체질의 양위(陽痿) 환자가 애주(艾炷)를 이용해서 신유(腎兪)·관원(關元) 등의 혈에 뜸을 뜨면 증상이 천천히 사라지며, 애조(艾條)를 이용해서 은백(隱白)에 훈구(熏灸)를 하면 허성붕루(虛性崩漏)를 그치게 하고, 백회(百會)에 뜸을 뜨면 탈항(脫肛), 자궁탈수(子宮脫垂)를 치료하고, 족삼리(足三里)에 뜸을 뜨면 허성위통(虛性胃痛) 등에 모두 좋은 효과를 거둘 수 있다.

구법(灸法)에는 온중산한(溫中散寒), 온통경맥(溫通經脈), 거풍지통(祛風止痛)의 작용이 있다. 임상에서는 더욱 널리 운용된다. 족삼리(足三里)·곡지(曲池)에 뜸을 뜨면 한사(寒痺)를 치료하고, 신유(腎兪)·족삼리(足三里)에 뜸을 뜨면 요슬냉통(腰膝冷痛)을 치료하며 중완(中脘), 족삼리(足三里)에 뜸을 뜨면 위한통(胃寒痛)을 치료한다. 청대(淸代)의 오역정(吳亦鼎)은 『신구경론(神灸經論)』에서 한궐(寒厥)에는 뜸을 떠야 한다고 기재하여, 얼굴이 푸르게 되고 배가 아프며, 구토설사를 하고 혀는 말려서 위축되고, 손톱과 입술이 푸르게 되고, 심하에 맺힌 것이 있고, 단단하게 배가 불러오고, 식은땀이 그치지 않고, 온 몸이 얼음장 같고, 궐역하고 혼수상태가 되어 인사불성이고, 맥은 미미하여 숨어버리고 끊어질 것 같으면 기해혈·단전혈·관원혈에 큰 애주(艾炷)를 사용하여 뜸을 27장 뜬다"[5]라고 했는데, 실제상으로 『상한론(傷寒論)』 소음(少陰)·

---

4) 虛者灸之, 使火氣欲助元陰也. 實者九之, 使實邪隨火氣而發散也. 寒者灸之, 使其氣之復溫也. 熱者灸之, 引鬱熱之氣外發, 火就燥之義也.

궐음(厥陰) 한증(寒證)에 뜸을 사용하던 것이 발전된 것이다.

구법(灸法)에는 통조중초(通調中焦), 행기화혈(行氣和血), 청어산결(淸瘀散結), 척탕장부(滌蕩臟腑)의 작용이 있다. 『천금방(千金方)·권십오(卷十五)』에는 구법(灸法)을 사용하여 열리(熱痢)를 치료한다는 기재가 있는데, "모든 설사(泄瀉)에서 대변에 농혈(膿血)이 있고 뒤가 무겁고 복통(腹痛)이 있으면 소장수(小腸兪)에 뜸을 백장(百壯) 뜬다"[6]라고 하였다. 곽란증(霍亂證)은 본래 기(氣)가 장위(腸胃)를 어지럽힌 까닭인데 구법(灸法)을 사용하여 치료하는 것은 승강(升降)을 조절하여 어지러운 기운을 다스리는 것이다. 『신구경론(神灸經論)』에서는 "모든 곽란(霍亂)으로 죽을 것 같은 증상에는 배꼽을 소금으로 메우고 뜸을 일곱장(壯) 뜨면 바로 낫는다"[7]라고 했고, 『천금요방(千金要方)·권이십(卷二十)』에서는 "임병(淋病)에 소변을 못보고 생식기에 통증이 있으면 태충(太衝)에 뜸을 오십장(五十壯) 뜬다"[8]라고 했다. 구법(灸法)은 또한 통기활혈법(通氣活血法)에 속하는데, 경맥(經脈)을 조절하고 기혈(氣血)이 잘 흐르게 하여 정체된 것을 통하게 하고 맺힌 것을 풀어 주며 막힌 것이 통하게 한다. 『경악전서(景岳全書)』에서는 "모든 심각하게 정체된 것은 참으로 풀기가 어려운데 반드시 흩어버리고자 한다면 불의 힘이 아니고는 빨리 효과를 볼 수 없다"[9]라고 했다.

구법(灸法)에는 또 청열해독(淸熱解毒), 인화화기(引火化氣), 이심취천인사외출(移深就淺引邪外出)의 효능이 있다. 명대(明代)의 공거중(龔居中)은 『홍로점설(紅爐點雪)』에서 "열(熱)이 열(熱)을 얻어서 풀어지는 것은 더위가 극(極)에 이르면 서늘해지는 것과 같은데 화(火)가 있을 때 그것을 발산시키려는 뜻이 있는 것이다"[10]라고 인식하였다. 명대(明代)의 진실공(陳實功) 또한 『외과정종(外科正宗)』에서 "뜸의 화기(火氣)

---

5) 面青腹痛, 嘔吐瀉利, 舌卷囊縮, 手指甲, 脣青, 心下結, 硬脹, 冷汗不止, 四體如氷, 厥逆昏沈不省人事, 脈微伏絶者, 氣海, 丹田, 關元, 用大艾炷灸 二七壯.

6) 泄注五痢, 便膿血, 重下腹痛, 灸小腸兪百壯.

7) 凡霍亂將死者, 用鹽塡臍中, 灸七壯立愈.

8) 淋病不得小便, 陰上痛, 灸足太衝五十壯.

9) 凡大結大滯, 最不易散, 必欲散之, 非籍火力不能速也.

10) 熱得熱而解者, 猶暑極反凉, 有火欲發之之義也.

가 열독(熱毒)을 끌어내어 창양(瘡瘍)을 투출(透出)시키는 것은 내독(內毒)에게 길을 내주어 외발(外發)시키는 것인데, 진실로 양과(瘍科)의 최고의 방법이다"[11]라고 했고, 『신구경론(神灸經論)』에서는 뜸으로 치료한 열병(熱病)이 50여 종류나 되어 상한발열(傷寒發熱), 인조구건(咽燥口乾), 부인열입혈실(婦人熱入血室), 열해(熱咳), 백호역절풍(白虎歷節風), 폐옹(肺癰), 편신발열(遍身發熱) 등의 여러 가지 증에 뜸을 뜨는데, 열병(熱病)에 뜸을 뜰 수 있다는 것에 강력한 사실적 근거를 제공한다. 당송대(唐宋代)는 중국(中國) 구법(灸法) 발전의 융성기였다. 『천금요방(千金要方)』 한 권만 해도 구법(灸法)으로 열병(熱病)을 치료하는 것이 40여 종류, 180여 조항이나 된다. 그 중에는 풍열후비(風熱喉痹), 목적종통(目赤腫痛) 등의 오관과열증(五官科熱證)도 있고, 장부열(臟腑熱)로 인한 해수(咳嗽), 변비(便秘), 심번(心煩), 오노(懊憹), 열림(熱淋), 장옹(腸癰), 습열설리(濕熱泄利), 소갈(消渴) 등의 내과열증(內科熱證)도 있으며, 열성동혈(熱盛動血)의 뉵혈(衄血), 변혈(便血), 뇨혈(尿血) 및 열독옹저(熱毒癰疽), 저창(疔瘡), 창양(瘡瘍), 발배(發背) 등의 외과열증(外科熱證)도 있다. 그 책에는 "복부(腹部)에 열폐(熱閉)가 있을 때는 대소변(大小便)을 보기가 어려운데 …… 신문(顖門)에 뜸을 백장(百壯) 뜬다"[12], "위에 열병이 있으면 족삼리에 30장의 뜸을 뜬다"[13] 등의 기재도 있다. 구법(灸法)은 실열증(實熱證)의 치료에 쓸 뿐만 아니라 어느 정도의 음허열증(陰虛熱證)에도 비교적 효과가 있다. 최지제(崔知悌)는 『골증병구방(骨蒸病灸方)』에서 전문적으로 골증로열(骨蒸勞熱)의 구치료법(灸治療法)에 대해 소개했는데, 전인들이 구법(灸法)으로 열병(熱病)을 치료한 기초 위에서 또 여러 종류의 급성열병(急性熱病)에 구법(灸法)을 사용하고 있다. 송대(宋代)의 문인기년(聞人耆年)이 『비급구법(備急灸法)』에서 급성후비(急性喉痺), 곽란민란욕사(霍亂悶亂欲死) 등의 위급한 병증에 모두 유효한 치료법을 제기한 것과 같다.

---

11) 艾火拔引熱毒, 通透瘡瘍, 使內毒有路而外發, 誠爲瘍科首節第一法也.
12) 腹熱閉時, 大小便難. …… 灸顖門百壯.
13) 胃中熱病, 灸足三里三十壯.

2. 구법(灸法)에는 보(補)와 사(瀉)가 있다

한대(漢代) 장중경(張仲景)이 『상한론(傷寒論)』에서 구(灸)를 '공(攻)'이라고 인식한 이래로 많은 사람들이 구법(灸法)의 작용을 일종의 단순한 보법(補法)으로만 인식하고, 아울러 구(灸)에는 사법(瀉法)이 없다는 말까지 하고 있다. 그러나 장기적인 임상 실천으로 구법(灸法)에는 보(補)만 있는 것이 아니라 사(瀉)도 있다. 보(補)할 수도 있고 사(瀉)할 수도 있다는 것을 증명해 왔고 또 보사(補瀉)의 방법에서도 매우 많은 경험을 축적했다.

일찍이 『영추(靈樞)·배수(背腧)』에서 "뜸을 떠서 보(補)할 때는 그 불을 불면 안 되고 스스로 꺼지게 해야 하고, 뜸을 떠서 사(瀉)할 때는 빨리 그 불을 불어서 그 쑥에 전해져 그 불을 따라 꺼지게 한다"14)라고 했는데, 여기서는 보법을 행하는 것에 대해 쑥의 불이 천천히 연소되게 하여 화력(火力)이 온화(溫和)하게 오래 가도록 하고, 사법(瀉法)을 행할 때는 의사가 쑥의 불을 빨리 불어 화력(火力)이 신속하고 맹렬하게 병소(病所)에 직접 도달하도록 한다고 명확하게 제시하고 있다. 이로써 구법(灸法)의 자극량과 보사(補瀉)에 밀접한 관계가 있음을 볼 수 있다. 아울러 구법(灸法) 시술 중에는 반드시 가장 적당한 자극량을 선택해야 가장 좋은 효과를 거둘 수 있음을 강조하고 있다. 후세의 임상 실천에서도 구법(灸法)을 시술할 때의 쑥의 대소(大小), 장수(壯數)의 다소(多少)에 있어서 불의 크기, 완급(緩急)이 모두 보사(補瀉)의 방법과 밀접한 관계가 있음을 증명하고 있다.

명대(明代)의 양계주(楊繼洲)는 또 상술한 보사 방법에 대해서 발전과 보충을 가했다. 그는 『침구대성(鍼灸大成)·애구보사(艾灸補瀉)』에서 "뜸을 떠서 보(補)할 때는 그 불을 불지 말고 스스로 꺼지기를 기다렸다가 곧바로 그 혈(穴)을 누르고 뜸을 떠서 사(瀉)할 때는 빨리 그 불을 불고 그 혈(穴)을 열어 둔다"15)라고 했는데, 점화한 불이 천천히 스

---

14) 以火補者, 勿吹其火, 須自滅也. 以火瀉者, 疾吹其火, 傳其艾, 隨其火滅也.
15) 以火補者, 勿吹其火, 須待自滅, 卽按其穴. 以火泄者, 速吹其火, 開其穴也.

스로 꺼지기를 기다려 손으로 그 혈을 눌러서 진기(眞氣)가 모이되 흩어지지 않게 하는 것은 보(補)가 되고, 불을 붙인 후에 입으로 그 불을 빨리 불고 그 혈(穴)을 누르지 않으면 혈(穴)이 열려 사기(邪氣)가 발산될 수 있으므로 사(瀉)가 되는 것이다. 『영추(靈樞)·경맥(經脈)』에는 "열증에는 신속히 자침하고, 한증에는 유침시킨다"[16]는 설(說)이 있는데, 필자는 이 방법이 침자(鍼刺)에만 적용되는 것이 아니라 실제로는 구법(灸法) 치료의 원칙이기도 하며 표준이 된다고 생각한다. 만약 신원(腎元)이 휴손(虧損)된 허약 체질의 양위(陽痿) 환자가 애주(艾炷)를 이용하여 신유(腎兪)·관원(關元) 등의 혈(穴)에 직접구(直接灸)를 시술하여 점화 후에 불이 천천히 스스로 꺼지게 하고 곧바로 손으로 시술부위를 눌러 온열감이 사라지기를 기다린 후 다시 두번째 뜸을 뜨는데, 매번 쌀알만한 크기로 5~10장(壯) 뜬다면 좋은 효과를 거둘 수 있는데, 이것은 곧 "허증이면 보(補)한다"[17]는 방법이다. 이것으로부터 유추해 보면 신궐(神闕)에 뜸을 떠서 노상(勞傷), 실혈(失血), 구설(久泄)을 치료하고, 족삼리(足三里)에 뜸을 떠서 허한성위통(虛寒性胃痛)을 치료하고 관원(關元)에 뜸을 떠서 한궐(寒厥), 침한고랭(沈寒痼冷), 양기쇠약(陽氣衰弱)을 치료하고, 족삼리(足三里)·곡지(曲池)에 뜸을 떠서 한비(寒痺)를 치료하고, 신유(腎兪)·족삼리(足三里)에 뜸을 떠서 요슬냉통(腰膝冷痛)을 치료하는 것 모두 이러한 보법(補法)을 사용할 수 있는데, 따뜻한 온열감(溫熱感)을 이용해서 온통경맥(溫通經脈), 보익정기(補益正氣)의 목적에 도달하는 것이다. 또 예를 들면 은백(隱白)에 애조(艾條)로 훈구(熏灸)하여 허성붕루(虛性崩漏)를 치료하는데, 애조(艾條) 한 개에 점화하여 은백혈(隱白穴) 위로 10cm 정도 떨어진 곳에서 매 차례 10~20분 정도씩 국소 주위의 피부가 발갛게 될 때까지 훈구(熏灸)하여 매일 3~5차례 하면 치료 효과가 좋다. 반대로 급성이하선염(急性耳下腺炎), 국부홍종열통(局部紅腫熱痛), 발열(發熱)에는 정심초잠마유(灯心草蘸麻油)를 사용하여 점화해서 화염(火焰)을 일으키고

16) 熱則疾之, 寒則留之.
17) 虛則補之.

빨리 불어서 불이 왕성하게 일어나도록 하는 것으로, 각손(角孫)에 점구(點灸)하여 소리를 지르게 하면 그 불이 꺼진 뒤 매우 빠른 퇴열소종(退熱消腫)의 효과를 거둘 수가 있다. 이것은 곧 "열증이면 신속히 뜸뜬다"[18]는 방법이다. 예를 들면 인후종통(咽喉腫痛), 허화아통(虛火牙痛)이 있을 때 곡지(曲池)·합곡(合谷)에 애주구(艾炷灸)를 하는데, 큰 애주(艾炷)에 점화한 뒤 "입으로 빨리 그 불을 부는" 방법을 사용하여 그 혈자리를 누르지 않고 사기(邪氣)가 외설(外泄)되도록 하여 인화화기(引火化氣)하면 열(熱)을 따라 사라진다. 위중열(胃中熱)로 족삼리(足三里)에 뜸을 뜰 때도 상술한 것처럼 위열(胃熱)을 소설(疏泄)시키는 방법을 사용할 수 있다. 지금까지 말한 실례로부터 우리들은 다음과 같은 결론을 얻을 수 있다. 구(灸)의 보법(補法)은 불이 저절로 꺼지기를 기다리고 장수(壯數)는 많으며 시간은 길고 화력(火力)은 온화하다. 구(灸)의 사법(瀉法)은 빨리 그 불을 불거나 점구(點灸)하는데 단지 1~2장(壯)이나 한 순간 점구(點灸)하며 시간은 짧고 열량은 크다. 개혈(開穴)·폐혈(閉穴)의 방법에 대해서는 우리들은 단지 임상 실천 중의 반복 경험에서 그 의의와 치료 효과를 관찰할 수 있을 뿐이다.

그밖에도 필자는 구법(灸法)이 결코 일종의 단순한 열 자극이 아니며 뜸을 뜨는 재료의 약리 작용도 경시할 수 없다고 생각한다. 『침구대성(鍼灸大成)·권칠(卷七)』에서 취혈(聚穴)에 뜸을 떠서 해수(咳嗽)를 치료하는 것에 대해 "만약 열수(熱嗽)이면 웅황(雄黃) 가루 약간을 쑥과 섞어 뜸을 뜨고 냉수(冷嗽)이면 관동화(款冬花) 가루를 쑥과 섞어 뜸을 뜬다. 뜸을 다 뜨면 차(茶)로 서늘하게 하고 이어서 생강(生薑)을 잘게 씹어 목구멍을 말린다"[19]라고 하고, 명대(明代) 주권(朱權)이 『수역신방(壽域神方)·권삼(卷三)』에서 견교상(犬咬傷) 치료에 대해 "잘 익은 쑥을 사용하여 천산갑(穿山甲)을 잘게 부수어 황토(黃土)로 초(炒)한 것과 반묘(斑蝥)를 양(量)에 구애되지 않게 잘게 가루로 만들어 쑥

18) 熱則疾之.

19) 每一嚙傷處用烏臼葉貼瘡口, 灸十四壯如熱嗽, 用雄黃末少許, 和于艾炷中灸之. 如冷嗽, 用款冬花爲末和于艾炷中灸之, 灸畢, 以茶清連生薑細嚼咽乾.

과 섞어 물린 상처마다 창구(瘡口) 위에 찧어 붙이고 뜸을 14장 뜬다"[20]라고 기재한 것과 같은데, 여기서는 모두 뜸을 뜨는 재료의 약리 작용이 보사(補瀉)에 미치는 영향을 설명하고 있다.

이상에서 서술한 것은 "구(灸)에는 사법(瀉法)이 없다", "구법(灸法)에는 보(補)는 있되 사(瀉)는 없다"라는 인식이 잘못되었다는 것이다. 중국 침구학계의 인재들은 수천 년의 모색과 탐구를 거쳤는데 그 업적은 빠뜨릴 수 없는 것이다. 임상 실천은 중의 기본 이론의 원칙이 음양(陰陽)을 조절해서 평형을 유지하도록 하는 것임을 증명하고 있으며, 보사(補瀉)는 상대적으로 말하는 것인데, 만약 구(灸)에 사법(瀉法)이 없다면 보법(補法) 또한 어떻게 홀로 존재할 수 있겠는가?

3. 결어

요즘 일부에서 침(鍼)을 중요시하고 뜸은 경시하는 경향이 있는데, 필자는 침구(鍼灸)가 긴밀한 연관이 있으며 불가분의 관계를 갖고 있다고 생각한다. 그리고 구법(灸法)의 보사(補瀉) 문제에 대해서도 더욱 우리의 주의를 기울여야 하며 '실증(實證), 열증(熱證)'의 구법시치설(灸法施治說)에 대해서도 우리는 변증유물주의(辨證唯物主義)의 관점으로 반복 실천하고 반복 증명하며 거듭 인식을 새롭게 하고 진리를 찾아내어 중국 침구학 발전에 보탬이 되어야 한다. 마땅히 구법(灸法)의 조작 수법에 대해서도 부단히 새롭게 하여 침구(鍼灸)라는 오래되고도 참신한 전통 의학의 보배가 더욱더 화려하고 눈부신 광채를 발하도록 해야 한다.

역자 이봉효 / 교정 이진광

원 저 : 중의잡지 1995년 7기(95397405)
灸法補瀉論
주제어 : 구법(灸法) / 구법보사(灸法補瀉)

---

20) 用熟艾, 穿山甲細剉黃土炒, 斑蝥不拘多少爲細末, 以熟艾搗和合匀.

제 VII 편

임상의학

암독에 대한 새로운 가설

沈陽抗癌止痛硏究所 李德民

악성 종양, 즉 암증(癌症)이 난치인 것은 병인·병기가 아주 복잡하고 수많은 기전이 아직 명확하게 밝혀지지 않았기 때문이다. 그 중 중요한 한 가지 점, 즉 암증의 발병 인자 - 암독(癌毒)에 대한 인식이 아직 불충분하여 이 글에서 이것을 토론하고 아울러 여러 동학(同學)의 연구와 교정을 바란다.

1. 암독의 뜻

'독'의 본뜻은 '해를 주다, 사람에게 고통을 주며, 아주 잔혹하다'는 것이다. 중의학에서는 또한 '울결(鬱結)', '침음(浸淫)'의 뜻이 있다고 본다. 예를 들면 '열독(熱毒)'은 열이 울결된 것, '습독(濕毒)'은 습이 침습하여 이루어진 것이다. '독'의 잔혹, 흉악한 특성 때문에 열독과 열사(熱邪), 습독과 습사(濕邪)는 정도상 차이가 있을 뿐 아니라 질적으로도 다르다. 임상상 청열약(淸熱藥)과 청열해독약(淸熱解毒藥)이 서로 같지 않음을 보면 분명하게 드러난다. 이름을 고찰해보면 암독(癌毒)은 암사가 울결침음(鬱結浸淫)하여 흉한혹열(凶狠酷烈)한 것이다. 만약 정의한 대로라면 암독은 바로 암사이며 이것이 악성 종양의 특이한 치병 인자가 되어 인체에 심한 상처를 입히고 독성이 강한 병리 특성을 가지며 그것은 인체 암증의 근본 병인이 된다. 이러한 암독은 마땅히 열독과 같은 중의학의 기타 여러 독과 구별해야 한다. 열독은 열사로 인하여 화열지상(火熱之象)을 나타낸다. 암독은 화열의 상에 속하지 않으며 암독 자체의 특성이 있으므로 중의학의 개념과 인식을 마땅히 부여해야 한다.

2. 암독의 특성

각종의 병사는 풍성(風性)의 선행삭변(善行數變), 습성의 점체하행(粘滯下行) 등과 같이 그 치병 특성을 가진다. 그러면 암독은 어떤 특성을 가지는가 아래에 요약한다.

(1) 암독은 드러나지 않게 서서히 발생한다

암독은 체내에 잠장(潛藏)하여 발병 과정이 드러나지 않고 길며, 불통(不痛) 불양(不痒)하여 자각하기가 어려워 병을 알기 어렵다. 암종의 증상이 나타나는 것은 대개 만기(晩期)이다. 송대(宋代) 『인재직지유방론(仁齋直指遺方論)』에서 "암이란 것은 위로는 높고 아래로는 깊으며, …… 독의 뿌리는 깊이 숨어 있어 구멍을 뚫어 안으로 스며든다"[1]라고 하였고, 명대(明代) 장경악(張景岳)은 "적은 …… 처음에 일어날 땐 심히 작은데, 사람들은 대부분 알지 못하고 그것이 이미 오래됨에 이르면 그 뿌리가 깊숙히 박혀 단단해져서 약으로도 치료하기 어렵게 된다"[2]라 하여, 전인(前人)의 논술은 암독의 은폐완발(隱蔽緩發)의 특성을 나타낸다.

(2) 암독은 증식하여 결괴(結塊)를 만들기 쉽다

정상인의 외감육음(外感六淫)의 사와 내상칠정(內傷七情)의 변화가 모두 다 발병하는 것은 아닌 것처럼, 암독 또한 정상인의 체내에 존재할 수 있다. 그러나 모두가 암증·암종을 일으키지 않는 이유는 무엇인가. 원인은 암독의 증식 결괴의 여부이다. 체내에 존재하는 암독은 또한 두려운 것이 아니다. 두려운 것은 암독의 육음 칠정 등의 유발 인자의 자극 조건하에서 울결 증식하여 나날이 누적되어 종괴를 이루는 것이다. 화타(華佗)의 『중장경(中藏經)』에서 종양의 발생은 단순히 기

1) 癌者上高下深, …… 毒根深藏, 穿孔透裏.
2) 積 …… 初起甚微, 人多不覺, 及其旣久則根深蒂固而藥餌難及.

혈이 응체하여 형성된 것이 아니라 또한 "오장육부가 독을 모아 흐르지 않게 한다"[3]고 지적하였다. 이런 원인은 우리가 심도 있게 암증의 발생과 발전의 본질을 인식하기 위하여 바로 암종을 일반적인 기혈습담응취(氣血濕痰凝聚)와 구별하기 시작한 것이며 이론상 기초를 제공한 것이다.

(3) 암독의 전변은 다양하다

암독은 일단 응결하여 괴를 이루면 암증을 일으키는데 보통 전이유동(轉移流動)하여 다양한 변화를 일으키는 특성이 있다. 가까이는 인근 조직에 침습하고, 멀리는 경락을 따라 기타 장기에 확산되는데, 이것은 악성이 심한 표시이며 또한 양성 종양과 구별되는 중요 특징이다. 그러므로 암종 절제수술 후에는 항상 "풀을 베나 뿌리를 제거할 수 없다"[4]는 격이 되어 암독은 여전히 체내에 존재할 수 있다. 많은 수술 후의 재발이나 전이의 병리가 이것으로 설명된다. 이로 인하여 악성 종양 수술을 받은 환자는 편안하게 있지 못하여 진일보한 치료를 요기한다. 또한 지적되어야 할 것은 암독의 이런 전변성은 숙주 체내에 제한되어 있을 뿐이며, 아직 체외로 전파 감염된다는 증거가 발견되지 않았다는 것이다.

(4) 암독은 정기(正氣)를 상하게 한다

"사기가 모이면 정기는 반드시 허하게 된다."[5] 암독은 일종의 악성도가 아주 높은 병사로서 일단 체내에 증식하여 결괴를 이루면 암증을 발하는데, 인체 정기를 대량 소모시키고 기음(氣陰)을 신속히 소모시켜서 단기간 내에 신체를 마르게 하며, 정신이 흐리고 정기를 고갈시켜 회복하기가 어렵게 된다. 여기에 의거하여 지적되어야 할 것은 병자의 음양 편성에 따라 필요한 금식(禁食)은 반드시 해야 한다. 만약 암증 환자에게 일률적으로 필요한 영양소만을 섭취하게 하는 가혹한 금식을

3) 五臟六腑蓄毒不流.
4) 斬草不能除根.
5) 邪之所湊, 其氣必虛.

시행하게 하면 영양 공급을 하지 못하게 되어 암독이 인체 정기를 손상하게 되므로 특징에 부합하는 치료가 되지 못한다.

(5) 암독은 어체(瘀滯)되기 쉽다

암독이 결취 증식하여 암증을 이룬 후에는 반드시 경락을 조애(阻碍)하여 기혈 진액의 운행이 순조롭지 못하게 되어 기체혈어, 담습응취가 되어 두통·흉수(胸水)·복수(腹水) 등의 증상을 일으키는데, 이것은 암독이 일으킨 병에서 흔히 볼 수 있는 병리변화다. 반대로 이런 기혈담습의 어체는 또한 암독의 증식 침윤을 조장할 수 있으므로 피차가 인과가 되어 뗄 수 없는 관계이다. 『고금의통(古今醫統)』에서 식도암을 묘사하여 "대저 음식이 내려감에 장애가 있고, 굴곡하여 아래로 내려가는 것을 느끼고 통증이 조금 있으면 이는 반드시 죽은 혈이 있는 것이다"[6]라 하였고, 청(淸)의 왕청임(王淸任)은 또한 "복부에 덩어리가 응결하면 이는 반드시 유형의 혈이 있는 것이다"[7]라 했는데, 모두 이 점을 설명했다. 저명한 종양의 전문가인 전백문(錢伯文) 또한 "악성 종양은 항상 기체, 혈어, 담음, 습취, 열독내온 등의 병리 변화를 일으키는데, …… 그 중에서도 기혈의 어결이 주된 것이다"라고 지적하였다.

3. 암독은 암증을 일으키는 근본 원인이다

중의 이론에 따르면 암증의 발생은 음식노상(飮食勞傷)·육음칠정(六淫七情)이 원인이 되고, 또한 인체 장부 실조, 음양 역란(逆亂)의 변화가 있어 기혈·담음·열독 등이 상호 결합하여 이루어진다. 임상에서는 일반적인 기체·혈어·담음·습취 등에 따라 치료하나 실제적으로 표치(表治)일 뿐 이상적이지 못하다. 어떤 사람은 "사기가 있으면 정기는 반드시 허하다"[8]는 것에 따라 보(補)를 위주로 하거나 공보겸시(攻補兼施)하나 치료는 만족스럽지 못한데, 그 원인을 찾아보면 암독의 특성과

---

6) 凡食下有碍, 覺屈曲而下, 微作痛, 此必有死血.
7) 肚腹結塊, 必有形之血.
8) 邪之所湊, 其氣必虛.

종양에 있어서 발생·발전·변화하는 중에 이르게 되는 결정적 작용에 대하여 충분한 인식이 없었던 것이다. 화타의 인식에 따르면 암독은 체내에서 축적되어 흐르지 않고 나날이 쌓여 종괴가 되어서야 암증 발병의 결정적인 인자가 된다. 이는 체내 기혈 습담의 결취가 있어도 암독이라는 병사가 없으면 결코 암증을 일으킬 수 없고, 암독이 암증을 일으키는 가장 근본적인 병인·병기라는 것이다. 어떤 사람은 열독이 암증을 일으키는 중요 병인·병기라 하여 치료 또한 청열해독(清熱解毒)의 법에 벗어나지 않는다고 인식하는데, 실제상 효과는 확실하지 않으며 그 열독도 암독 작용하의 일종의 변화에 불과하며 또한 유일한 변화도 아니다. 근년에 어떤 사람이 한어독결론(寒瘀毒結論)에 따라 각종 암증(癌症)을 치료하는데, 종양 환자의 80% 이상이 한성 독결(寒盛毒結)이라 인식하여 온양해독법(溫陽解毒法)으로 치료하여 효과가 자못 좋았다는데, 이것도 역시 한 예가 된다.

4. 암독 치료에서 이독치독(以毒治毒)의 중요성

이미 암독이 종양을 일으키는 근본 병기라면 "병을 치료함에 반드시 본에서 찾아야 한다"[9]는 원칙에 따라 암독을 공격하는 것은 자연히 악성 종양을 치료하는 근본 목적이 된다. 이로 인해 우리는 중의학의 "이독공독(以毒攻毒)"을 반드시 채용하는데, 이는 가장 원시적이며 가장 정확한 치료 원칙이다. "이독공독(以毒攻毒)"에서 후(後)의 독 자(字)는 암독을 의미하며 앞의 독자는 유독하거나 극독 약물을 가리킨다. 『위생보감(衛生寶鑑)』에서 "대저 적을 다스릴때는 유독한 약재로 그것을 치지 않으면 안 된다"[10]라고 하였고, 『신농본초경(神農本草經)』에서 '반무(斑蝥)'조에 "한열, 서위, 악창저 ……를 주치한다"[11]라고 하였는데, 그 중의 "악창저(惡瘡疽)"는 암종의 범주에 속하며 반무는 의심할 바 없이 일종의 독성 약물이다. 다시 고인(古人)이 악성 종양을

9) 治病必求于本.

10) 凡治積非有毒之劑攻之不可.

11) 主寒熱, 鼠瘘, 惡瘡疽. ……

치료했던 전통 명방(名方)을 보면 다음과 같다. 섬수환(蟾酥丸)·서황환(犀黃丸)·소금단(小金丹) 등은 모두 유독한 중약(中藥)으로 이루어졌는데, 지금까지도 종양 임상에 광범위하게 응용된다. 암증의 변증논치(辨證論治)에서 사람들은 습관적으로 이기활혈(理氣活血), 화담연견(化痰軟堅), 청열해독의 치법을 쓰나 이것은 바로 암증의 출현 후 계속되는 증상에 맞는 법이지, 암독 자체의 목표에는 미치지 못하니 치료 후의 효과는 자연히 상상하여 알 수 있다. 필자는 진정 암독에 대하여 깨끗이 제거하고 멸살시키는 작용의 약물은 일종의 독성 약물이라고 생각한다. 설령 임상상 이독공독이 종양을 전적으로 치료한다고 할 순 없지만, 다만 이론상으로라도 이렇게 인식한다. 임상상 암독이 종양 발생의 근본임을 파악했다면 변증을 통하여 이기활혈, 연견산결(軟堅散結), 부정고본(扶正固本) 등의 치법을 행하여 장부 실조와 기혈 어체 상태를 개선하고 정기를 북돋워 암종이 이루어낸 기혈·담습·결취의 결과를 없애고, 이독공독으로 독사에 저항하는 내환경(內環境)을 만들기 위해 부정·활혈·청열약을 동시에 투여하여 공독약과 함께 암독을 억제시키고, 멸살시키는 작용을 일으킬 수 있게 한다. 지금 변병 용약과 변증논치를 서로 결합하여 암을 치료하는 방법은, 변병용약(辨病用藥)은 이독공독으로 이해되며, 이독공독을 변증논치와 배합하는 것은 지금의 중의(中醫)가 암증을 치료하는 최고의 실제적 수단으로서 이독공독은 치암(治癌)의 전 과정 중에 일관되어야 한다고 생각된다.

역자 전종석 / 교정 도기환

원　저 : 요녕중의잡지 1995년 5기(95205231)
癌毒新說

중풍의 중장부 중경락에 대한 견해

東陽市中醫院 陳雷·楊平

중풍(中風)[1]은 병의 발생이 빠르고 변화가 신속하며 사망률이 매우 높은 질병이다. 그 주요 표현은 졸연혼부(卒然昏仆), 불성인사(不省人事), 구안와사(口眼喎斜)를 동반한 반신불수(半身不遂) 혹은 혼부(昏仆)를 동반하지 않는 와벽불수(喎僻不遂)에 가까운 것 등이다.

중풍은 『내경(內經)』에 가장 먼저 나타났으며 비록 역대 의가의 임증을 거쳐 차츰 명백해졌으나 시대의 제한성으로 인해 신지불청(神志不清)[2]의 유무를 중장부(中臟腑) 혹은 중경락(中經絡)의 표준으로 삼았다. 현재 밝혀진 임상상 견해는 아래와 같다.

1. 역대 중장부 중경락 구분의 국한성

옛부터 임상에서 신지(神志)의 청(清)과 불청(不清)의 구분을 중장부 혹은 중경락의 표준으로 삼았으나 국한적이며 전면적이지 못했다. 이에 대해 우리는 아래와 같이 분석해 보았다.

(1) 병인병기(病因病機)의 방법으로 본다

이른바 중경락은 그 기혈담화(氣血痰火) 등의 모든 사기(邪氣)가 경맥(經脈)에 쌓여 맥도(脈道)가 불리(不利)하게 되어 야기되는 병변(病變)이다. 그러므로 중장부는 그 풍담화사(風痰火邪)가 기혈병역(氣血幷逆)을 일으켜 뇌에 직접 침범함으로써 원신(元神)을 막고 가리는 원인

1) 졸중(卒中)이라고도 한다.
2) 정신이 밝지 못하다.

이 된다. 그러므로 기혈허풍화담(氣血虛風火痰) 모두로 인해 중장경이 일어날 수 있고, 또한 중장부도 일어날 수 있다는 것을 알 수 있다.

기존에 있는 교재 판본에는 모두가 간신음허(肝腎陰虛), 간양상항(肝陽上亢)의 종류로 그 병기가 풍양내동(風陽內動), 협풍주찬(狹風走竄)이다. 만약에 신지가 불청하면 중장부가 되고, 반대가 되면 중장경이 된다. 사실상 이 두 가지 상황의 매우 큰 부분은 시간상의 관계 혹은 병리 진전의 속도와 심천(深淺) 정도의 관계이다. 그러므로 우리는 잠시 신지(神志)가 청(淸)한 것을 구분하여 중경락의 범주에 넣는 것은 부당하다고 인식한다.

(2) 현대의학 측면으로 본다

우리가 말하는 중풍은 실제상 현대의학 중의 뇌혈관의 의미를 포괄하는 것 외에 뇌혈관경련(腦血管痙攣), 병독성뇌염(病毒性腦炎), 면신경마비(面神經麻痺) 등 질병의 전부 혹은 부분이 수반되는 와벽불수(신혼와도를 동반하거나 동반하지 않는)로 표현되는 임상 증후군이다. 위에서 논술한 질병 중 출혈성 뇌혈관 질병과 쾌혈성 뇌혈관 질병은 비교적 자주 보이는데, 치법이 같지 않아 또한 혼동하기 쉬운 질병이다. 임상상 매우 많은 뇌 내의 출혈 환자가 반드시 신지불청을 동반하는 것은 아니다. 이 같은 환자는 만약 적절한 시간에 치료치 못하면 재차 출혈을 할 수 있고, 의식을 불청하게 하여 생명을 위급하게 한다. 옛날에 우리는 이러한 환자를 중경락의 간신음손상(肝腎陰損傷), 간양상항(肝陽上亢) 류에 귀속시켰다.

2. 중서의학의 뇌척수액에 대한 인식

중의는 기혈진액의 구분에 근거하여 뇌척수액을 액(液)으로 여기고 있다. 뇌중에 거하여 소(疏)하나 행하지 못하고, 수양자윤(輸養滋潤) 작용을 일으킨다. 병리상태에서는 정제하여 담(痰)을 생기게 하거나 모여서 땀을 생기게 하며, 풍양(風陽)에 협(挾)하여 청규원신(淸竅元神)을 막는다.

현대 해부학으로 증명하면, 뇌척수액은 각 뇌실맥락(腦室脈絡)을 따라 생기는 일종의 무색투명한 액체이다. 이것은 중추 내에 위치하며 임파작용을 일으킨다. 영양물질을 운송시키며 대사 산물을 운반한다. 뇌척수액 순환은 뇌조직을 유지하는 데에 삼투압과 뇌 내의 압력을 조절하는 중요한 작용을 한다. 그러므로 뇌 내에 생기는 각종 질병시, 뇌척수액 또한 변화한다. 그러므로 우리는 뇌척수액의 관찰 분석을 통해 질병의 완급 경중을 미루어 알 수 있다.

3. 중장부 중장경의 구분

우리가 임상상 중풍 병인에 대해 중장부인가 중경락인가를 알아보려면 먼저 신지 의식의 변화가 있는지 없는지를 알아보아야 한다. 만약에 혼부인사불성이 갑작스럽게 일어나면 의심할 여지없이 중장경으로 구분시킨다. 만약에 신지 의식의 구분이 없으면 뇌척수액의 변화를 결합하여 판정한다.

정상 뇌척수액(CSF)은 당연히 무색 투명 균일한 액체이고 눈에 보이는 어떠한 조그만 것도 포함하지 않는다. 만약에 뇌척수액에 담홍색의 균등 액체가 뚜렷이 출현하면 뇌실 혹은 주망막하강(蛛網膜下腔)의 출혈을 나타내고, 병기가 간풍내동(肝風內動)에 거하면 위로 뇌에 침범해 혈이 맥외로 넘쳐 흐르게 되어 뇌 중에 어혈(瘀血)이 머문다. 만약에 뇌척수액이 혼탁불청하고 세포수가 증가하고(성인이 8개/㎣), 담백 pandy test(+) 40mg/dl를 정량초과하면 즉 담습유체(痰濕留滯)를 가리킨다. 혹은 열이 성해서 진액을 마르게 하여 담을 발생시키거나 혹은 비(脾)가 건운(健運)을 잃어버리고 모여서 담을 만든다. 만약 측정 CSF의 매분당 방울수 증가가 50d/min를 초과하거나 뇌 내의 압력이 180mm H_2O를 초과하면, 두통·구토·경항강(頸項强) 등의 뇌막자극증을 나타내며, 간풍내동하여 뇌에 침범한 것이 원인임을 나타낸다. 이 3자는 뇌 조직의 실질적 손상이 있게 되면 병정이 위급해지고 변화가 매우 많으며 빠른 균열로 발전하여 중장부로 들어간다. 이와 반대로 만약 CSF가 무색 투명하게 나타나고, 모든 액의 검사가 아직 명확하게 이상을 보이지 않으면 곧 사(邪)가 맥중에 머물러 있고 중경락에 속한다.

이상의 분석을 통하여, 우리는 더욱 빠르고 명확하게 판단하여 임상치료를 지도하고, 질병의 완급경중을 추측하여 예후를 파악하여 적절한 치료를 하는 것이 유리하다는 것을 알게 되었다.

역자 이호석 / 교정 도기환

원 저 : 절강중의학원보 1993년 4기(93234008)
中風中臟腑中經絡之我見

중풍병 증후의 양적 표준화 연구 개요

北京中醫藥大學 任占利·王順道
指導 河北邢台市人民醫院 王永炎

중풍병은 현재 중년층과 노년층을 엄중히 위협하고 생존질량(生存質量)에 영향을 미치는 상견병(常見病)이며 다발병(多發病)이다. 질병보(疾病譜)와 인구년령보 그리고 사회 심리적 변화에 따르면 중풍 환병률(患病率)과 발병률(發病率)은 더욱 상승하는 추세에 있다.

1. 양적 표준화 연구의 제출

최근 십여년 동안 중의약의 중풍병에 대한 연구는 비교적 심화되고 활발해졌으며 중풍 증후학(證候學)의 연구 또한 중의 중풍병 연구의 핵심 내용으로 중요시되었다. 전국적인 범위에서 증후학 연구는 중의계의 광범위한 중시를 받았지만, 만족할 만하지 못하며 부족한 점이 많은데, 주로 다음과 같은 점에서 나타난다. ① 전체 계획에서의 객관적이고 시범적인 방향 설정이 결여되어 있다. ② 증후의 개념, 내용, 외연(外延)에 대한 통일된 인식이 결핍되어 있다. ③ 계량학(計量學)의 증후에 대한 연구는 산재되고 개별적인 증후에 머물러 있어서 임상 응용과는 괴리되어 효과적인 지도 실천이 불가능하였다. 중풍병 증후 연구는 아직까지 현저한 진전이 없는데, 그 원인은 주로 객관화·정량화(定量化)와 특이성을 갖춘 변증방법(辨證方法)이 결여되어 있기 때문이다. 80년대 이후, 국제적으로 임상 연구에 대한 요구가 더욱 엄격해졌으며, WHO(세계보건기구)는 “위생분야 연구의 촉진과 실현”을 위하여 과학기술 인원의 연구 능력을 강화하여 연구 과제에 대한 계획을 요구하고 있다. 즉 임상 유행병학 연구, 표본 수량, 표본 착오, 현저성 검증 등은 비교적 엄격한 요건과 개정이 있어야 한다. 이것은 곧 우리들의 임상 연구 방법이 현재의 국제 표준과 부합되고, 표준의 설정 방법이 국제(ISO와 GB)표준의 요구와 부합되기를 요구하는 것이다. 이에 따라 1989년 WHO와 1990년 미국국립 신경계통질병과 졸중(卒中)연구소(NINDS)는 오늘날의 뇌혈관 병의 문헌을 전면적으로 분석하여 객관적이고 비판적으로 뇌혈관 병의 연구 현황을 총결해 내었다. 그러나 단지 위험 인소 부분에서만 중국의 연구 자료를 수집하였을 뿐 중의약의 내용은 없다. 이것은 곧 우리들로 하여금 증후 연구를 진행함에 있어서 반드시 국제 임상 연구의 규범과 요구에 부합되도록 한다.

2. 양적 표준화의 확정과 검증

우리들은 문헌 복습의 기초 위에서, "七五" 중풍병 연구의 689 병례의 증후에 대하여 계통적인 회고(回顧)를 하여, 그 중에서 다음과 같은 점을 발견하게 되었다.

① 풍(風)·화(火)·담(痰)·어(瘀)·허(虛)는 증후 조합의 기본 인소이다.
② 중풍 증후 연구 방법은 임상 관찰에서 시작하여 증상(症狀), 설상(舌狀), 맥상(脈狀), 측정 기구 검사 지표로부터 확정된다.
③ 증후 정량화를 연구하는 동시에 시발상태(始發狀態), 조합규율(組合規律), 병리개변(病理改變), 증후 변천 규율, 증후 영향 인소의 연구를 중시해야 한다.

이에 따라 확정된 연구의 중점은 중풍병 증후의 정량화진단(定量化診斷), 탐구한 증후의 합리적 분류, 명확한 증후조(證候條) 사이의 인소 조합, 형성된 증후 인소의 정량 묘사이다. 아울러 '중풍병 증후학 연구 과학기술의 총체적 계획 방안'과 '중풍병 증후학 연구표' 및 '중풍병 증후 전문가 경험량표'를 제정하였다.

우리는 12개 성시의 26개소 의원에서 추출한 표본 6265건(임상 유행병학 조사표본 3026건, 전망표본 2006건, 검사표본 148건, 검증표본 1085건)을 대조 비교 연구하여 증후 정량화 진단의 표본수를 검증하였다. 연구 범위의 선택에 있어서 표본의 틀을 건립하였으며, 구역과 분층 표본을 전국의 12개 성시 26개소 의원에서 선택하여 표본의 선택이 전국을 포괄하고 있어서 표본이 대표성을 띠고 있다. 미리 설정된 유의 수준과 파악도 등의 측정 기술에 근거하여 표본의 수량을 결정하였다. 유의 수준, 자료 수집과 처리를 통일하였다. 우리는 모호수학(模糊數學), 수학층차분석법(數學層次分析法)의 유관한 원리를 운용하여 중풍병 증후 인소의 모호 집합에 대하여 평판을 내리고, 등급을 구별하며, 종속도를 확정하고, 윤허조건(允許條件)을 이용하여 다원축급선성회귀통계(多元逐級線性回歸統計)를 진행하여 전문가 경험량표와의 대비 분석을 통하여 증후정량화치(證候定量化置)를 확정하였다. 국제와의 접속이라는 원칙에 따라 'ISO' 국제표준표술방법을 참고하고, 'GB'의 요구를 채택하여 '중풍병 증후 정량화 표준'을 만들었다. 통계학의 '균치F검사', '확률 검사', 'P치행렬' 방법을 이용하여 중풍병 증후 시발 상태 발생, 조합 규율, 병리 관계, 영향 인소, 변천 규율에 대하여 연구하여 비교적 이상적인 결과를 얻었다. '중풍병 증후 정량화 표준'이 만들어진 후에, 우리들은 우선 연구조 내에서 148례의 검사를 하여 내원한 환자를 여섯 가지 단계로 나누어 통계 처리하였다.(표1 참고)

표1. 증후분포통계분석

병정조합	제1차 (〈3일)		제2차 (〈7일)		제3차 (〈2주)		제4차 (〈3주)		제5차 (〈4주)		제6차 (〈5주)	
	례수	%	례수	%	례수	%	례수	%	례수	%	례수	%
합계	148	100	130	100	123	100	118	100	107	100	93	100
무증	1	0.7	1	0.77	2	1.6	0	0	1	0.9	6	6.5
일증	5	3.6	11	0.5	9	7.3	10	15.3	21	19.6	35	37.6
이증	48	34.6	46	35.6	44	36	46	40.7	41	45.8	41	44.1
삼증	57	41.3	54	41.9	53	43.1	44	37.2	31	29	11	11.8
사증	26	18	17	13.2	15	12.2	8	7.8	5	4.7	0	0
오증	1	0.7	1	0.77	0	0	0	0	0	0	0	0
육증	0	0	0	0	0	0	0	0	0	0	0	0

표1에서 알 수 있다시피, 본 표준은 중풍 병인에게 이용되어 증후 진단에 대하여 일정한 특이성(特異性)·민감성(敏感性)을 가지고 있다. 병인의 시발 상태의 무증가변율은 겨우 0.7%이다. 1993년 '중풍병 증후 정량화 표준'은 전국 중의약 관리국 뇌병 급증과연구조와 전국 중풍병 전문 위원회 회의를 통하여 전국적으로 시행되었다. 중풍병 전문 위원회를 통과한 검증 방안에 따라 북경(北京)·길림(吉林)·산동(山東)·하북(河北) 등의 8개소 의원에서 1085례의 검사와 량표의 대비 검증을 하였는데, 총체적인 부합률이 87.79%에 달하였다.(표2,3 참고) 우리는 1663례의 중풍병 시발 상태 환자를 '중풍병 증후 정량화 표준'에 대하여 재검증하여 무증가변환자가 70례, 즉 4.21%를 점유하였고, 95.79%의 병례는 명확한 증후 진단이었다. 이것은 본 표준이 양호한 개괄성과 실용 가치를 갖추고 있다는 것을 설명하는 것이다. 북경 중의약 대학 제2부속 의원의 왕옥래(王玉來) 부교수 등은 이 표준을 이용하여 200례의 중풍병인과 400례의 비중풍병인(非中風病人)을 대조하였는데, 양조의 변별할 수 있는 증후와 변별할 수 없는 증후를 통계 내면 유의수준이 P〈0.001로 매우 현저한 차이가 있다. 이것은 이 표준이 확실한 특이성을 갖추고 있음을 설명한다.(표4 참고) 본 표준의 특징은 ① 증후는 선실후허(先實後虛)의 배열에 의한 것이다. ② 모든 증후 중의 인소는 저(低)에서 고(高)로 분치(分値)하였으며 고분항(高分項)의 아래에는 △ 표기를 하여 눈에 뜨이게 하였다. ③ 진단 인소는 객관적인 인소를 위주로 하였다. 이것은 중풍병 규범 표준을 처음으로 정량화 형식으로 임상에 전개한 것이며, 또한 중의 증후학의 정량화 연구를 위한 기초가 되었다.

표2. 단증부합정황분석

증 후	부합률(%)	부합정황
풍	12.01	기본부합
화	77.92	기본부합
담	89.24	부합양호
어	84.48	부합양호
기 허	75.96	기본부합
음허양항	66.48	기본부합

표3. 총체부합정황분석

증 후	부합률(%)	부합정황
주 증	90.85	-
겸 증	78.61	-
총 체	87.79	부합양호

표4. 〈중풍병증후진단표준〉 병례 대조분석

조 별	변출증후(例)	미변출증후(例)	합계(例)	유의수준
중풍조	192	8	200	15.543
대조조	341	59	400	

※주 : $P < 0.001$

3. 체험

현대 과학기술의 발전에는 두 가지 주요 추세가 있다. 하나는 생명과학의 빠른 발전이며, 다른 하나는 과학의 수학화(數學化)이다. 중의이론이 가지고 있는 계통성(系統性), 이산성(離散性), 모호성(模糊性)의 특징은 여러 가지 수학적 방법과 인공 지능 기술을 응용하여 중의 규범 연구를 발전시킬 수 있는 가능성을 제공하고 있다. 중풍병 증후 정량화 표준의 연구는 전망성 있는 계획의 지도하에서 임상의 중의(中醫) 설(舌)·맥(脈)·증(證)의 관찰에서 시작하였다. 연구 방법에 있어서는 WHO의 '위생 연구 방법학'의 요구를 채택하였으며, 진단의 표준화에 있어서는 국제 표준과의 통일에 힘써 노력하였으며, 표본 선택 또한 국제적인 추세에 맞추었다. 표준을 연구하고 제정함에 있어서 모호 수학과 수학 층차 분석법의 유관 원칙을 도입하였는데, 이것은 의심할 여지없이 중풍병 연구 영역에서의 연구 방법의 개선과 돌파구가 되었다.

'중풍병 증후 정량화 표준'은 객관화되고 정량화된 표준을 건립하였으며 증후 진단으로 하여금 불변성(不變性)·반복성(反復性)을 갖추게 하였는데, 이것은 또한 증후 연구 심화의 기초가 되었다. 그것은 기존의 표준을 보충하고 심화한 것으로서 여섯 개의 기본 증후의 독립 진단으로 하여금 더욱 원활하고 정확하게 증후의 동태적이고 복잡하며 다변하는 특성을 반영하게 하였다. 중풍병 증후 정량화 진단 표준 연구의 성공은 중풍병의 연구를 더욱 심화시켰으며 또한 새로운 지평선을 향한 발걸음이었다.

역자 전석수 / 교정 도기환

원 저 : 북경중의약대학학보 1995년 6기(95506039)
中風病證候量化標準硏究槪述
주제어 : 중풍병 / 증후 / 양화(量化)표준

기능성 소화불량의 변증논치

北京中醫醫院 李乾構·周斌

기능성 소화불량은 과거에 많이 일컬어지던 궤양성(潰瘍性) 소화불량이 아니다. 임상에서 많이 나타나는 상복부(上腹部) 혹은 흉골후(胸骨後)의 창만(脹滿), 동통부적(疼痛不適), 납매(納呆), 포민(飽悶), 소심반산(燒心反酸), 오심구토(惡心嘔吐), 대변이상(大便異常) 등의 소화불량 증상과 나타나지 않는 위장도궤양(胃腸道潰瘍) 혹은 종류(腫瘤)는 외식도염(外食道炎)과 간담이선(肝膽胰腺) 질병을 제외하고는 그 증상이 대부분 4주 이상 지속된다. 본병의 발병률은 최고 20~30%에 달하며 소화문진(消化問診) 환자 중 50% 정도를 차지한다. 그러므로 본병에 대한 변증논치(辨證論治)는 현실적인 의의를 가지고 있다.

1. 기능성 소화불량의 중의(中醫) 명명(命名)

기능성 소화불량은 서의(西醫) 병명(病名)인데, 중의에서는 어떤 병증에 해당되는가? 현재까지의 보고는 매우 적다. 기능성 소화불량증은 중의의 어떤 병에 해당하는가? 우리는 임상 주증(主症)이 서로 다르다는 점에 근거하여 다른 중의 병명으로 분별하여 명명한다. 본병은 상복부비만(痞滿), 흉골후 혹은 위완부(胃脘部) 동통, 소심반산 등의 세 가지 주증이 있다. 임상에서 나타나는 상복부 비만을 주증으로 하면 중의 '비만병'의 범주에 속하며, 상복부 동통 혹은 흉골 후 동통을 주증으로 하면 "위완통"으로 명명하며, 소심반산을 주증으로 하면 조잡(嘈雜)의 범위에 속한다. 서의학은 본병을 기능장애형(機能障碍型), 궤양형(潰瘍型), 반류형(反流型), 혼합형(混合型) 등의 4형으로 나눈다. 이상의 세 가지 주증에 근거하여 분석하면 중의 비만병은 기능 장애형 기능성 소화불량증에, 중의 위완통은 궤양형 기능성 소화불량증에, 중의 조잡병증은 반류형 기능성 소화불량증에 해당한다. 중의 병명의 확정과 서의 임상 분형의 상관 관계는 중의 변증 치료와 과학 연구 전개 사업에 유리하다.

2. 기능성 소화불량의 병인(病因) 병기(病機)

기능성 소화불량증의 발병(發病)은 대부분 음식을 조절하지 못했거나 정지(情志)가 상했기 때문이다. 오늘날의 사회는 나라는 부유해지고 국민들의 생활은 안정되어 그 생활 수준이 날로 높아짐에 따라 사람들은 종종 과식(過食), 폭음폭식(暴飮暴食), 영양과잉(營養過剩)으로 인하여 비위(脾胃)를 손상하게 된다. 즉 『내경(內經)』에서 이르기를 "음식이 곱절이 되면 장위가 이에 상한다"[1]라고 하였다. 시장 경제라는 큰 흐름의 충격에 의하여 생활의 리듬은 더욱 빨라지고 사람들의 정신은 날로 긴장되며 근로와 학습의 압력은 더욱 증가하여 성가신 문제들이 날로 많아졌다. "비재지위사(脾在志爲思)"와 "비위사지관(脾爲思之官)"이라 하여 정지(情志)가 울적하고 답답하거나 오랜 생각이 기기(氣機)를 억누르면 비위가 손상되고 운화(運化)의 기능을 잃게 되어 식적(食積)·습열(濕熱)·담어(痰瘀) 등의 병리성 산물을 형성하며, 중초(中焦)의 기기를 막거나 비위의 승강(升降)이 그 기능을 잃게 되면 위장(胃腸)의 운동 기능이 문란해진다. 비허목승(脾虛木乘), 간기횡역(肝氣橫逆), 간실소설(肝失疏泄), 위실화강(胃失和降) 등이 상복부 비만, 동통, 소심반산(燒心反酸) 등 일련의 주요 증상을 일으킬 수 있다. 본병은 위(胃)나 간비(肝脾) 2장에 위치한다. 본병의 병기(病機)는 본허표실(本虛標實), 허실협잡(虛實挾雜)으로 인한 것이다. 비허(脾虛)를 본으로 하며 기체(氣滯)·혈어(血瘀)·식체(食積)·담습(痰濕) 등의 사실(邪實)을 표로 한다. 비허 기

---

1) 飮食自倍, 腸胃乃傷.

체를 기본 병기로 하며 본병을 시종일관한다. 표본(標本)을 동시에 치료하는 것이 좋으며 건비이기법(健脾理氣法)을 기본 치법으로 한다.

3. 변증(辨證)

(1) 비위허약증(脾胃虛弱證)

주증 : 위부비만(胃部痞滿).

차증 : 식욕부진(食慾不振), 완복포창(脘腹飽脹), 찬후창심(餐後脹甚), 피핍무력(疲乏無力), 오심욕토(惡心欲吐), 대변당설(大便溏泄), 설담태백(舌淡苔白), 맥상침세(脈象沈細).

진단 : 주증과 한 가지 차증이 있으면 비위 허약증 기능성 소화불량으로 진단한다.

(2) 기체혈어증(氣滯血瘀證)

주증 : 위포창통(胃飽脹痛).

차증 : 완협창만(脘脇脹滿), 애기애역(噯氣呃逆), 흉중도민(胸中堵悶), 번급이노(煩急易怒), 노즉증중(怒則證重), 희선탄식(喜善歎息), 설질암홍(舌質暗紅), 맥침세현(脈沈細弦).

진단 : 주증과 두 가지 차증이 있으면 기체 혈어증 기능성 소화불량으로 진단한다.

(3) 식적정체증(食積停滯證)

주증 : 상식비만(傷食痞滿).

차증 : 염오음식(厭惡飮食), 위부거안(胃部拒按), 오심욕토(惡心欲吐), 토후증경(吐後證經), 애부산취(噯腐酸臭), 시기산취(矢氣酸臭), 설태구니(舌苔垢膩), 맥세현활(脈細弦滑).

진단 : 주증과 두 가지 차증이 있으면 식적 정체증 기능성 소화불량으로 진단한다.

(4) 한열착잡증(寒熱錯雜證)

주증 : 위비음냉(胃痞飮冷).

차증 : 위부작열(胃部灼熱), 소심반산, 구건구고(口乾口苦), 번조지냉(煩躁肢冷), 대변당설, 우냉증중(遇冷證重), 설담태백(舌淡苔白), 맥침세지(脈沈細遲).

진단 : 주증과 두 가지 차증이 있으면 한열 착잡증 기능성 소화불량으로 진단한다.

(5) 혼합증(混合證)

임상에서 두 가지 이상의 병증이 동시에 나타나는 것을 가리킨다. 임상 관찰에 근거하면 기능성 소화불량은 혼합증으로 가장 많이 나타나며, 일반적으로 비허기체를 위주로 한 음식, 노권(勞倦), 습열, 감한(感寒) 등이 종종 본병을 유발하는 원인이 된다.

4. 치료방약(治療方藥)

(1) 치료 원칙

기능성 소화불량증의 임상 표현은 대부분 허실상겸(虛實相兼), 한열착잡으로 나타나므로 본병을 치료하기 위해서는 통보(通補)를 겸하여 시행하고 한열(寒熱)을 병용하는 것이 바람직하다. 비기(脾氣)를 승발(升發)하게 하여 운화를 정상으로 회복시키면 위기(胃氣)는 화강(和降)하고 간기(肝氣)는 조달(條達)되어 승강이 정상이 되어 모든 증상은 사라진다. 음식부절(飮食不節), 정지내상(情志內傷)의 병인과 본허표실(本虛標實)하므로 비허(脾虛)를 본으로 하고 사실(邪實)을 표로 하는 병기(病機)를 근거로 하여 건비익기(健脾益氣)의 기초 위에서 이기약(理氣藥)을 중용(重用)하고 다시 임상에서 나타나는 증상에 근거하여 가감한다면 비교적 만족할 만한 치료 효과를 얻을 수 있다.

(2) 건비소비탕(健脾消痞湯)과 수증가감(隨證加減)

① 건비소비탕

약물 조성 : 당삼(黨蔘) 10g, 초백출(炒白朮) 15g, 복령(茯苓) 20g, 구초(灸草) 10g, 진피(陳皮) 10g, 반하(半夏) 10g, 지실(枳實) 10g,

후박(厚朴) 10g, 초래복자(炒萊菔子) 30g, 주군(酒軍) 3g, 황련(黃連) 5g, 단삼(丹蔘) 15g.

기능 : 건비익기(健脾益氣), 이기소비(理氣消痞).

주치 : 비만병증 기능성 소화불량증.

복약법 : 매일 1첩을 두 번 달여서 300ml을 취해서 세 번 나누어 온복한다. 2주 동안 복용한다.

주의 사항 : 복약 치료 기간에는 담백한 음식을 소량으로 여러 차례 먹으며 가늘게 씹어서 천천히 삼킨다. 기름진 생냉(生冷)한 음식은 피하고 흡연을 삼가한다.

② 수증가감

비위 허약증이 심하면 광목향(廣木香) 10g, 사인(砂仁) 2g을 가하고, 기체 혈어증이 심하면 초시호(醋柴胡) 10g, 삼칠분(三七粉) 3g을 가하며, 식적정체증(食積停滯證)이 심하면 초삼선(焦三仙) 30g, 계내금(鷄內金) 10g을 가하고, 한열 착잡증이 심하면 건강(乾姜) 5g, 초치지(炒梔子) 10g을 가한다. 비만이 심한 자는 대지실(大枳實)과 후박을 15g 이내에서 가한다. 동통이 심한 자는 백작약(白灼藥) 20g, 원호(元胡) 10g을 가하고, 소심반산이 심한 자는 오적(烏賊) 15g, 단와능(煅瓦楞) 30g을 가한다.

5. 전형적인 병례

조××, 여, 35세, 간부, 1994년 10월 6일 내진.

주된 원인은 이웃과 말다툼을 한 후 위창식소(胃脹食少)한 지 2주가 되었다.

증상 : 위창부적(胃脹不適), 식욕부진, 찬후포창가중(餐後飽脹加重), 오심구토, 시시애기(時時噯氣), 혹은 반산, 구건구고, 대변건소(大便乾少)로 2~3일에 1회, 피핍나동(疲乏懶動), 설질암홍, 태박황(苔薄黃), 맥세현(脈細弦). 본원의 X선과 B형 초음파단층 촬영 및 위내시경 검사에서는 간담이선(肝膽胰腺)의 기질성(器質性) 병변과

식도염(食道炎)은 발견되지 않았다. 중의는 비만(비허기체증)으로 진단하였고 서의는 기능성 소화불량증으로 진단하였다.

변증 : 비위허약 간울기체(肝鬱氣滯).

치법 : 건비서간(健脾舒肝), 이기소비(理氣消痞).

방약 : 단삼 10g, 생백출(生白朮) 30g, 복령 20g, 생감초 10g, 지실 10g, 후박 10g, 진피 10g, 강하(姜夏) 10g, 초시호 10g, 백작약 20g, 주군 15g, 초래복자 30g. 7첩을 매일 1첩씩 달여서 복용한다.

다시 진찰했을 때는 위창(胃脹)이 많이 감소되었으며, 식욕이 증가하고 대변이 통창(通暢)되었으며, 얼굴에 미소를 띠었고 기분이 좋았다. 위의 처방에서 주군을 빼고 초삼선(炒三仙)을 각각 10g씩 가하여 다시 7첩을 복용하여 모든 증상이 소실되었고, 다시 향사양위환(香砂養胃丸) 두 병으로 치료 효과를 확실하게 하였다.

역자 전석수 / 교정 도기환

원 저 : 북경중의 1996년 1기(96081015)
功能性消化不良的辨證論治

금원사대가의 수종 치료의 특색

湖南中醫學院 朱傳湘

중국 의학 발전 단계상 금원시대에 이르러 학술상의 논쟁 국면이 나타나게 되는데, 그 당시 가장 저명한 사람으로는 유하간(劉河間)·장종정(張從正)·이동원(李東垣)·주단계(朱丹溪)라는 사대의가가 있다. 사대의가의 학설은 모두 편향을 바로잡고 폐해를 고치기 위해 각기 일가를 이루었던 것이므로, 만약 어느 하나의 병증에 대해 사대가의 이론 주장과 임상 경험을 종합 분석하여 그 편향된 것들을 한데 모아 완성한다면 이론 연구와 임상 의료 지도에 용이하게 쓰일 수 있을 것이다. 따라서 이 글에서는 금원사대가의 수종 치료의 특징에 대해 연구하고 토론하고자 한다.

1. 양기울체(陽氣鬱滯)를 주장하며 행기이수(行氣利水)로 치료한 하간(河間)

하간은 수종의 병인 병기에 대해 "열이 안으로 성한 것은 양기가 울체된 까닭이다"1)(『原病式·六氣爲病·火類』)라고 말했다. 그는 『원병식(原病式)·오운주병(五運主病)』에서 "땅의 근본은 토이다. 습이 극히 성하면 비색하여 수종이 되는데, 만물이 습을 만나면 역시 이러하다"2)라고 설명했다. 그리고 『선명론방(宣明論方)·수습문(水濕門)』에서는 한걸음 더 나아가 "습병은 본디 스스로 생할 수 없다. 왜냐하면 이는 화열

1) 熱勝內而陽氣鬱滯故也.
2) 地之本也土. 濕極盛則痞塞腫滿, 物濕亦然.

이 불울하여 수액이 선통하지 못해서이다. 즉 정체하여 습이 생기는 것이다"[3]라고 지적하였다. 이것은 바로 열이 편승해서 '양기불울(陽氣怫鬱)'해지면 수사(水邪)가 차고 넘쳐 수종을 발생시키는 원인이 된다는 것을 지적하고 있다.

하간이 언급했던 습열이 쌓여 형성되는 양수(陽水)[4]는 대부분 전신부종, 혹은 상반신·하반신의 부분 부종으로 되며, 이것은 대개 실발성수종증(實發性水腫證)에 속한다. 그는 이러한 병증을 치료하기 위해 삼화신우환(三花神祐丸)을 새로 만들었는데, 이것은 습열어조(濕熱瘀阻)와 담음내취(痰飮內聚)로 인하여 기와 혈이 막혀 통하지 않게 되어 선통(宣通) 작용을 할 수 없게 된 경우에 중요하게 초점을 맞춘 것으로, 『내경(內經)』의 '제진좌(除陳莝)'[5]와 '결정부(潔淨府)'[6]를 따라 급성병일 때는 표를 치료하는 준제(峻劑)를 쓴다는 데 그 취지가 있다. 그러나 하간은 처방을 운용할 때 중약(重藥)을 가볍게 투여하였다. 소변불리(小便不利)로 인해 만성수종병이 초래된 환자를 치료할 때, 하간은 오령산(五苓散)을 기초로 가감을 하여 운용하였다. 습열이 안팎으로 모두 심하여 수종복창(水腫腹脹), 소변적삽(小便赤澁), 대변활설(大便滑泄)이 나타나는 경우에는 정력목향산(葶藶木香散)을 사용하여 치료한다. 이것은 오령산에 정력자(葶藶子)를 더하여 상초의 폐기(肺氣)를 사(瀉)해 주고, 목향(木香)을 더하여 중초의 비위의 기를 잘 돌게 해 주며, 목통(木通)·활석(滑石)을 더하여 하초에 바로 도달하게끔 하여 강력한 이뇨작용을 보태어 주고, 감초를 더하여 급박한 성미를 완화시켜 준 것이다. 습열이 안에서 심하여 심복창만(心腹脹滿), 수종(水腫), 소

---

3) 濕病本不自生, 因生于火熱怫鬱, 水液不能宣通, 即停滯而生濕也.

4) 陽水 : 부종의 하나. 주로 폐의 숙강기능장애로 수기가 아래로 내려가지 못하여 생긴다. 몸 윗부분이 먼저 부으며 입안이 마르고 변비가 있으며 맥이 침삭하다. 일반적으로 병세는 급하고 실증이다.(과학백과사전종합출판사 : 『재편집 東醫學事典』 도서출판 까치, 1995, 이하 『東醫學事典』으로 표기.)

5) 去宛陳莝 : 체내에 울결되어 쌓인 水液積滯를 제거한다는 뜻.(傳統醫學研究所 : 『今釋黃帝內經素問·湯液醪醴論』 成輔社, 1994)

6) 潔淨府 : '淨府'는 방광을 가리킨다. 소변을 순조롭게 배출시키는 방법을 말한다.(傳統醫學研究所 : 『今釋黃帝內經素問·湯液醪醴論』 成輔社, 1994)

변불리(小便不利), 대변활설(大便滑泄)이 나타나는 경우에는 대귤피탕(大橘皮湯)을 써서 치료한다. 이 처방은 오령산을 기초로 진피(陳皮)를 더하여 중초를 편안하게 해 주고, 목향(木香)·빈랑(檳榔)을 더하여 기를 잘 돌게 하고, 활석(滑石)을 더하여 청열이뇨(淸熱利尿) 작용을 증가시키고, 감초를 더하여 급박한 성미를 완화시켜 진액을 보호하게 한 것이다. 천수종만(喘嗽腫滿)이 금방 수병(水病)으로 변화하려는 경우나, 드러눕지 못하고 마음껏 먹지도 못하며 소변이 잘 나오지 않는 경우에는 백출목향산(白朮木香散)을 써서 치료한다. 이것 또한 하간이 폐·비·신 세 장부의 기화작용이 장애된 경우를 치료할 때 사용한 주요 처방이다.

2. 기화불리(氣化不利)를 제창하며 선공후보(先攻後補)로 치료한 종정(從正)

종정은 『내경(內經)』의 뜻에 따라 수종을 치료하고, 하간의 법을 받들어 발전시켰다. 그는 수종병과 비와 신 두 장부의 관계가 매우 밀접하다고 생각하였다. 비허로 수습운화를 제어할 수 없게 된 경우 및 "신관불리(腎關不利)"를 같이 치료할 수 있다. 그 병인은 당연히 습사인데, 대부분 수설병(水泄病)이 오래 되거나 치료가 부적합했기 때문에 생긴 병이기 때문이다.

종정은 수종 치료에 일반적으로 선공후보[7]법을 사용하여, 항상 한토하(汗吐下) 삼법을 써서 수종의 실증을 제거한 후에 비위를 보하여 튼튼하게 했다. 그가 음사(飮邪)가 위(胃)로 들어간 수종증을 치료하는데 병태를 살펴보니, "얼굴색이 누렇고 천증이 나타나며, 양쪽 다리가 모두 붓는데 눌러보면 쑥 들어갔다가 다시 올라오며, 걸어다닐 때 소리가 많이 나고, 늘 물을 마시고 싶어하며, 편히 누워 잘 수 없는" 증상을 보이고 있었다. 그래서 종정은 위로 게우게 하여 담을 없앤 후 땀

7) 先攻後補 : 치료 원칙의 하나. 먼저 공하법을 쓰고 후에 보하는 원칙을 말한다.(『東醫學事典』)

을 내게 하고 주거환(舟車丸)과 준천산(浚川散)을 먹여 설사시키고 맨 끝에는 익신산(益腎散)을 써서 치료하였다. 비허로 수습이 정체되어 생긴 수종은 비의 운화기능을 높여 비에 습이 몰린 것을 치료하는 방법을 써서 치료하였다. 예컨대, 한 사람이 배가 창만해지고, 양쪽 다리는 모두 붓고, 담은 황색을 띠며 천증이 나타나고, 식사량이 주는 등의 병증이 나타나서 삼 년 동안이나 의사들이 온갖 치료를 다 해 보았지만 효과가 없었는데, 종정이 과체산(瓜蒂散)을 먹여 게우게 하여 담습을 제거하고, 주거환과 준천산으로 청황색의 거품이 섞인 침과 같은 것을 설사시키고, 다시 계금백출산(桂苓白朮散)과 오령산으로 조절을 해 주었더니 반달이 지나자 회복되었다. 종정은 수종이 심각한 경우에는 삼법(三法)을 순서대로 점차 전진 발전시켜 가며 치료하였다. 예를 들면, 처음에 옴이 생긴 것을 긁어 이것이 종으로 변하고, 천증이 나타나고, 식사를 할 수 없게 된 환자가 있었는데, 대인(戴人)[8)]은 풍수[9)] 즉, 수기가 풍을 만나 갑자기 부어오른 것으로 판단하고는 우선 목욕을 하게 하고, 주리가 아직 열리지 않았을 때 따뜻한 방에서 시고 쓴맛의 약제에 전갈 한 마리를 더해서 사용하여 토하게 하고, 절차에 따라 가루약 3돈 가량을 써서 담을 여러 되(升) 나오게 하고 뒤이어 땀이 솟아나게 하자, 붓기가 80~90% 사라졌는데, 하루 지난 후 잠자리에 들 때, 다시 신우환(神祐丸) 70여 알을 세 차례 삼키게 했다. 그리고 한밤중에 한 번 더 치료하는데, 다시 수자도홍환(水煮桃紅丸) 60환을 연이어 삼키게 하고 사향탕(麝香湯)으로써 설사시키는데, 또한 서너 차례 설사시키며, 이삼 일 후에 다시 주거환·통경산(通經散)·백출산(白朮散)으로 조절해 주었더니 병이 나았다.

---

8) 戴人 : 張從正의 自號.(漢醫學大辭典編纂委員會 : 『漢醫學大辭典』 醫史文獻編, 東洋醫學研究院出版部, 1985)

9) 風水 : 부종의 하나. 풍사에 의해 폐의 숙강 기능이 장애되어 수도를 조절하지 못해서 생긴다. 얼굴이나 눈꺼풀부터 붓기 시작하여 점차 팔다리와 온몸에 퍼지는데 붓는 속도가 빠르다. 처음에는 오싹오싹 춥고 열이 나면서 뼈마디가 쑤시고 아프며 오줌량이 적어지면서 잘 나가지 않는다.(『東醫學事典』)

3. 기허불운(氣虛不運)을 주장하며 건비조운(健脾助運)으로 치료한 동원(東垣)

동원은 다음과 같이 생각하였다. 비위기허로 운화 기능에 장애가 생기면 수곡을 정기로 변화시킬 수 없어 상부의 폐로 보내지 못하게 되므로 아래로 흘러 습탁을 형성하게 되고 비위에 쌓여 비위의 기능 장애를 초래하게 되는데, 그 영향으로 인하여 삼초도 제 기능을 못하고 폐·비·신 세 장부의 기화 작용도 정상을 잃게 되는 바, 이러한 것이 허성(虛性) 수종에 속하는 것이다.

항상 비위 손상은 "본래 음식이 곱절로 늘면 장위(腸胃)가 상한다"는 이유로 인하여 생긴다. 대개 음상(飮傷)으로 축수증(蓄水證)이 생기면 위(胃)에 수기가 축적되어 비양(脾陽)이 운화 기능을 잃게 되므로, 수기가 심(心)을 업신여기게 되어 흉만위창(胸滿胃脹), 심계토수(心悸吐水), 구천구역(嘔喘嘔逆), 장명뇨소(腸鳴尿少) 등의 증상이 생긴다. 비허와 습성은 수종의 주요한 병인이다. 예컨대 비위가 손상을 받으면 원기가 부족해지고, 맥은 홍맥(洪脈)과 완맥(緩脈)이 나타나며, 다시 누르면 또한 삽맥(澁脈)이 나타나고, 그 외 다른 증상으로는 지절동통(肢節疼痛), 굴신곤란(屈伸困難), 신체침중(身體沈重), 심번불안(心煩不安), 흉만단기(胸滿短氣), 사지라권(四肢懶倦), 구부지미(口不知味), 복난서신(腹難舒伸), 담말점조(痰沫粘稠), 시물혼몽(視物昏蒙), 불사음식(不思飮食) 등이 있는데, 이러한 습성상비(濕盛傷脾)의 증상은 곡기(穀氣)가 유행하지 못하기 때문에 나타나는 증후이다. 증상에 근거하여 분석해 보면 습성이 주요 병인임을 알 수 있다. 따라서 동원은 이러한 증상을 치료할 때는 보중익기탕(補中益氣湯)을 변화시켜 백출은 창출로 바꾸어 삼습(滲濕)시키고, 당귀는 목향으로 바꾸어 행기시키게 하는 조중익기탕(調中益氣湯)을 만들었는데 삼습에 주안점을 두었다. 습이 사라지면 중초가 제 기능을 하게 되며, 비양이 자연히 운화 기능을 수행하게 되므로 모든 증상이 없어질 수 있다. 습과 열이 합쳐져 형성된 습열이 안에서 가로막고 있으면 오줌이 잦아지지만 시원하게 누지 못하며, 수액이 넘쳐흘러 수종을 형성하게 되는 경우에 동원은 항상 오령산에 익원산(益元散)을 배합하여 습열사(濕熱邪)를 다스렸다. 습열이 안에서 응체되고 막혀서 두한(頭汗), 흉중비결(胸中痞結), 구갈(口渴), 소변불리(小便不利), 신발황(身發黃) 등의 증상이 나타나는 경우 역시 동원은 오령산에 인진호탕(茵蔯蒿湯)을 합한 것을 사용하여 청열이뇨퇴황(淸熱利尿退黃)시켜 치료하였다.

4. 관문불리(關門不利)[10)]를 중시하여 보기행습(補氣行濕)으로 치료한 단계(丹溪)

단계는 『맥인증치(脈因證治)』에서 수종의 병인에 대해 다음과 같이 지적하였다. 수종의 원인은 대개 비허(脾虛)로 비가 수습운화를 제어하지 못하기 때문인데, 신(腎)은 위관(胃關)이므로 관문이 불리하게 되면 물이 고여 망행하다가 경락에 스며들게 된다. 그 병증(病症)은 다음과 같다. 처음에는 안와(眼窩) 윗쪽이 약간 붓기 시작하며 경맥[11)]이 바뀌고, 때때로 기침을 하며, 음고(陰股)에 한사(寒邪)가 있고, 발과 정강이가 붓고, 마침내 배가 불룩해지면 수종이 이미 형성된 것으로 보아야 한다. 임상 경험과 결합하여 증상에 따라 수종을 나누어 보면 다음과 같다. 배를 눌렀을 때 손을 따라 올라오는 모양이 물을 싸고 있는 형상이면 복수(腹水)이고, 숨이 가빠서 편히 누울 수 없으면 심수(心水)이고, 대변이 오리똥처럼 묽으면 폐수(肺水)이고, 사지가 무거우면 비수(脾水)이고, 양옆구리가 아프면 간수(肝水)이고, 요통이 있고 발이 찬 것은 신수(腎水)이다.

그는 『단계심법(丹溪心法)·수종(水腫)』에서 다음과 같이 지적하였다. 마땅히 맥과 증상을 자세히 살펴 경락을 분별하여 표(標)와 본(本)을 동시에 치료해야 하는데, 이때 보다 중요한 것은 본에 대한 치료이다.

---

10) 關門不利 : 관문이 장애된 것. 신의 기화 작용의 장애로 오줌이 잘 나오지 못하여 몸이 붓는 것을 말한다.(『東醫學事典』)

11) 頸脈 : 후두 옆에서 뛰는 맥. 인영맥을 보는 부위에 해당한다.(『東醫學事典』)

따라서 돌발성수종(突發性水腫)인 경우에는 "땀구멍을 열어 주고, 이뇨약으로 방광에 있는 사기를 없애" 주어서 치료해야 하며, 만성수종(慢性水腫)의 경우에는 보기행습(補氣行濕)시켜 치료해야 한다고 생각했다. 비허(脾虛)로 비가 수를 제어하지 못하여 수지망행(水漬妄行)하여 생긴 수종의 경우에는 반드시 인삼·백출로 보비(補脾)시켜 비기(脾氣)가 실해지면 비기의 운화 기능이 회복되어 자연히 승강(昇降)이 가능해져 추기(樞機)[12]를 움직여 기가 잘 돌게 되고 수도가 통하게 되는데, 이때 오령(五苓)과 신우(神祐)로 행수(行水)시킬 것이 아니라 당연히 보중행습(補中行濕)시켜 소변이 통하게 해야 하며, 절대로 설사시켜서는 안 되므로 이진탕에 백출·인삼·창출을 주약(主藥)으로 더하고 황금·맥문동·초치자(炒梔子)를 좌약(佐藥)으로 사용하여 간을 제어하고 청폐시켜 주며, 복창(腹脹)일 경우에는 후박을 좌약으로 약간 사용하고, 기가 제대로 활동하지 못하는 경우에는 목향·목통을 더해 주고, 기가 허하여 아래로 처지는 경우에는 승마·시호를 써서 끌어올려 주는데, 병세를 보아 가감하되 반드시 보중행습시켜야 한다. 예를 들어 단계가 한 환자를 치료한 방법은 다음과 같다. "본디 음식을 먹어도 배부르지 않고 고기만 먹으면 반드시 설사하고, 온몸이 붓는데 두면(頭面)이 더욱 심하여 눈은 또한 뜰 수조차 없으며, 가슴이 꽉 막힌 것 같고, 양발에서 무릎 부위까지 저리고, 온몸에 바람을 쐬서는 안 되고, 음기(陰器)가 늘 빳빳하고, 맥상이 왼쪽은 침맥이지만, 다시 짚어보면 느껴지지 않고, 오른쪽 삼부맥은 비록 단맥(短脈)과 소맥(小脈)이 나타나지만, 오히려 부드럽고 매끄러운 모양이 나타났다. 이러한 경우에는 즉시 백출탕을 달여 마시게 하고 아침에 빈속에 게우게 하고 백출 2돈과 마황 5푼, 천궁 반 돈, 방풍 3푼을 넣고 탕을 만들어 식후에 보화환(保和丸) 50알을 먹인다. 이와 같이 하여 이틀이 지나면 게우고 땀을 내어 상부의 막혔던 것을 통하게 하면 곧 부기가 가라앉고 눈이 뜨여지고, 기의 흐름이 순조로워져서 음식을 먹을 수 있게 된다. 앞의 처방에서 마황과 방풍을 빼고 백출 1돈, 목통·통초 각 반 돈을 더하여 보화환 50알

---

12) 樞機 : 소양과 소음 경맥의 기능을 문 지도리에 비유하여 이른 말.(『東醫學事典』)

을 만들어 먹이기도 한다. 이와 같이 하여 닷새가 지나면 편안해진다(『續名醫類案·腫脹』). 단계가 얼마나 환자를 세밀히 관찰했는가 하는 것은 "양 발부터 무릎까지 저리다"는 표현에서 알 수 있는데, 이것은 상성하허(上盛下虛)〔上實下虛〕의 증후 표현으로서 이때에는 반드시 보기행습시켜 정상적인 승강(昇降) 기능이 일어나게 해야 하는데, 단계는 처음부터 끝까지 약을 사용할 때 그 근본을 마음에 새겨 두고 잊지 않았다.

역자 표지희 / 교정 도기환

원　저 : 상해중의약잡지 1995년 12기(9513C022)
金元四大家論治水腫之特色
주제어 : 금원사대가 / 수종

경외기혈 과량침자를 위주로 조광억울증을 치료한다

河北中醫學院 張再康·馮瑞雪

조광억울증(躁狂抑鬱症)은 감정의 흥분과 침울함이 주가 되고 상응하는 생각과 행동의 변화 등이 동반되는 정신 장애의 대표적 질병이다. 중의학의 '전광(癲狂)' 범위에 속하며 병인은 주로 칠정내상(七情內傷)이 심(心)·비(脾)·간(肝)·담(膽) 등의 경락장부음양실조(經絡臟腑陰陽失調)를 일으키고 심규(心竅)를 막아 버리는 것이다. 가친 장운증(張運增)은 본증(本症)을 여러 해 동안 치료했는데 치료 효과가 탁월했다. 이에 종합해서 소개하면 아래와 같다.

1. 조광증(躁狂症)

본증(本症)의 표현은 높은 곳에 올라가서 노래를 부르고 옷을 벗고 뛰어 다니며 여러 날 동안 밥을 먹지 않고 헛소리와 욕을 하고 친분을 가리지 못하고 사물을 훼손하고 남을 때리는 것 등이다. 침자(鍼刺)의 주혈(主穴)은 과량침(過梁鍼)[1]을 사용한다. 그 침은 전체 길이가 182mm, 침신(鍼身)의 길이가 156mm, 직경이 1.0mm이다. 배혈(配穴)을 찌를 때는 일반 호침(毫鍼)을 사용한다. 주혈(主穴)은 천령(天靈)(겨드랑이 앞선의 直上 1寸, 안쪽을 향해 5分 찌른다. 약간 바깥쪽을 향해 5~6寸 斜刺한다), 액령(腋靈)(겨드랑이 앞선의 直上 5分, 腱 아랫변의

1) 睛明·瞳子髎·承泣 등을 찌르기 위해 특별히 가늘고 길게 만든 침.

바깥쪽, 5~6寸 直刺한다), 굴양위(屈陽委)(팔꿈치 橫紋 끝에서 약간 바깥쪽으로 7~8分 되는 곳, 4~5寸 直刺한다), 중평(中平)(膝下 5寸, 脛骨과 腓骨 사이, 즉 小腿의 바깥쪽 腓骨小頭와 外踝尖을 이은 선이 膝蓋骨과 만나는 곳에서 아래로 5寸 되는 곳, 3~4寸 斜刺한다), 평정(平頂)(膝下 3寸, 안쪽으로 6~8寸 斜刺, 나머지는 中平과 같다), 음위(陰委)(다리 바깥쪽 오금선의 위로 1寸 되는 곳, 6~8寸 直刺한다), 음위(陰委)2·음위(陰委)3(구별은 陰委 위로 1寸과 2寸 되는 곳, 무릎을 구부리고 취한다, 6~8寸 直刺한다), 사련(四連)(陰委3 위로 1寸, 大腿 바깥쪽 오금 橫紋 바깥쪽 끝에서 위로 4寸 되는 곳, 6~8寸 直刺한다), 오령(五靈)(四連 위로 1寸, 大腿二頭筋 바깥쪽, 6~8寸 直刺한다), 영보(靈寶)(五靈 위로 1寸, 6~8寸 直刺한다)이다. 배혈(配穴)은 용천(湧泉)·인중(人中)이다. 수법은 모두 강자극의 사법(瀉法)을 쓰고 일반적으로 4일에 한 번 하는 것이 좋다. 만약 병이 심하면 하루에 한 번, 또는 이틀에 한 번도 가능하고 다만 전력을 다해 억지로 침을 빼지는 말아야 한다. 과량침혈(過梁鍼穴)은 학금개(郝金凱)의 『침구기혈도보(鍼灸奇穴圖譜)』(人民衛生出版社, 1955년) 참조.

동시에 약물을 배합하는데 먼저 『의학충중참서록(醫學衷中參西錄)』의 탕담탕(蕩痰湯)[2)]을 선택한다. 만약 약을 복용한 뒤에도 대변이 잘 나오지 않는 자는 대황(大黃)을 60g까지 더할 수 있고, 만약 여전히 대변이 잘 나오지 않는 자는 탕담탕(蕩痰湯)에 감수(甘遂) 분말 6g을 조복(調服)해도 되는데 그러면 대량의 악취가 나는 점성의 묽은 변이 나올 수 있다.

2. 억울증(抑鬱症)

본증(本症)의 표현은 정신이 황홀(恍惚)하고 표정이 냉담하며 침묵하고 치매(痴呆)가 있으며, 혹은 혼자 재잘거리고 말에 조리가 없는 것

---

2) 생자석(生赭石)(잘게 간다) 60g, 대황(大黃) 30g, 박초(朴硝) 18g, 청반하(淸半夏)·울금(鬱金) 각 9g

등이다. 주혈(主穴)인 평정(平頂)에 침을 놓을 때는 과량침(過梁鍼)을 사용한다. 배혈(配穴)을 찌를 때는 계속 호침(毫鍼)을 사용한다. 배혈(配穴)은 합곡투노궁(合谷透勞宮), 태양(太陽), 삼음교(三陰交), 찬죽투어요(攢竹透魚腰), 백회(百會)이다. 수법은 평보평사(平補平瀉)하고 침자(鍼刺)의 날짜 간격은 조광증(躁狂症)과 같다.

동시에 약물을 배합하는데 먼저 감맥대조탕가미(甘麥大棗湯加味 : 黃文東經驗方)[3]를 선택한다. 가감법은 담(痰)이 성(盛)한 자는 온담탕(溫膽湯)을 같이 쓰고, 어혈(瘀血)이 심한 자는 혈부축어탕(血府逐瘀湯)을 같이 쓰고, 두훈두통(頭暈頭痛)이 있는 자는 국화(菊花)·백질려(白蒺藜)를 가하고, 뇨빈뇨급(尿頻尿急)한 자는 황금(黃芩)·지모(知母)를 가하고, 흉협통(胸脇痛)이 있는 자는 백작약(白芍藥)을 가하고, 기허(氣虛)한 자는 당삼(黨參)·백출(白朮) 혹은 사삼(沙參)을 가하고, 어지럽게 꿈을 많이 꾸는 자는 용골(龍骨)·모려(牡蠣)를 가하고, 수족축닉(手足搐搦)이 있는 자는 전갈(全蝎)·오공(蜈蚣)을 가하고, 마른 대변이 있는 자는 법제(法制)한 대황(大黃)을 가한다.

3. 반전반광쌍상형(半癲半狂雙相型)

본증(本症)의 표현은 조광(躁狂)과 억울(抑鬱)이 뒤섞여 불규칙적으로 발작하는 증상이다. 침자(鍼刺)의 혈위(穴位) 및 수법은 그 표현에 근거하여 조광증(躁狂症) 혹은 억울증(抑鬱症)의 침자법(鍼刺法) 및 취혈법(取穴法)을 쓴다. 처방은 왕청임(王淸任)의 『의림개착(醫林改錯)』의 전광몽성탕(癲狂夢醒湯)[4]을 선택한다.

전형적인 임상 사례

예1) 강××(康××), 여자, 23세, 농민. 1973년 11월 진료. 환자는 사물

3) 회소맥(淮小麥)·야교등(夜交藤) 각 30g, 대조(大棗) 5매(枚), 자감초(炙甘草)·진담성(陳膽星)·울금(鬱金)·단삼(丹參)·석창포(石菖蒲) 각 9g, 원지(遠志) 6g, 생철락(生鐵落)(먼저 달인다) 60g, 훤초(萱草) 12g

4) 도인(桃仁) 24g, 적작약(赤芍藥)·향부자(香附子)·청피(靑皮)·반하(半夏) 각 6g, 진피(陳皮)·대복피(大腹皮)·상백피(桑白皮)·목통(木通) 각 9g, 소자(蘇子) 12g, 생감초(生甘草) 15g

을 훼손하고 옷을 쥐어뜯고 기력(氣力)이 정상 상태보다 지나치고 잘 누워 있지 못하고 배고프지도 않고 웃고 즐거워하기를 좋아하고 사람들을 보면 성내면서 쳐다보고 밤새도록 잠을 못 자며 대변이 굳어 있고 소변은 황적(黃赤)하다. 설태(舌苔)는 황후니(黃厚膩)하고, 맥(脈)은 침활유력(沈滑有力)하다. 이것은 담화(痰火)가 심규(心竅)를 막아버린 것이다. 굴양위(屈陽委)·음위(陰委)1·액령(腋靈)·중평(中平)에 과량침(過梁鍼)을 놓고 다시 인중(人中)·용천(湧泉)에 호침(毫鍼)을 놓는다. 3차례 시술해도 효과가 없고 탕담탕(蕩痰湯)을 원방으로 2첩 투여했는데도 설사가 나오지 않는다. 위의 처방에 감수(甘遂) 분말 3g을 가하여 1첩으로 대량의 악취가 나는 것을 쏟았다. 다시 환자를 진찰해 봤더니 광조(狂躁)하던 것이 차분해지고, 정신이 맑아지고 밥을 먹고 냄새를 맡을 수 있게 되고 황후니(黃厚膩)의 태(苔)가 박(薄)하게 되고 맥(脈)도 완(緩)한 상태를 나타내게 되었다. 그런 뒤에 감수(甘遂)를 빼고 3첩을 계속 복용시키고 아울러 과량침(過梁鍼)과 호침(毫鍼)을 배용해서 침과 약을 같이 시술했더니 완전히 나았다. 그런 뒤에 온담탕가미(溫膽湯加減)에 호침(毫鍼)으로 내관(內關)·인중(人中)·백회(百會)·신문(神門)·삼리(三里)·삼음교(三陰交)·합곡(合谷)에 놓고 중간 정도의 자극을 주었더니 하루 한 번으로 치료 효과를 견고하게 했고 지금까지 재발하지 않고 있다.

예2) 강××(康××), 여자, 33세, 농민. 1976년 10월에 진료. 체격은 말랐고 표정은 치매와 같으며 울적하고 말이 적고 울다가 웃다가 하고 굳은 대소변이 있어도 스스로 알지를 못한다. 동네 의원에서는 억울형조광증(抑鬱型躁狂症)이라고 진단하여 치료했으나 효과가 없었다. 설태(舌苔)는 백니(白膩)하고 맥(脈)은 활(滑)하고 비교적 유력(有力)하다. 이것은 간울기체(肝鬱氣滯)하고 담조혈어(痰阻血瘀)된 것이다. 평정(平頂)에 과량침(過梁鍼)을 놓고 간사(間使), 후계(後谿), 합곡투노궁(合谷透勞宮), 백회(百會), 삼음교(三陰交), 인중(人中)에 호침(毫鍼)을 놓아 평보평사(平補平瀉)하는데, 이틀에 한 번 시술한다. 감맥대조가미방(甘麥大棗加味方)에 수증가감(隨證加減)한다. 전후 모두 40여 차례 침을 놓고 90여 첩의 약을 복용하여 비로소 완전히 나았음을 알려 왔는데 지금까지 재발하지 않았다.

4. 체회(體會)

(1) 과량침(過梁鍼)은 천천히 빼야 한다. 동일한 혈위에 중복해서 침을 놓을 때는 모두 마땅히 건강한 피부로부터 찔러 넣어야 하고 또 반대쪽의 피부까지 찔러서는 안 된다. 침을 뺀 뒤에는 알콜솜으로 침을 놓았던 자리를 압박하여 출혈을 방지한다. 굴양위(屈陽委)에 침을 놓을 때는 침자 방향이 정확해야 한다. 그렇지 않으면 여러 가지 안면 신경마비를 일으키기가 쉽다.

(2) 탕담탕(蕩痰湯) 및 탕담가감수탕(蕩痰加甘遂湯)은 단지 맥(脈)이 침실(沈實)하고 겸해서 활(滑)·삭(數)·현(弦)하며 심하면 침삽(沈澁) 혹은 숨어들어 나타나지 않는 실증에만 적용한다. 임상에서는 먼저 탕담탕(蕩痰湯)을 투여하는데 만약 대변이 잘 나오지 않으면 탕담가감수탕(蕩痰加甘遂湯)을 투여할 수 있다. 감수(甘遂)는 성(性)이 맹렬주찬(猛烈走竄)하므로 막힌 것을 터주는 것이 용도가 되고 수기(水氣)를 내리고 담(痰)을 없애는 성약(聖藥)이며 행담(行痰)하는 힘이 다른 약보다 백배이므로 맥(脈)이 침실(沈實)하고 완고한 담(痰)이 응결된 것이 심한 자가 아니면 함부로 투여할 수 없다. 탕담가감수탕(蕩痰加甘遂湯)을 사용할 때는 마땅히 아래의 네 가지 사항에 주의해야 한다. ① 감수(甘遂)를 분말로 만들어 먼저 복용하고 아울러 처방 중에 대자석(代赭石)을 많이 사용하는데 심하면 120g까지 쓸 수도 있고 그 무겁게 누르는 힘을 빌려서 담화(痰火)를 하행(下行)시키고 또 감수(甘遂)를 복용해서 발생하는 극렬한 구토를 가라앉힌다. ② 감초(甘草)와 같이 써서는 안 된다. ③ 매일 복용해서는 안 되며 마땅히 『내경(內經)』에 나오는 "절반 정도 치료되면 그친다"[5]는 원칙을 지켜서 2~3일에 한 번씩 복용하여 정기(正氣)를 손상시키는 것을 방지해야

---

5) 衰其大半而止.

한다. ④ 본방(本方)으로 설사한 뒤에는 죽을 먹고 몸을 심하게 움직이지 말고 위기(胃氣)를 보전하여 충격을 받아 소란을 피우는 것을 방지해야 하며 안정(安定)[6]·노미나(魯米那)[7] 등과 같은 진정시키는 약을 복용하면 좋다.

(3) 전광몽성탕(癲狂夢醒湯)은 소간이기(疏肝理氣), 거담축어(祛痰逐瘀)하는데 축어(逐瘀)하는 것이 주가 된다. 왕청임(王清任)은 "전광의 증상은 …… 기혈이 응체되고 뇌기와 장부의 기가 서로 교류하지 못하는 것이다"[8]라는 이론을 세웠다. 전대의 현인(賢人)인 장중경(張仲景), 명대(明代)의 이천(李梴), 청대(淸代)의 부산(傅山)은 모두 어혈(瘀血)로 인해 일어나는 정신 이상을 매우 중시했다. 요녕중의학원(遼寧中醫學院)의 팽정산(彭靜山) 교수는 『침구비험(鍼灸秘驗)』에서 이 처방의 도인(桃仁)은 40g까지 써야 효과가 나타나기 시작한다고 했고 가친도 비슷한 경험을 하셨으니 진실로 경험의 이야기이다.

(4) 가친이 침과 약을 병용해서 조울증(躁鬱症)을 치료한 것이 12례에 이르는데, 재발한 뒤 다시 치료했는데도 효과가 없었던 1례 외에 그 나머지는 약간의 재발이 있었지만 재발한 뒤에 즉시 이러한 방법을 썼더니 효과가 있었다.

역자 이봉효 / 교정 도기환

원 저 : 절강중의잡지 1994년 2기(94222078)
過梁鍼刺經外奇穴爲主治療躁狂抑鬱症

---

6) diazepam.
7) luminal.
8) 癲狂一症, …… 乃氣血凝滯腦氣與臟腑氣不相接.

노인성치매증의 한방진단과 치료에 대해서

陝西省中醫藥研究院 主任醫師·教授
京都府立醫科大學研究院神經內科 客員教授 張振中

1. 개설

인간은 노년기에 들면 뇌수(腦髓)가 부족하기 때문에 신명내허(神明內虛), 현기증, 두통(頭痛), 정신불안, 심계번조(心悸煩燥), 이명(耳鳴), 청력저하, 불면, 건망, 수족마비, 감각 둔화, 정신 매제, 언어 장애, 읍소개비(泣笑皆非), 행동이상 등의 증상이 나타난다. 이것을 노년기 치매증이라고 한다.

『영추(靈樞)·해론(海論)』에 "수해(髓海)가 부족하게 되면 곧 뇌전(腦轉)하고, 이명(耳鳴), 경위(脛痠), 현모(眩冒), 눈이 보이지 않음, 게을러짐, 눕기를 좋아함 등이 나타난다"라고 기재되어 있다. 이 때문에 수해부족과 뇌의 병변이 노년성 치매증과 흔히 유사한 것으로 판명된다. 이 병기에 대해서 후세의 연구자는 "'천부부족(天賦不足)', '구울(久鬱)'과 '담화요심(痰火擾心)' 등이 그 원인이다"라고 하고 있다. 또 청조(淸朝)의 심금오(沈金鰲)는 이 병기의 발병의 원인은 "심혈부족(心血不足), 신불수사(神不守舍)"라고 지적하고 있다.

2. 병인·병리

(1) 심에 대해서

심은 혈을 주하며 맥과 동시에 혈액운행을 유지해 두루 몸을 양(養)

한다.

① 혈맥을 주한다라고 하는 기능의 임상의의

심기가 성해지는 경우에 혈관 중의 혈맥의 흐름은 순조로워 전신에 공급될 수 있어 심장 박동의 리듬은 규칙이 빠르고 동시에 맥상은 조화로워 힘이 있고, 안색은 홍윤(紅潤)하고 광택이 있다. 만약 심기가 부족하면 추진하는 힘이 약해져 혈액의 운행이 나빠지게 된다.

임상에서는 심계(심장의 動悸가 높고, 심장부에 불안감이 있는 증상)가 나타남과 동시에 맥이 허하거나 세약해지고 안색도 창백해 무화(無華)하게 되는 것도 있다. 혈액 운행이 막힘에 따라 심맥이 조색(阻塞)되고 심전부에 고민감(苦悶感)과 자통감(刺痛感)이 생기고, 맥상은 결(結)·대(代)·촉삽(促澁) 등이 되고, 안색과 혀 등에 자암색을 드러낸다. 만약 심혈이 허손(虛損)하면, 자양하는 작용이 감퇴됨에 따라 심장을 자양할 수 없게 됨과 동시에 그 밖의 조직기관을 자양하는 작용도 약해짐에 따라 임상에서는 심계·현훈·안색창백, 맥상이 가늘어지고 무기력해지는 등의 증상이 나타난다.

② 심은 신(神)을 장(藏)한다.

중의학에는 경우에 따라 신(神)의 의미가 다르다. 여기서 말하는 신이라는 것은 협의의 신이며 인간의 정신의식과 사유활동을 가리키는 것이다.(광의의 신은 모든 인체의 생명활동을 가리킨다.) 사람의 정신의식과 사유활동은 대뇌의 작용이지만 중의학에서는 그 기능을 연구하는 경우에 단지 뇌라고 하는 하나의 기관에 착안할 뿐만 아니라 정신활동과 사유활동을 오장에 분속시켜 두고 그 가운데에서도 특히 심과의 관계가 가장 밀접하다고 생각하고 있다. 심은 이 정도의 중요한 위치를 차지하고 있으니 『영추(靈樞)·사객론(邪客論)』에서 "심(心)은 오장 육부의 대주(大主)이다"라고 말하는 것은 당연하다.

심이 신을 장한다라고 하는 것은 혈맥을 주하는 기능을 가지고 있기 때문이다. 혈액은 신지(神志) 활동의 주된 물질적 기초이고, 심혈이 충영(充盈)하면 곧 신지가 명석해져 외계의 사물을 잘 반영할 수 있고, 문제에 대해서 사고도 민첩하며, 정력이 충실해서 세력이 있다. 만약 심혈부족이 되면 불면, 다몽, 건망, 심신불녕(心神不寧) [불안감] 등의 심신의 병변으로 인한 증상이 나타난다. 혈열심(血熱心)의 경우에는 섬망(譫妄), 혼수로 인사불성(人事不省) 등의 정신의식 활동의 현저한 감퇴, 혹은 상실이라고 하는 증상이 나타난다.

③ 심은 혀와 밀접한 관계가 있다.

때문에 심은 혀에 개규한다는 설이 있다. 심의 별락은 혀로 상행하고 심의 기혈은 아래에 통한다. 혀를 영양해서 그 미각과 자유로운 운동 등의 활동을 발휘하도록 하기 위해 중요한 역할을 수행하다 심의 병변에 힘이 있으면 경과하면서 설체에 반영되기 쉽다. 예를 들면, 심혈이 부족하면 설질이 담백하게 되고, 심화가 상염(上炎)하게 되는 경우에 설체가 붉거나 미란(靡爛)하게 되면 심혈이 어조(瘀阻)한 경우에 설질에 자암(紫暗)과 어점(瘀點) 등이 나타난다. 병사(열과 담 등)가 심에 들어간 때는 설강어색(舌强語塞 : 혀가 굳어지고 말이 막히는 것) 등이 나타난다. 이와 같이 설질의 변화를 통해서 심장의 기능정확, 때로는 병리변화를 대략 추측할 수 있으며 "심은 혀에 개규한다"라든가 "혀는 심의 묘이다"라고 하는 설이 있음도 당연하다.

(2) 신에 대해서

신은 수(髓)를 생하고 골(骨)을 주한다. 그 화(華)는 발(髮)에 있고 귀에 개규한다.

① 수를 생하고 골을 주한다.

수는 골수·척수·뇌수로 나누어지는데, 골수는 골강(骨腔)의 가운데에 있고 골격에 영양을 주지만 그것은 신정(腎精)에 의해서 생겨 나오는 것이기 때문에 "신은 수를 생한다"라고 하는 것이다. 신은 정을 장하고 정은 수를 생하면 척수는 뇌에 상통해 뇌에는 수가 모이게 되는 것이다. 이런 까닭에 뇌는 또 "수의 해(海)"라고 일컬어진다. 따라서 신은 뇌수와도 밀접한 관계를 갖고 있다. 신정이 충족한가가 직접 뇌수의 발육과 기능에 영향을 끼칠 수 있다. 신정이 부족하게 되면, 수해(뇌의 것)는 공허하게 되고 현훈과 사유지둔(思惟遲鈍)과 기억력 감퇴,

족비(足痺), 행동불능, 정신매둔, 동작완만 등의 증상이 나타난다.

② 그 화(華)는 발(髮)에 나타나고 귀(耳)에서 개규한다.

발의 성장은 정과 혈에 의지하고 있다. 신은 정을 장하고 그 위에 정이 혈을 생한다. 따라서 직접 발의 성장에 영향을 준다. "그 화는 발에 있다"라는 것은 두발의 윤택과 건조, 영양부족, 성장과 탈락이 신기(腎氣)의 성쇠와 관계가 있음을 말한 것이다. 예를 들면 나이가 들어 머리카락이 하얗게 되거나 빠지게 되는 것은 신정이 허쇠해진 하나의 표현이다. 청장년은 모발에 광택이 있다. 이것은 신정이 충영한 하나의 표현이다. 때문에 발은 신의 외후(外候)이다.

귀는 청각기관이며 그 청각기능이 민감한가는 신중(腎中)의 정기의 충손(充損)과 밀접한 관계를 갖고 있다. 신기가 충족해야 비로소 청각은 예민해진다. 신의 정기가 부족하게 되면 이명과 청각감퇴 등의 증상이 나타난다. 나이가 들면 신기가 허쇠해지기 때문에 대체로 이롱(耳聾)이 되고 들리지 않게 된다. 귀와 신은 이와 같이 관계가 있기 때문에 "신은 귀에 개규한다"라고 하는 것이다.

(3) 심과 신의 관계

심은 혈을 주하고 신은 정을 장한다. 정과 혈은 서로 능히 자생한다. 그렇기 때문에 신정휴손과 심혈부족도 서로 인과를 낳는다. 심(心)은 신(神)을 장하고 신(腎)은 지(志)를 장한다. 신과 지는 모두 뇌의 기능에 속하지만 뇌는 정수(精髓)로 구성되고 그래서 심혈도 훨씬 올라가서 뇌의 영양이 된다. 그러므로 신정과 신혈의 어느 쪽의 휴손에도 모두 실면과 다몽 등의 신지(神志)면에서의 증상이 보여지는 것이 당연하다.

(4) 심과 비의 관계

심은 혈을 주하며 혈행의 동력이 되고 혈액이 생화하는 과정에 대해서도 도움이 되고 있다. 비는 기혈생화의 근원이고 혈액을 통섭하고 있다. 때문에 양자의 관계는 혈액의 생성과 운행의 면에서 밀접하다. 병리적으로는 정신활동이 실조되면 심혈을 과도하게 소모시키는 것 외에 역시 비의 운행에도 영향을 준다. 이에 반해서 비의 운행이 상실되어 수곡의 정미를 흡수·운수해 심에 도달시키는 것을 할 수 없다든가 혹은 비불통혈(脾不統血)로 실혈하면 심혈부족이 생겨 "심비양허"하게 되고 현훈, 심계, 건망, 불면, 면색불화, 식음부진 등의 증후가 나타난다.

(5) 심과 간의 관계

심과 간 사이의 관계는 주로 혈액의 운행과 신지의 양면에서 나타난다. 인체의 혈액은 비장에 의해 생화되고 간에 의해 저장되며 심의 활동에 의해 전신에 운행되기 때문에 생리적으로는 "간은 혈을 장하고 심은 그것을 행한다"라고 하는 논술이 있다. 심의 행혈 기능이 정상이면 혈액의 흐름도 순조롭게 되므로 간에 저장시키는 것도 있다. 만약 간이 혈을 장할 수 없으면 심에서 주관하는 것도 없고 혈류도 이상하게 됨이 틀림없다. 심과 간의 관계는 혈행의 면에서 밀접하게 관계되어 있으므로 임상에서는 "심간혈허"가 자주 동시에 나타난다.

간은 소설을 주하고 심은 신지를 주한다. 양자는 모두 정신정지의 활동과 관계하므로 약간의 정신요소에 의한 병변에 대해서는 심·간 두 장도 자주 서로 영향을 주는 것이 마땅하다.

(6) 뇌에 대해서

① 뇌와 정신의식·사유활동의 관계

『내경(內經)』에서는 뇌는 여섯 개의 기항지부의 하나로 생각된다. 당시 한방의 장상학설에서는 인체의 정신·의식·사유활동을 심에 귀속시켜 그 정신·의식·사유활동의 표현에 따라 그것을 오장에 분속시켰다. 예를 들면 심이 신을 장하고 희(喜)를 주하고, 간이 혼(魂)을 장하고 노(怒)를 주하면, 비는 의(意)와 지(智)를 장하고 우(憂)를 주하며, 폐는 백(魄)을 장하고 비(悲)를 주하며, 신은 정(精)과 지(志)를 장하고 공(恐)을 주한다는 등이다. 이른바 '오장신(五臟神)'이다. 그러나 한방의학은 뇌와 정신·의식·사유활동의 관계에서도 일정한 인식을 갖는다. 특히 명의 이시진은 명확히 "뇌는 육신(六神)의 부이다"라든가 "사람의 기억력은 모두 뇌중에 있다"라고 서술하고 정신의식과 사유활동은 뇌의 활동에 의한 것임을 밝혔다. 그렇지만 또 임상을 지도할 수는 없는 것이다.

② 뇌와 감각운동의 관계

『영추(靈樞)·해론(海論)』에서는 "수해(髓海)가 부족하게 되면 곧 뇌전, 이명, 경위, 현모, 눈이 안보임, 게으름, 눕기를 좋아함 등이 나타난다"라고 하는 기재가 있다. 이는 뇌와 감각운동의 관계에 일정한 인식이 있었다는 것을 설명하고 있는 것이다.

해부학이 지연되었다라고 하는 역사적 배경이 있고 한방 의학에서는 뇌에 대한 지식이 아직도 충분하지 않지만 임상으로 뇌의 생리와 병리를 분석하는 경우에는 주로 심과 간과 신 등의 장으로부터 깊이 구해서 론치(論治)할 수 있다. 예를 들면 심은 신을 장한다라는 것은 기본적으로 신의 정신 활동과 사유의 기능을 가리키고, "열입심포(熱入心包)"라든가 "담미심규(痰迷心竅)" 등은 중추신경 계통의 증상이다. 이와 같이 심의 음양실조 등 증의 일부에는 뇌의 기능 활동의 변화에 의한 것이 있고, 양혈안신(凉血安神), 개규(開竅), 화담(化痰), 양심음(養心陰), 온심양(溫心陽) 등의 약물은 중추신경 계통에 대해서 일정한 작용을 갖는다. 이 같은 생리활동도 일부는 뇌의 기능에 속하는 것이 있어 "간기울결(肝氣鬱結)"과 "간양상항(肝陽上亢)" 등의 증에도 신경계통과 관계 있는 증상이 부분적으로 있다. 또 "간풍내동(肝風內動)"의 증은 기본적으로는 중추신경계통의 증상이고 소간(疏肝), 평간(平肝), 잠양(潛陽), 식풍(熄風) 등의 약물은 어느 경우에라도 중추신경계통에 대해서 일정한 작용이 있다. 신은 정을 장하고 신은 골수를 생하며 뇌는 또 수의 해이기 때문에 신과 뇌의 관계는 한층 친밀하다. 신정이 부족하게 되면 성인과 노인의 뇌 기능은 감퇴하게 된다. 몇 가지의 보제는 대뇌의 기능을 개선하는 것에 일정한 효과를 갖는다. 때문에 감각운동과 정신의식·사유활동의 장애는 뇌로부터의 논치로는 안 되고 심과 간과 신의 방향으로부터 아울러 증을 논치하는 경우가 많다.

3. 변증논치

한방의학 치료면에서는 우선 원칙을 중요시하고 다음으로 방법을 중요시한다.

『내경(內經)』에 "병을 치료함에는 반드시 그 본을 구한다."라고 되어 있는 것은 매우 깊은 의의를 갖는다. 따라서 우리들이 질병의 원인을 탐구해 변증을 통해서 정확한 진단을 내림과 동시에 반드시 치료의 규율과 방법을 장악하지 않으면 안 된다. 이와 같이 하는 것이야말로 먼저 변증논치를 행하여 활발히 선인의 경험을 운용해 자기의 지혜를 발휘할 수 있다.

(1) 심비양허

현훈, 심계, 건망, 불면, 면색불화, 식음부진 등의 증상이 나타나고 심혈이 부족하게 된다. 설질은 담백하게 되고 맥이 약하게 되며, 방제는 귀비탕(歸脾湯)을 주로 쓴다. 약물은 인삼(人蔘)·황기(黃芪)·백출(白朮)·용안육(龍眼肉)·당귀(當歸)·산조인(酸棗仁)·원지(遠志)·복령(茯苓)·목향(木香)·생강(生薑)·대조(大棗) 등이 있고, 그 외 방제로는 십전대보탕(十全大補湯)과 인삼양영탕(人蔘養榮湯), 양심탕(養心湯) 등이 있다.

(2) 심신불허

신수가 부족하게 되면 위로 올라가서 심음을 자양할 수 없게 되고 심양독항(心陽獨亢)하게 되며 심계, 불면, 다몽, 건망, 유정, 신지불녕 혹은 구설생창(口舌生瘡), 구건소진(口乾少津), 오심번열(五心煩熱) 등 "음허화왕(陰虛火旺)"의 증상이 나타난다. 방제는 육미환합산조인탕(六味丸合酸棗仁湯) 외에 육미환합교태환(六味丸合交泰丸)(黃連·肉桂)과 보심단(補心丹), 시호가용골모려탕(柴胡加龍骨牡蠣湯), 억간산(抑肝散) 등이 있다.

(3) 간신음허

병리상으로 신정(腎精)과 간혈(肝血)의 병변도 자주 상호 영향을 끼치는데, 예를 들면 신정휴손(腎精虧損)이 간혈부족(肝血不足)을 초래하는 것이 있다. 역으로 간혈부족 또한 신정휴손을 일으키는 것이 있다. 또 간신의 음양 사이에도 상호 연휴(連携)하고 상호 제약한다. 병리적으로 신음부족이 되면 간음부족(肝陰不足)을 일으키고 간양상항(肝陽上亢)을 초래하는 것이다. 한편으로 간화가 성하게 되면 신음을 소모시켜서 신음부족을 초래하는 것이다. 『영추(靈樞)·해론(海論)』에서는 "수해부족이 되면 곧 뇌전하고 이명, 경위, 현모, 눈이 안보이게 됨, 나른해짐, 눕기를 좋아한다"라고 하는 기재가 있다. 간신이 음허하게 됨으로 인해 뇌전하고 이명, 경위, 현모, 눈이 안보임, 심증번열, 불면, 건망 또는 설질이 붉고 맥이 현(弦)·세삭(細數)하는 등의 증상이 있다. 방제는 육미환합감맥대조탕(六味丸合甘麥大棗湯) 외에 구국지황환(枸菊地黃丸), 대보음환합육미환(大補陰丸合六味丸)(지모·황백·귀판) 등이 있다.

(4) 비신양허

비는 후천의 본이고 신은 선천의 본이다. 비가 수곡의 정미를 운행하는 것에는 신중양기의 온후(溫煦)를 빌릴 필요가 있다. 신의 정기 또한 끊임없이 수곡 정미의 보충과 생화에 의지하고 있다. 이와 같이 양자는 서로 자조(資助)하고 촉진한다. 병리상으로도 서로 영향을 주고 서로 인과가 된다. 예를 들면 신양부족에 비양을 온후(溫煦)하는 것이 된다든가 비양구허(脾陽久虛)가 신양에 손(損)을 미쳐 요부냉통, 하리청곡, 오경설사, 수종, 수족불온 등의 증상이 잘 나타난다. 설질은 담백하고 맥은 침세하다. 방제는 사신환합부자리중환(四神丸合附子理中丸) 외에 팔미지황환합삼령백출산(八味地黃丸合蔘苓白朮散)과 사신환합소건중탕(四神丸合小健中湯) 등이 있다.

4. 체질을 강하게 하고 저항력을 높인다

신체의 강약은 체질, 정신상태, 생활환경 및 영양, 단련과 밀접한 관계를 가지고 저항력을 높이기 때문에 아래 기술한 몇 가지의 점에 주의하지 않으면 안 된다.

(1) 정신을 조양한다

한방 의학에서는 정신 정지 활동은 인체의 생리 및 병리 변화와 밀접한 관계가 있다고 생각되어 왔다. 돌연 강렬한 정신적 스트레스 혹은 반복되는 장시간에 걸친 정신적 스트레스에 의해 인체의 기능이 어지러워지고 기혈음양(氣血陰陽)의 부조화를 일으켜 병기(病機)에 이르는 것은 당연하다. 정지의 스트레스는 몸의 내허를 초래하는 것이 되고 또 질병의 과정에 대해서 질병을 악화시키는 것도 된다. 따라서 갑작스런 강렬한 자극과 장시간에 걸친 자극을 예방해야 한다. 잠깐 기분을 펼치도록 하는 것은 건강상 몹시 유익할 뿐 아니라 질병 회복에도 좋다고 할 수 있다. 때문에 『소문(素問)·상고천진론(上古天眞論)』에서 "정신이 안에서 지켜지면 질병은 오지 않는다"라고 하는 것은 당연하다.

(2) 단련하고 영양을 보한다

신체를 단련하는 것으로 체질을 단련시키고 질병의 발생을 감소 혹은 방지할수 있다. 따라서 이것도 질병을 예방하는 데에 있어서 무시할 수 없는 조치의 하나이다. 예를 들면 태극권(太極拳)·팔단금(八段錦)(기공의 일종)·체조 등과 같은 건강법은 보통 체질을 증강하고 건강의 수준을 높이며 질병의 발생을 예방하는 것뿐만 아니라 다종다양한 만성질병을 치료하는 데에 제법 효능이 있다.

(3) 자연환경의 변화에 응해서 기거를 적당히 할당하는 것

『소문(素問)·상고천진론(上古天眞論)』에서 "도를 아는 것, 음양에 따라서 술수에 화하고 음식을 조절하고 기거를 일정하게 하고 멋대로 작노(作勞)하지 않음으로써 능히 형(形)과 신(神)을 갖추고, 그 천년(天年)을 다하며 백세를 헤아려 이에 거(去)한다"라고 한다. 요컨대 자연계 음양소장(陰陽消長)의 규율, 즉 그 자연환경의 변화에 응해서 의식(意識) 기거(起居) 등을 적당히 배치해야 한다. 이와 같이 해서 인간과 자연계의 조화 통일은 유지된다.

역자 원은주 / 교정 도기환

원 저 : 동약의학 1993년 8월호
老人性痴呆の症漢方診斷と治療について

제 VIII 편

해외의학

사상 체질과 기혈에 대한 연구

延加同族醫藥硏究所 崔成·朴蓮荀

사상의학(四象醫學) 중의 체질과 기혈(氣血)에 대한 연구는 이미 수십 년의 역사가 있다. 『동의수세보원(東醫壽世保元)』에 의하면 다음과 같다. 목덜미의 기세가 장성(壯盛)하고 허리 둘레의 서 있는 자세가 외롭고 약하며 상체가 견실하고 하체는 약한 것이 태양인인데, 기(氣)가 많고 혈(血)이 적은 것을 나타내고 양(陽)에 지나치게 편중된 사람이어서 순양(純陽) 중에 음(陰)을 함유한 자이다. 허리 둘레의 서 있는 자세가 장성하고 목덜미의 기세가 외롭고 약하며 상체가 약하고 하체가 견실한 사람이 태음인인데, 혈이 많고 기가 적음을 나타내고 음에 지나치게 치우친 사람이며 곧 순음(純陰) 중에 양을 포함한 자이다. 궁둥이의 앉은 자세가 장성하고 가슴 둘레의 싸고 있는 형세가 외롭고 약한 것이 소음인인데, 혈이 많고 기가 적음을 나타내며 음에 약간 치우친 사람이다. 즉 양 중에 음에 치우친 자이다. 가슴 둘레를 싸고 있는 형세가 장성하고 궁둥이의 앉은 자세가 외롭고 약한 것이 소양인인데, 기가 많고 혈이 적음을 나타내며 양에 조금 치우친 사람으로 곧 음 중에 양으로 치우친 자이다. 이러한 체질과 기혈(氣血)의 관계를 필자는 임상(臨床) 실천 중에서 한층 더 나아가 실증(實證)하게 되었다.

치료할 때 "약은 사람에 국한한다"[1]는 것과 "다른 병과 다른 증상도 동일하게 치료한다"[2]라는 원칙을 취하였는데, 아래는 사상(四象) 처방을 이용하여 허로증을 치료한 병례이다.

---

1) 藥乃局限于人.
2) 異病異象同治.

태음인 : 녹용대보탕가감방(『東醫四象新編』의 처방)으로 남자 2명, 여자 3명, 모두 5명을 치료하였는데, 완치가 3명이고, 효과를 볼 수 없었던 것이 2명이었다.

예를 들어 64세, 남자, 농부인 이모 환자는 감기에 걸린 지 3개월 여가 지나도 호전됨이 없었고, 오한(惡寒)하고, 피곤하여 힘이 없고 기단(氣短), 치은출혈(齒齦出血), 사지불온(四肢不溫), 해수(咳嗽), 심계(心悸), 식소(食少), 맥(脈)은 부(浮)하면서 무력(無力)함 등이 있었다. 입술은 마르고, 얼굴 색은 창백하면서, 간비(肝脾)의 기능 저하[3], 전세포감소(Hb 4g)의 혈상(血象)이 있었다. 태음인이면서 허로(虛勞)증으로 진단하고, 방제(方劑)로는 녹용대보탕가감방으로 녹용(鹿茸)(먼저 달임) 10g, 맥문동(麥門冬) 10g, 행인(杏仁) 10g, 용안육(龍眼肉) 15g, 연자육(蓮子肉) 10g, 산조인(酸棗仁) 10g을 물로 달여 복용하였다.

고찰 : 태음인은 하늘이 부여한 장(臟)의 대소(大小)가 간대폐소(肝大肺小)하고, 혈다기소(血多氣少)하여, 지나치게 음(陰)에 치우쳐 간혈다(肝血多), 폐기소(肺氣少)로 나타나므로 보폐익기생혈(補肺益氣生血)의 치료 원칙을 이용하였다. 처방 중의 맥문동(麥門冬)은 보폐화폐(補肺和肺)하고, 천문동(天門冬)은 피모(皮毛)를 열고, 산약(山藥)은 장폐(壯肺)하여 내수지력(內守之力)이 있고, 오미자(五味子)는 건폐입폐(健肺立肺)하고, 의이인(薏苡仁)·연자육(蓮子肉)은 폐(肺)의 위기(胃氣)를 열어 소식진식(消食進食)하고, 행인(杏仁)은 윤폐화담(潤肺化痰)하고, 녹용(鹿茸)은 보기혈(補氣血)한다. 같이 써서 보폐익기보혈(補肺益氣補血)하는 기능을 증진하였다.

소음인 : 십전대보탕가미방(『동의사상신편』의 처방)으로 남자 4명, 여자 19명, 모두 23명을 치료하였는데, 완치가 13명이고, 분명한 효과가 있는 것이 6명, 효과를 볼 수 없었던 것이 4명이었다.

예를 들어 30세, 여자, 산후(産後) 7일이 된 김모씨는 자한(自汗), 허부(虛浮), 납매(納呆), 얼굴 색은 위(萎)하면서 황백(黃白)하였고, 두훈

3) 肝脾(-).

(頭暈), 신무력(身無力), Hb 6g, 맥(脈)은 허(虛)하고, 무태(無苔), 간비(肝脾)의 기능 저하가 있었다. 소음인이면서 허로(虛勞)하여 기혈이 모두 허한 것으로 진단하고, 방제(方劑)로는 십전대보탕가감방으로 황기(黃芪) 20g, 백출(白朮) 15g, 인삼(人蔘) 10g, 당귀(當歸) 10g, 천궁(川芎) 10g, 백작(白芍) 10g, 하수오(何首烏) 10g, 자감초(炙甘草) 10g, 육계(肉桂) 5g, 아교(阿膠) 10g, 익모초(益母草) 10g, 사인(砂仁) 10g, 택란(澤蘭) 10g을 물로 달여 복용하였다.

고찰 : 소음인은 비소신대(脾小腎大)하여 신음다(腎陰多), 비기소(脾氣少)로 나타나므로 보비온신(補脾溫腎), 익기생혈(益氣生血)의 치료원칙을 응용하였다. 처방 중의 황기(黃芪)는 보중익기(補中益氣), 백출(白朮)은 건비직비(健脾直脾), 인삼(人蔘)은 보비화비(補脾和脾)하고, 당귀(當歸)는 장비(壯脾)하여 내수지력(內守之力)이 있고, 천궁(川芎)은 장비(壯脾)하여 외양지세(外攘之勢)가 있고, 백작(白芍)은 수렴비완(收斂脾元), 하수오(何首烏)는 평보간신(平補肝腎)·익신(益腎)하고, 진피(陳皮)는 비기(脾氣)의 삼오습조(參伍習調)를 종합하고, 자감초(炙甘草)는 고비입비(固脾立脾), 육계(肉桂)는 보명문화(補命門火), 아교(阿膠)는 자음보혈(滋陰補血), 익모초(益母草)는 활혈(活血), 택란(澤蘭)은 활혈(活血)·행수(行水)한다. 모든 약들을 합용(合用)하여 보비익신(補脾益腎), 익기보혈(益氣補血)의 작용을 증강시켰다.

소양인 : 형방지황탕가미방(『동의사상신편』의 처방)으로 남자 5명, 여자 4명, 모두 9명을 치료하였는데, 완치가 2명이고, 효과를 볼 수 없었던 것이 3명이었다.

예를 들어 36세, 남자, 이모씨는 신염(腎炎)이 이미 호전되었으나 신중(身重), 부종(浮腫), 요산통(腰酸痛), 음식여상(飮食如常), 두훈(頭暈), 하지무력(下肢無力), 배뇨무력(排尿無力)이 있어 종일토록 누워서 휴식하고 설담홍맥침(舌淡紅脈沈)의 증상이 수반되었다. 소양인이면서 허로(虛勞)로 진단하고, 방제(方劑)로는 형방지황탕가미방으로 숙지(熟地) 20g, 산수육(山茱肉) 15g, 형개(荊芥) 5g, 구기자(枸杞子) 15g, 단피(丹

皮) 5g, 백복령(白茯苓) 10g, 택사(澤瀉) 10g, 방풍(防風) 5g, 해삼(海蔘) 10g, 복분자(覆盆子) 10g을 물로 달여 복용하였다.

고찰 : 소양인은 비대신소(脾大腎小)하여 비기다(脾氣多), 신음소(腎陰少)로 나타나므로 자음청열(滋陰淸熱), 익기양혈(益氣養血)의 치료 원칙을 이용하였다. 처방 중의 숙지(熟地)·산수육(山茱肉)은 보비화비(補脾和腎)·건비직비(健脾直脾), 구기자(枸杞子)·단피(丹皮)는 자음청열(滋陰淸熱), 백복령(白茯苓)은 고신입신(固腎立腎), 택사(澤瀉)는 장신(壯腎)하여 외양지세(外攘之勢)가 있고, 형개(荊芥)·방풍(防風)은 자음(滋陰), 해삼(海蔘)은 양혈윤조(養血潤燥)·보신익정(補腎益精), 복분자(覆盆子)는 익신(益腎)한다. 모든 약들을 합용(合用)하여 자음청열(滋陰淸熱), 익기양혈(益氣養血)의 기능을 증강시켰다.

역자 안윤극 문기영 장경희 서윤지 / 교정 이만희

원 저 : 길림중의약 1992년 제5기(92055028)
四象體質與氣血的硏究

일본 한방의학의 특성에 대한 논술

上海中醫學院 沈紅

중의학은 이천년 이상의 유구한 역사를 가지고 있다. 이것은 중국인의 생식번연(生殖繁衍), 건강증진, 방병치병(防病治病)에 적극적 영향을 미쳤을 뿐만 아니라 일본에도 깊은 영향을 주었다. 이 글의 형식은 일본 한방 의학의 특징을 첨가해서 논술했다.

대략적으로 한번 거슬러 올라가 보면, 우리들은 일본 한방의학의 시작이 전반적으로 중국을 본받아서 받아들인 것임을 알 수 있다. 일본 701년에 설립된 전약료(典藥寮)는 바로 중국의 624년 당조 태의서(太醫署)라는 교육 기구를 본뜬 것이다. 일본 최고의 의서 『의심방(醫心方)』은 중국 의서를 많이 참고하여 완성된 것이다. 특히 1498년 전대삼희(田代三喜)는 명조 때 12년간의 의학 공부를 마치고 일본으로 돌아갔다. 이것은 일본 한방의학에 매우 깊은 의미를 가진다.

전대삼희는 일본 한방 후세방파(後世方派) 의학의 시조이다. 그는 그가 공부한 이동원(李東垣)·주단계(朱丹溪)의 학설을 받아들이고, 나아가 『내경(內經)』 학술 사상을 핵심으로 삼아 음양오행(陰陽五行)·천인상응(天人相應) 등의 관점을 강조한 이주(李朱) 의학을 가지고 일본에 신속하게 보급했다. 삼희는 인체에 병이 생기는 인자를 혈(血)·기(氣)·담(痰)에 귀속시켰고, 이로 인해서 질병을 혈의 병, 기의 병, 담의 병 등 세 종류로 구분했다. 이후 일본 한방 고방파(古方派)가 제시한 '기혈수설(氣血水說)'은 대개 이것에 근원한다. 삼희에게는 곡직뇌도삼(曲直瀨道三) 이라는 제자가 있었다. 도삼은 스승의 지식을 계승하여 기초로 삼아 많은 책을 읽어 곡전뢰류 의학 체계를 수립했다. 나아가 이후에 명명된 후세방파는 강호 초기에 찬란하게 빛났다. 도삼은 중국 의학 문헌을 발췌 인용하여 『계적집(啓迪集)』을 편찬했다. 이 책의 자서 중에 그는 이렇게 적고 있다. “조말에 저술한 찰증변치(察證辨治)의 전서(全書)이다. 나는 생각이 깊지 못하고 아는 바가 얕으나 성현의 바른 가르침을 정리하고, 여러 의가들의 주요한 내용들을 모아 힘과 뜻을 다해 수십년간에 걸쳐 8권의 책을 만드는 바이다.”[1] 이 안에서 말한 ‘찰증변치(察證辨治)’는 중의학의 ‘변증논치(辨證論治)’와 거의 같은 뜻이다.

여기에서 알 수 있듯이 곡전뢰류는 대표적 후세방파로 여겨진다. 비록 이주의학을 본받았으나 어떤 하나의 학설을 고수하는 것을 피해 여러 설을 참고하고 많은 장점을 광범위하게 채용하여 임기응변의 처치 방법을 제창했다. 곡직뢰류 의술은 인체에 내재되어 있는 평형에 중점을 두었고, 아울러 당시 이미 간단한 요점을 총결하여 치료 처방을 휴대용 구결본(口訣本)으로 편성했다. 또 부작용을 방지하기 위해서 보(補)를 위주로 하는 안전한 치료방법을 썼다. 이것이 이 시기의 치료 특징이다. 곡전뢰류의 의술은 다소 일본의 독창적 성격을 띠고 있다. 즉 일본화한 이주의학이라고 할 수 있다. 그러나 이 시기의 일본 한방은 중의학과 같이 금원 시기의 학술사상과 일맥 상통한다.

시대가 변하고 역사가 발전함에 따라 일본 한방은 후세방파에 뒤이어 고방파가 출현하여 『상한론(傷寒論)』을 광범위하게 채용한다. 네덜란드 의학이 수입되었기 때문에 중의학의 장부 이론은 받아들여지지 못했다. 중국 의학서가 들어오기가 어려웠기 때문에 온병(溫病)이론도 발전하지 못했다. 일본과 중국 두 나라는 의학 발전단계, 의료정책 및 현대의료로의 전개과정이 동일하지 않은 까닭에 일본 한방의 기초이론, 진단 치료와 약물 운용은 중의학과 비교적 큰 차이가 있게 된다. 이하에서는 4가지 면에서 일본 한방의학의 특징을 서술할 것이다.

---

1) 朝末著察證辨治之全書也. 予不慮淺知, 私拾聖賢之檃括, 普集諸家之樞機而竭力極意, 徐數十年而綴以爲八卷.

1. 수증치료

일본 한방 고방파는 복고주의 흥성의 사회적 배경하에 한방을 의학의 원점으로 돌아가길 주장하고 이주의학(李朱醫學)을 고수하는 것을 배척하고 장중경(張仲景)의 『상한론』을 추종하는 데 전심전력했다. 그러나 이 책 중에 있는 『내경』 사상, 즉 음양오행에 대해서는 오히려 공론, 억측으로 여겨 부정하게 되었다. 고방파는 "병인(病因)의 허실을 묻지 않는다"[2]는 것을 주장하여 질병의 상태를 중시했고 오직 증을 보고 치료를 하는 데 힘썼다. 그들은 병인을 "일기체류의(一氣滯留議)", "만병일독론(萬病一毒論)"으로 귀결하여 "친식실험(親式實驗)"으로써 이론의 근거를 세워 임상의 실제적 과정을 중시했음을 알 수 있다. 고방파가 제창한 의학사상의 편파적인 면을 최종적으로 교정함으로써 음양 등 기본 개념은 다시 회복될 수 있었다. 그러나 '수증치료'의 방법은 바로 일본 한방 의학의 전통이 되었고 계승되었다. 아울러 주도적 위치를 차지한다.

'수증치료'와 중의학의 '변증논치'는 근본적으로는 다르다. 소위 수증치료는 일본 한방의학의 진단 치료 체계이다. 모든 진단이 의존하는 증의 개념도 중의학과 다른 것이 있다. 폭넓게 말해 질병이 출현하는 병의 상(象)과 증후의 종합이다. 예를 들어 항상 상용하는 '음허증(陰虛證)', '양실증(陽實證)' 등의 술어는 곧 이에 속한다. 이것은 질병의 대략적 분류이다. 좁게 말하자면 이 탕약방이 적용되는 바의 증후군, 즉 방제에 갖추어져 있는 명칭이다. …… 어떤 어떤 탕증이 명명되고 이것으로서 질병에 대한 인식으로 삼았다. 예를 들어 소시호탕(小柴胡湯)에 적용되는 증후군을 '소시호탕증'이라고 부른다. 증과 치료처방이 직접 연계되어 하나로 된다. 수증치료는 환자가 말하는 증후의 귀납정리를 근거로 해서 약방의 증후에 적합하게 하는 것이다. 약방과 증후를 일대일 대응하게 한다. 이런 종류의 방법을 '방증상대(方症相對)'라

---

2) 不問病因之虛實.

고 칭한다. 중의학의 변증논치는 중의학의 기초이론에 근거하여 병증 진행에 대해 분석·판별·종합·인식 및 치료 방침을 결정하는 것이다. 방제를 선정하고 약미의 군신좌사(君臣佐使)와 가감의 과정을 헤아리는 것은 이법방약(理法方藥)의 구체적 체현(體現)이다. 변증논치는 수증치료의 장점에 비해 엄밀성을 갖추며 제때에 질병 치료의 과정과 효과에 대해 반궤(反饋)하기가 용이하다. 그러나 '수증치료'도 일본 한방 의학의 특징으로 볼 수 있다.

2. 음양허실(陰陽虛實)

일본 한방의학에는 비록 음양허실의 개념이 있지만 음양이 모두 인체 상태를 총괄적으로 파악하는 강령이 아니라 실제상에는 단지 한열허실만을 판단하는 기준이 된다. 이것으로써 대체적으로 병태를 파악하여 처방을 내린다. 음양은 병정한열(病情寒熱)의 다른 이름이다. 이것은 중의의 인자를 구성하며 중의의 조건을 결정한다. 실(實)은 체력이 충실한 것이고 허(虛)는 체력이 허탈하다는 표현이다. 장부(臟腑)학설과 경락(經絡)학설은 일본에서는 거의 받아들여지지 않거나 그 중요성을 상실했다. 일본 한방 의학은 정체(整體)관념을 가지고 하나의 통일체적인 신체를 관찰하는 데 소홀했고 계절 등의 환경 요소와 인체의 조절을 소홀히 했다. 단지 인체에 존재하는 물질기초, 즉 기혈수의 상태로써 인체를 관찰하는 데 그쳤다. 이로 인해 비록 기혈수 활동이 나타내는 표현 현상에 대해서는 상세한 관찰을 진행했지만 인체 내부에 발생하는 어떤 종류의 병리 현상에 대해서는 완전히 탐색을 포기해 버렸다. 또 질병 발생과 환경 요인의 상관성을 중시하지 않았기 때문에 결과적으로 환경 요소와 인체 조화를 중시하는 관점을 상실했을 뿐만 아니라 전통적 병인(病因)학설도 부정했다. 이 때문에 일본 한방은 질병이 어떻게 발생되었는가에 관계된 이러한 문제에서는 모호하고 명확하지 않다. 단지 증후를 해석하고 약방을 적용하는 '방증상대'라는 도식에 처해 있다.

중의학 기초이론은 음양학설로써 팔강(八綱)변증의 기초로 삼고 표리(表裏)·한열·허실로써 질병의 부위 병성과 정사(正邪)의 성쇠를 파악하는 척도로 삼고 있다. 중의학에서 제시한 질병 발생에 대한 이론을 모아 보면 하나는 기후·환경 등으로 인해 외부에서 인체에 침입하는 '병사(病邪)'가 작용해서 발병한다는 것이다. 이것은 실증이고 사기가 성한 표현이다. 두번째는 질병에 대해 인체가 방어 저항하는 능력인 정기(正氣)가 쇠퇴하기 때문에 발병한다는 것이다. 이것은 허증이고 정기가 부족한 까닭이다. 일본 한방의학은 외부의 병사로부터 온 것을 부정한다. 이 때문에 실증의 개념도 모호하게 변하게 되었다. 그래서 체력의 충실과 그렇지 않음이 허실의 척도가 된다. 이런 종류의 병사를 부정하고 체력의 강약으로써 허실을 논한 견해는 일본에서는 비교적 일반적 인식이 되었다.

3. 진단치료

일본한방도 망문문절(望聞問切) 사진(四診)에 근거해서 증후를 파악 종합하여 진단을 내리고 있다. 그러나 복진을 매우 중요시했다. 이것은 고방파가 복증(腹證)과 관계가 있는 『상한론』을 중시한 결과이다. 고방파는 "복부는 생명의 근본이다"[3], "모든 병은 복부에서 유래된다"[4], "모든 병의 근원은 복부에서 온다. 병을 치료함에 있어 반드시 복부의 상태를 살펴야 한다"[5]고 인식했다.

이른바 복진은 복벽의 긴장상태·저항·압통 및 고만(臌滿) 등에 근거하여 환자의 몸의 허실을 판단하는 것이다. 『상한론』 중의 "흉협고만(胸脇苦滿)", "심하비견(心下痞堅)" 등의 자각 증상과 복부 타각 증상과의 상관 관계로써 치료 방제를 선정한다. 복진은 일본 한방의학이 방증상대하여 수증치료하는 것을 근거로 하는 중에 있기 때문에 이것은 매우 유용한 진단 기술이 된다.

---

3) 腹爲生命之本.
4) 百病皆源于此.
5) 萬病根于腹, 治病必窺腹.

일본 쇄국 체제하의 강호 시대에 중의학을 받아들일 때 그 매개체는 거의 의서에 국한되었다. 그런데 글 속에서 이해할 수 없는 미묘한 곳, 더욱이 그것이 실제 조작 기술 부분일 경우에는 많은 곤란을 겪게 되었다. 맥진(脈診)은 이와 같은 것으로 반드시 경험이 풍부한 선생을 따라서 누적된 방법을 연습하여야만 익숙해질 수 있기 때문이다. 어떤 사람은 여전히 맥진은 아직 종종 사람의 성격과 기뻐하고 좋아하는 바를 나타내는 것이므로 반드시 엄밀한 것은 아니다라고 인식한다. 고방파 이후에 일본한방은 맥진은 객관성을 결핍했다고 인식했기 때문에 중요시하지 않았다. 『상한론』 중 혀에 나타나는 바를 기재한 것이 있으므로 일본한방도 설진(舌診)을 행하였으나 이들은 설진의 가치를 높게 두지 않았고 특별히 중시하지도 않았다.

4. 약물의 운용

일본 한방은 계통적 약물학 지식이 없다. 본초의 귀경(歸經), 약물 기미(氣味)와 효능의 상관성을 무시했다. 이것도 일본 한방이 중의학의 장부이론과 병인학을 부정한 때문으로 약물 효능을 설명하는 데 기초이론이 결핍되는 원인이 되었다.

일본 한방의 약 용량은 매우 적고(중국은 일본의 3-5배), 처방의 약미도 매우 적은데, 그 이유는 일본 한방 약물은 수입에 의존했기에 비용이 많이 들었기 때문이라고 생각하는 것이 일반적이다. 그러나 어떤 사람은 일본인들은 소량의 약물을 복용해도 매우 민감한 반응을 하지만 중국인은 일상생활 식품 중에도 생약을 섭취하므로 감수성이 저하되어 비교적 많은 용량과 비교적 큰 약미라야만 비로소 효과가 있다라고도 인식했다. 또 어떤 이는 의사들의 의술이 높지 않았기 때문에 오치를 두려워하여 적게 투여한 이유가 됐다고 주장한다. 또 일본에서 사용한 생약은 건조하였기 때문에 매우 작은 가공을 거쳤다. 중국은 약물에 대한 각종 수단을 사용하여 가공 포제(炮制)를 진행함으로써 약물의 효력을 강화하고 불필요한 독과 부작용을 제거했다. 이것에 근거하여 중국과 일본 양자 사이에는 약용량의 다소와 약물 경험 누적의 많고 적음에 대해서는 많은 관계가 있다고 주장한다.

일본 한방에서 상용하는 약미 종류는 250종 가량 된다. 일본은 중국 전통 본초서에 기재된 약물 및 지방 민간 약물을 매우 적게 사용한다. 상용 방제는 장중경의 『상한론』, 『금궤요략(金匱要略)』에 나오는 처방이지만 반수도 되지 않는다. 후세방파는 송대 『화제국방(和劑局方)』과 명대 『만병회춘(萬病回春)』의 방제를 많이 사용했다. 약물을 운용하는 점에서는 일본 임의대로 기본 방제를 고치지 않았다. 일반적으로 원방대로 사용하고 기껏해야 한두 가지 약물의 가감을 진행했다. 중국이 기후 등의 환경요소 및 환자의 연령, 성별과 체질 등 내재적 요소를 융통성 있게 가감한 것과는 달리 환자의 음양 평형을 조절하는 데 중점을 두었다. 일본 한방에서 약을 사용하는 주류는 '비수정(非修正)'으로써 고전방에 기재된 처방을 사용한다. 이것의 장점은 약방 활용 기준에 대해 엄격히게 분석 고찰하고 섬세한 연구를 진행시킬 수 있고 약방의 새로운 약효 방면 개발을 가능하게 한다는 것이다. 또 우투망살(偶投妄殺)의 폐단을 극복할 수 있다. 부족한 점은 처방의 사용을 답습한다는 데 있다. 즉 잘못된 방제 이론 구성도 사용할 수 있다는 것이다. 일본 한방은 역대 여러 방면의 원인 때문에 명말 『경악전서(景岳全書)』 안의 방제 및 청대 온병학 방제 등에 대해 비교적 생소한 편이다.

이외에 일본 한방은 고침제(膏浸劑 : 드링크류, 엑스제) 처방을 많이 사용하고 탕약방은 비교적 적게 사용했다. 어떤 이는 이것은 일본인이 간결한 성격을 좋아하기 때문이라고 설명한다. 고침제는 일반적으로 허증용, 실증용, 허실간증용과 보건용제형(保健用劑形)으로 구성되어 있다.

위에서 말한 것을 종합해 보면 일본 한방 의학은 독특한 면이 있다. 그러나 그 주는 고전과 구결본에 의거하였기 때문에 단지 경험성 방면의 치료를 중시했으므로 이론이 비교적 부족하다. 중의 『내경』의 중요

핵심 내용을 버리고 단지 『상한론』을 중시하고 또 음양의 분류 등을 삼음삼양의 분류로 오인하였기 때문에 음양이론의 본래 의의를 잃어버렸다. 일본 한방 의학은 음양허실의 독특한 개념을 형성했다. 진단치료에 있어서는 특별히 복증을 중시하여 독자적 복진법을 만들었다. 약물 운용 방면에서는 고전에 기재된 대로, 특히 『상한론』 중의 방제를 답습하여 사용했다. 약용량은 매우 적고 또 한방 생약방을 많이 사용했다.

어떤 이는 일본 한방 의학이 일종의 폐쇄 상태에 처해 있으며 만약 『상한론』, 『금궤요략』의 연구에 정체되어 있다면 영구히 그 한계를 깰 수 없을 것이라고 말한다. 따라서 반드시 먼저 중의학의 기초 이론 체계를 겸해서 흡수하고 '중의한방약학'의 구호를 창립하는 것만이 일본 한방 발전의 유일한 길이며, 중일 양국이 상호학습, 상호교류 등을 강화하여 각자 가치 있고 참고할 만한 부분을 흡수하는 것은 장차 양국 국민의 의료보건에 대해 적극적 공헌을 하는 것이 될 것이다.

역자 김종성 / 교정 이만희

원 저 : 상해중의약잡지 1992년 1기(92131042)
試述日本漢方醫學之特點

논문으로 보는 중의학 총론 ① (제2판)

2판1쇄 인쇄 / 2007년 1월 16일
2판1쇄 발행 / 2007년 1월 24일

총 편 / 권 영 규
옮긴이 / 중의학논문번역모임
펴낸이 / 金 瑾 中
펴낸곳 / 法仁文化社
110-100 서울특별시 종로구 교남동 47
전화 : 영업부 720-8004~6
편집부 736-2324
팩시밀리 : 736-2325
http://www.bubinbooks.co.kr
E-mail:bubinbooks@bubinbooks.co.kr

등록번호 / 제2-459호(1988. 1. 22)

ISBN 978-89-7896-123-3-94510
ISBN 978-89-7896-127-1-94510(세트)

값 13,000원